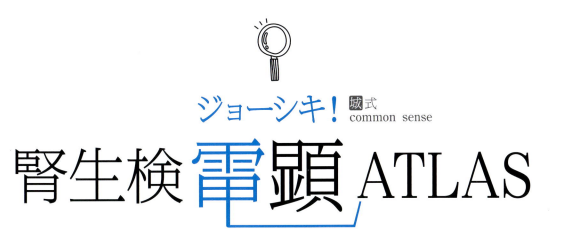

# ジョーシキ！ 城式 common sense
# 腎生検電顕ATLAS

東北大学大学院病理診断学分野 客員教授　城　謙輔 著

南山堂

# 刊行によせて〜本書を推薦する

　現今の腎疾患の組織学的分類は，基本的には光学顕微鏡所見，免疫組織学的所見，電顕組織学的所見の3者を総合した情報に基づいて成立している．したがって電顕情報なしで病理組織診断が可能な例はあるにせよ，分類そのものは電顕情報の存在を前提としているわけであり，最近では，電顕検索なしには全く確定診断不可能な症例も増加しつつある．このため，腎臓医にとって，今や腎組織の電顕所見についての基礎的な知識は不可欠なものとなっている．しかし，腎臓学のテキストの各疾患の解説において，その典型的な電顕画像についての記載はあるものの，臨床腎臓医が電顕所見を読み解いていくうえでの参考となるような，基本的事項の系統的な解説を目的とした腎病変の電顕アトラスは，国内外を通じ，これまでほとんど出版されておらず，電顕写真を前に戸惑いを覚える腎臓医が少なくないようである．本書はこのような現状打破をめざしての適切な指南書というべきもので，良質の電顕写真が豊富に集められており，現時点での最新の情報に基づく解説も充実しており，腎臓専門医が常に参照するにふさわしい信頼性のある内容となっている．

　本書は，まず腎臓の電顕像を理解するための基礎的事項として，正常構造の電顕像と腎組織の各部位における基本的な病態の電顕像が総論として解説されており，日常遭遇する様々な症例の複雑な病変像を読み解いていくための足固めとしている．次いで各論として，病変を6つの症候群のカテゴリーに分類し，それぞれの症候群において認められる種々の病的所見について，その超微形態学的な特徴を的確に示す電顕画像を提示しており，理解しやすい構成となっている．本書の特徴は，電顕所見に基づく鑑別診断の重要性についての心配りがなされており，電顕写真を見るうえでのその要点が示されているところが多く，診断に際しての参考となることが考慮されている．

　今一つ，本書の喜ばしい特色は，掲載されている電顕写真のサイズが大きいことである．最近の学術雑誌では，光顕写真のみならず電顕写真もごく小さなサイズで示されることが多く，腎臓学のテキストなどのモノグラフにおいても，掲載されている電顕画像のサイズに対して配慮の行き届いているものは少ないようである．電顕で示される超微形態学的な微妙な所見は，ある程度大きなサイズの画像で見ないと明確に認識することが困難である．特に組織内への沈着物のsubstructureの特徴をよく見分けたりすることは，小さな写真では無理というものである．全般に電顕画像のクオリティも一定の水準が保たれており，アトラスとしての価値が高い．

　本書は，単なる絵合わせのためのアトラスとして利用するのではなく，日常おりにふれて全ページの画像と解説に親しむことにより，自分の中に多彩な電顕的所見を見分けていくための座標軸を築き上げていくには好適な成書であり，腎臓医の教養書のひとつとして座右に備えることをお薦めしたい．

2016年5月

東京腎臓研究所・日本医科大学名誉教授

山中宣昭

# 序

　腎糸球体疾患の診断における電顕的手法の有用性はいうまでもない．しかし，包埋，切片の作製，撮影，写真焼き付けなど電顕資料作製の一連の過程にかかる費用と手間を考え，それに見合った臨床への還元とを比較したとき，全症例をルチーンで行う価値があるかどうかは議論の分かれるところである．さらに，光顕診断や免疫診断のあと，ほぼ1ヵ月遅れて電顕診断をすることになり，大半の症例では電顕診断を待たずに治療に踏み切っている．しかし，電顕診断を待って最終診断となる症例，光顕や免疫診断の正当性を確認するために電顕診断が必要な症例，そして，光顕診断だけでは患者の臨床像や病態が説明できず，電顕診断と対応させて説明しなければならない症例なども多数ある．

　腎病理医と腎臓臨床医が信頼と協力関係にあり，より水準の高い治療を目指している高度腎疾患専門施設では，腎生検1症例ごとに病理医と臨床医が十分な情報を交換しながら，真実に近い経験を積み上げていくことが肝要と思われる．それとは反対に，症例に対して制限された情報からの辻褄あわせの解釈は本当の経験になっていかない．その意味で，電顕的検索は，病気の発症に超微形態の現場を提供し，機能と形態の橋渡しをすることにより，疾患や病態の理解により多くの確かな情報を提供して公正な判断の一助となっている．

　本著では腎生検の電顕所見の読み方を総論的に理解し，それを基盤とした各疾患の診断法について，電顕の需要用途別に系統的に整理した．さらに重要であるがまだ解決していない分野をできるだけ明確にして，電顕が光顕や免疫所見の見方に影響を与えるトピックスも掲載した．臨床病態の把握と腎生検の超微形態学が両輪となって，診断のみならず，より正しい病態の把握や，より確かな治療法の選択に役立てば幸いである．

2016年5月

城　謙輔

# Contents

## 総論　1

### 1　腎臓の正常構造とその名称　3
- 1 腎臓の肉眼構造　4
- 2 腎小体　4
- 3 尿細管　8
- 4 傍糸球体装置　10
- 5 脈　管　11

### 2　糸球体の構成要素の変容と疾患との関連　14

#### A　導　入　15
- 1 光顕レベルでの糸球体の構成成分とその変容　15
- 2 電顕レベルでの糸球体の構成成分とその変容，疾患との関連　15

#### B　糸球体の各構成要素の変容　19
- 1 糸球体上皮（足細胞）の病的変容　19
- 2 糸球体基底膜の病的変容　29
- 3 糸球体内皮細胞の病的変容　40
- 4 メサンギウムの病的変容　45

### 3　糸球体沈着物　58
- 1 上皮下沈着物　59
- 2 基底膜内沈着物　62
- 3 内皮下沈着物　64

**4** 傍メサンギウム沈着 ……………………………………………………………………… 66
**5** メサンギウム沈着 ………………………………………………………………………… 67

# 各 論　　69

## 1　顕微鏡的血尿関連症候群　71

**1** 菲薄基底膜病 ……………………………………………………………………………… 71
**2** アルポート症候群 ………………………………………………………………………… 72

## 2　非免疫複合体型ネフローゼ関連疾患群　78

**1** 微小変化型ネフローゼ症候群（MCNS）と巣状分節性糸球体硬化症（FSGS）…… 78
**2** 糖尿病性糸球体症 ………………………………………………………………………… 84

## 3　免疫複合体型ネフローゼ関連疾患群　89

**1** 膜性腎症 …………………………………………………………………………………… 89
**2** ループス腎炎 ……………………………………………………………………………… 93
**3** 膜性増殖性糸球体腎炎（MPGN）……………………………………………………… 100
**4** 二次性 MPGN 疾患群，MPGN 様病変 ………………………………………………… 119
**5** IgA 腎症 …………………………………………………………………………………… 124

## 4　遺伝性疾患（アルポート症候群とその類縁疾患を除く）　133

**1** ミトコンドリア異常症 …………………………………………………………………… 133
**2** 先天性リソソーム異常症 ………………………………………………………………… 135
**3** 家族性若年性ネフロン癆 ………………………………………………………………… 141
**4** 爪・膝蓋骨症候群，膠原線維性糸球体症 ……………………………………………… 143
**5** 先天性ネフローゼ症候群，フィンランド型 …………………………………………… 145
**6** びまん性メサンギウム硬化症 …………………………………………………………… 145

# 5 造血器異常関連腎症（パラプロテイン腎沈着症） ― 148

## A 導　入 ― 148

- 免疫グロブリン関連タンパク沈着症の成立条件 ― 148

## B 各　論 ― 151

1. 腎アミロイドーシス ― 151
2. クリオグロブリン血症 ― 152
3. イムノタクトイド糸球体症と細線維性糸球体腎炎 ― 156
4. 軽鎖沈着症とその辺縁疾患 ― 161
5. PGNMID ― 164
6. 家族性分葉性糸球体症，フィブロネクチン腎症 ― 167
7. 結晶構造をもつ疾患群 ― 170

# 6 内皮障害関連病変 ― 177

1. 血栓性微小血管症 ― 177
2. 抗リン脂質抗体症候群 ― 182
3. ANCA関連血管炎 ― 183
4. POEMS (Crow-Fukase) 症候群 ― 185

# 7 尿細管・間質，血管病変 ― 190

1. 尿細管・間質の構造 ― 190
2. 移植拒絶腎における間質病変 ― 192
3. 電顕で診断される尿細管疾患 ― 193
4. 血管系 ― 200

# 付　録

## 付-1　腎生検における電子顕微鏡の有用性について：文献的視野から ————— 205

## 付-2　電顕標本の作製法 ————— 207
1. 電子染色法 ————— 207
2. 電顕 PAM 並松変法，PATSC-GMS 染色 ————— 208
3. もどし電顕法 ————— 208
4. 免疫電顕 ————— 209
5. 補助的手法 ————— 209

## 付-3　電顕像の artifact とその対処法 ————— 210

Index ————— 216

### トピックス

| | | |
|---|---|---|
| 1 | 脚突起消失と絨毛状病変：その蛋白尿との関連について | 21 |
| 2 | 糸球体基底膜の基本構造と基底膜の厚さの測定法 | 32 |
| 3 | メサンギウム細胞の糸球体内血流の制御 | 46 |
| 4 | アクチン細線維と糖尿病性細線維症 | 55 |
| 5 | ハンプ | 60 |
| 6 | 分節性菲薄基底膜病の存在意義 | 75 |
| 7 | 足細胞嵌入糸球体症 | 82 |
| 8 | 一次性膜性腎症と二次性膜性腎症の見分け方 | 99 |
| 9 | C3 glomerulopathy と MPGN | 115 |
| 10 | 電顕 PAM の効用 | 117 |
| 11 | 腎移植拒絶における電顕の役割 | 187 |

総論

# 1 腎臓の正常構造とその名称

　腎臓は高度に極性化された器官である．その正常構造を知り，機能との関連を知ることは重要である．また，電顕材料を提供する腎生検は，腎臓の限られた部分を採取するため，腎全体のどの部分を観察しているかを正しい名称と共に知らなければならない．

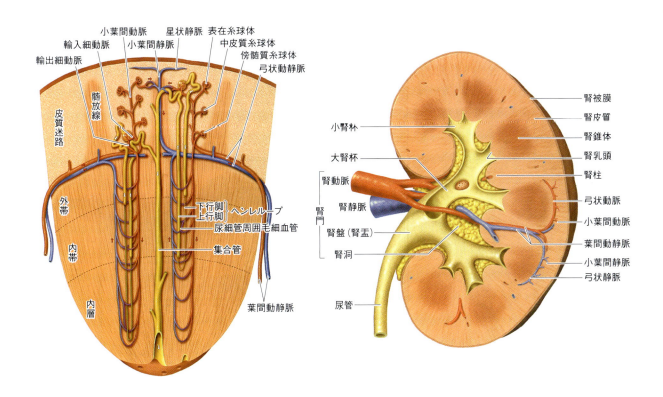

図1-1　腎の肉眼像とその名称

（文献1），文献2）より）

総　論

# 1　腎臓の肉眼構造

　腎臓は，一対のそら豆型の器官で，長径10〜12 cm，短径5〜6 cm，厚さ4 cm，重さ100〜300 gぐらいで，腰椎の両脇に後腹膜の脂肪被膜 perirenal fat に埋まっている．さらに，腎は**線維被膜** capsula fibrosa に覆われている．腎臓の内側面で，腎動・静脈と尿管が出入りするところが**腎門** renal hilus で，そこから腎洞 renal sinus として腎臓内にへこみを形成する．腎洞内には，尿管の膨らんだ**腎盂**（腎盤）renal pelvis と腎動・静脈がある．腎盂は片腎で8〜10個の腎杯 calyx に枝分かれし，そのそれぞれに腎実質から**腎乳頭** renal papilla が突出している．

　腎臓の実質は，**皮質** cortex と**髄質** medulla に分けられる．皮質は尿を生産する**腎小体** renal corpuscle とそれに付属する**尿細管** renal tubule よりなり，一方，髄質は**尿細管**と**集合管** collecting tubule より構成される．ただし，髄質を構成する尿細管の小束が皮質の中に**髄放線** medullary ray として進入している．髄質を構成する集合管は腎乳頭に集中して**腎錐体** pyramis renalis をつくる．腎錐体の間は皮質の組織で埋められ，この部分を**腎柱** renal column（ベルタン柱 Bertin's column）と呼ぶ（図1-1）[1〜4]．

# 2　腎小体

　尿は腎小体でつくられ，それに付属する尿細管に流入する．尿細管は合流も分岐もせず集合管に続く．この**腎小体と尿細管を腎臓の機能単位とみなし，ネフロン** nephron **と呼ぶ**．その数は片側の腎臓に100〜150万あるといわれる．

　**腎小体**は直径およそ200 μmの球小体で，毛細血管の糸だまを袋で包んだ構造をしている．前者を**糸球体** glomerulus，後者を**ボウマン嚢** Bowman's capsule と呼ぶ．ボウマン嚢と尿細管の連結部を尿細管極 urinary pole と呼び，この反対側には，2本の細動脈 arteriole が糸球体をつくるために出入りする血管極 vascular pole がある．血管極から侵入する細動脈は**輸入細動脈** afferent arteriole，出ていくものは**輸出細動脈** efferent arteriole と呼ばれる．輸入細動脈と輸出細動脈はボウマン嚢に入ると動脈壁の平滑筋層を次第に失うが，薄い平滑筋層を保った部分を**門部動脈** hilar artery という．門部動脈は枝分かれし，その枝同士は吻合して血管網をつくる．これらの血管網は板状の**分節** segment を形成し，各分節に輸入動脈と輸出動脈の分節枝というべき枝が対応する．以上のことから，糸球体の毛細血管は動脈と動脈の間に存在する毛細血管であるといえる．糸球体毛細血管基底膜の外面には，タコ足状の細胞突起をもつ**足細胞** podocyte（ボウマン嚢臓側上皮）が覆っている．足細胞は血管極の部位にてひるがえってボウマン嚢基底膜に張り付き，**ボウマン嚢壁側上皮**に移行する．内皮細胞と足細胞との間には糸球体基底膜があるが，その基底膜は**メサンギウム**（血管間膜の意味）により束ねられている（図1-2）[5]．

　メサンギウムはメサンギウム細胞とメサンギウム基質よりなる（図1-3）．足細胞は，細胞胞体，一次突起，**脚突起** foot process からなり，脚突起は糸球体係蹄 glomerular capillary を外側から覆っている．細胞胞体と一次突起には微小管と中間径線維が分布し，脚突起には，アクチン，ミオシン，そして，αアクチニン4からなる収縮装置がある．シナプトポジンは足細胞に特異的なアクチン結合蛋白である．脚突起は基底膜とはα3β1インテグリンとα/βジストログリカンを介し基底膜に固定される．ポドカリキシンは足細胞の尿腔側の細胞膜表面に存在する陰性荷電の主体である[6]．

　超微形態的にみると，**メサンギウム細胞** mesangial cell はメサンギウム基質 mesangial matrix の中に埋まっており，基底膜をもたない．メサンギウム基質は糸球体毛細血管基底膜に移行している．**糸球体基底膜** glomerular basement membrane（GBM）は，暗くみえる**緻密層** lamina densa を中心にして，足細胞の側に**外透明層** lamina rara externa，内皮細胞の側には，**内透明層** lamina rara interna という電子密度の低い層をもつ，3層構造として観察される（図1-4）．**GBMの厚さ**はヒトでは240〜370 nmとされている[7〜9]．

　内皮細胞は多数の孔のあいた（fenestration）シート状の突起を伸ばし，その小孔 pore は直径50〜

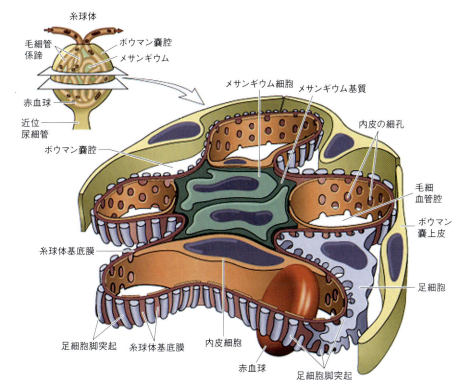

図1-2　糸球体構成細胞のシェーマ

（文献5）より）

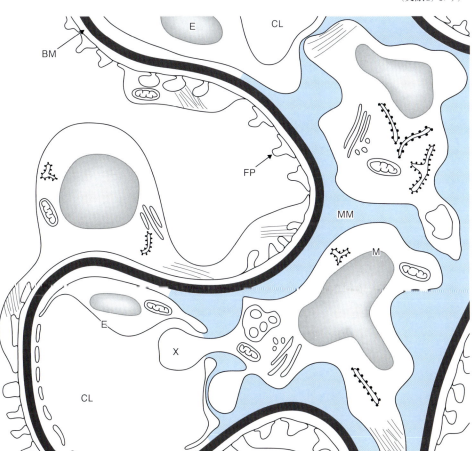

図1-3　腎糸球体メサンギウムと毛細血管の関係を示すシェーマ

BM, basement membrane；E, epithelium；FP, foot process；M, mesangium；MM, mesangial matrix；E, endothelium；CL, capillary lumen；X：capillary protuberance
（Zollinger HU, Mihatsch MJ：Histology of normal kidney tissue：Renal Pathology in Biopsy, Springer-Verlag, 21-45, 1978 より）

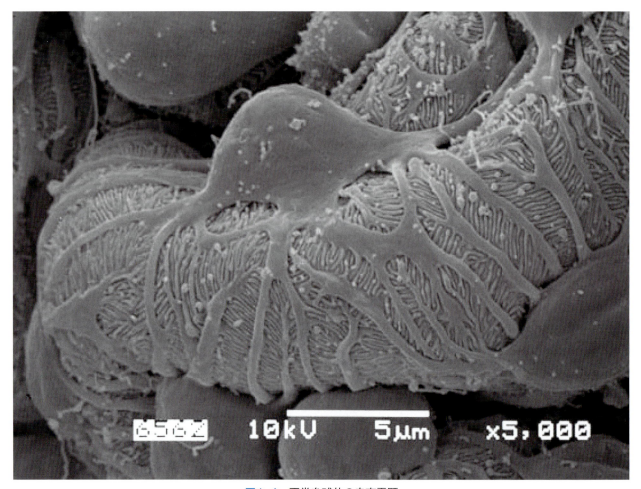

図1-4　正常糸球体の走査電顕
足細胞が脚突起を伸ばし糸球体毛細血管係蹄を覆う．

(綜合画像研究支援 www.jiirs.org より)

100 nm ほどで隔膜をもたない．一方，基底膜の外側の足細胞は核を中心に細胞胞体はシダの葉（タコの足）のように細く揃った突起（終足 end feet あるいは**脚突起 foot process**）を両側に出し，**隣の細胞の終足ときれいに噛み合って基底膜上に並んでいる**（interdigitation）（図1-5）．同一細胞の終足は決して隣同士にならない．

　足細胞の脚突起間には幅 40 nm ほどの**濾過細隙** filtration slit が開いている．この隙間を塞ぐように，脚突起の底の近くを**スリット膜** slit diaphragm が結び，濾過細隙が開いている（図1-6）．この細隙は足細胞脚突起が GBM に接するあたりで最も狭く，スリット膜 slit diaphragm が掛かっており，原尿がその間を通過する．このスリット膜が濾過障壁となり，血漿中の成分のうち，60 kDa 以上の大きさのタンパク質をほとんど通さない特性をもっている．スリット膜を構成する nephrin の異常により先天性ネフローゼ症候群が発症することもわかった[10]．

　スリット膜にはネフリン（NPHS1），ポドシン（NPHS2），NEPH1，FAT1 が存在し，スリット膜近辺には，CD2関連タンパク（CD2AP），ZO-1，TRPC6 などがスリット膜関連タンパクとして存在する[11]．

1 腎臓の正常構造とその名称

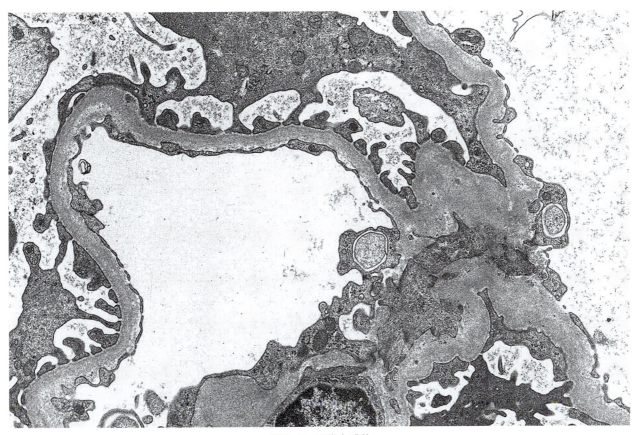

図1-5　正常糸球体
足細胞脚突起の由来をたどると同一の足細胞ではないことがわかる．また，糸球体基底膜とメサンギウム基質の間に境界はない（×5,000）．

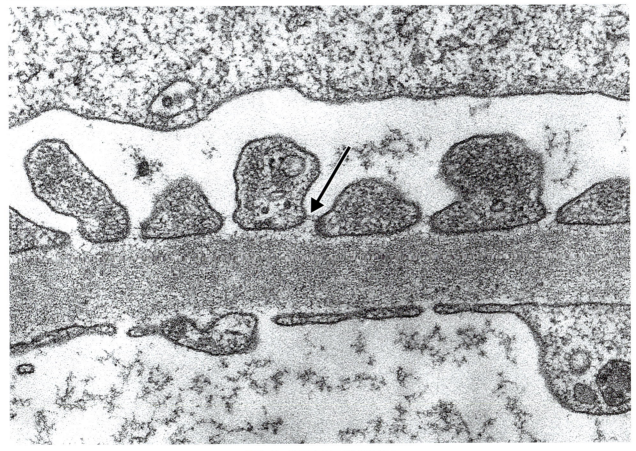

図1-6　糸球体基底膜の強拡大
糸球体基底膜は，緻密層を中心にして足細胞の側に外透明層，内皮細胞の側には電子密度の低い内透明層という層から構成され，3層構造として観察される．足細胞の脚突起間には幅40 nmほどの濾過スリットが開いている．この隙間を塞ぐように，脚突起の底の近くをスリット膜がみられる（矢印）（×20,000）．

7

## 3 尿細管

尿細管は腎小体でつくられた原尿を運ぶ管であり，近位尿細管 proximal tubule，中間尿細管 intermediate tubule，遠位尿細管 distal tubule，集合管系 collecting duct system に分けられる．

近位尿細管は腎小体近辺の近位曲尿細管 proximal convoluted tubule と髄放線から髄質に伸び出す近位直尿細管 proximal straight tubule に分かれる．近位尿細管の特徴は，刷子縁 brush border，細胞頂部の空胞装置，細胞嵌合 cellular interdigitation によって特徴付けられる（図1-7）．中間尿細管はヘンレループ Henle's loop に存在し，細い下行脚 descending thin limb と細い上行脚 ascending thin limb よりなり，髄質外層の内帯と髄質内層に存在する（図1-8）．ヘンレの細い部分は超微形態的には尿細管上皮 renal tubular epithelium が扁平で刷子縁がなく，細胞内小器官に乏しくミトコンドリアも少ない．遠位尿細管は遠位直尿細管 distal straight tubule と遠位曲尿細管 distal convoluted tubule（DCT）よりなる．遠位直尿細管はヘンレループの太い上行脚 thick ascending limb（TAL）とも呼ばれる．髄質に起こり，外層と髄放線を貫いて上行し，元の糸球体の血管極で糸球体メサンギウムに接して緻密斑 macula densa をつくったのち，ただちに遠位曲尿細管に移行する．超微形態的には，遠位曲尿細管は微絨毛が少なく，細胞嵌合が発達していることを特徴とする（図1-9）．結合尿細管 connecting tubule は遠位曲尿細管と集合管

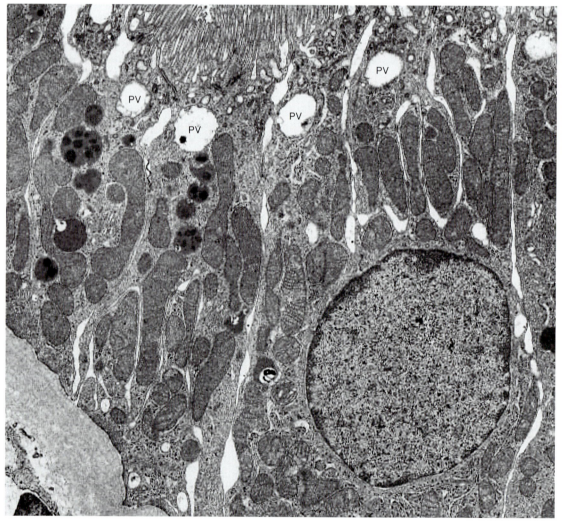

**図1-7　近位尿細管上皮の超微形態像（ヒト）**
近位尿細管の特徴は，硝子縁，細胞頂部の空胞装置，細胞嵌合によって特徴付けられる．光顕でみられる硝子縁は電顕では微絨毛が多数並んだものである．微絨毛 microvilli の根本のあたりには，管状や胞状の膜系がみられる．尿中のタンパク質はこれらの飲み込み小胞 pinocytic besicle（PV）に取り込まれ，リソソーム lysosome により処理される．基底膜側の細胞膜は突起と嵌入により隣接細胞と絡み合い，これを細胞嵌合 cellular interdigitation という（×7,000）．

1 腎臓の正常構造とその名称

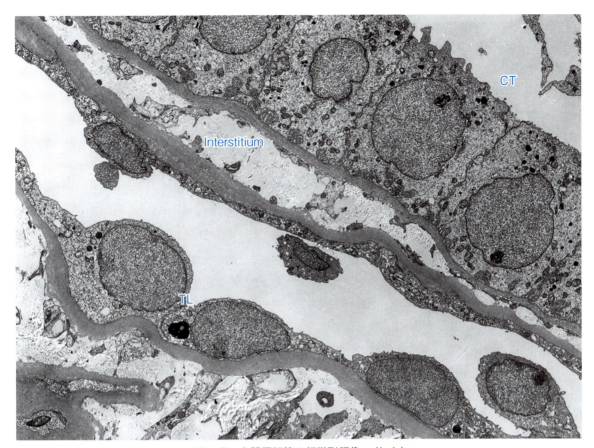

図1-8 中間尿細管の超微形態像 （ヒト）
中間尿細管はヘンレのループに存在し，細い下行脚と細い上行脚よりなる．細胞が扁平で，細胞内小器官に乏しいヘンレの
ループに接して集合管（CT）がみられる．集合管上皮は立方形で細胞境界が明瞭である．微絨毛はなくミトコンドリアに乏し
い（×5,000）．

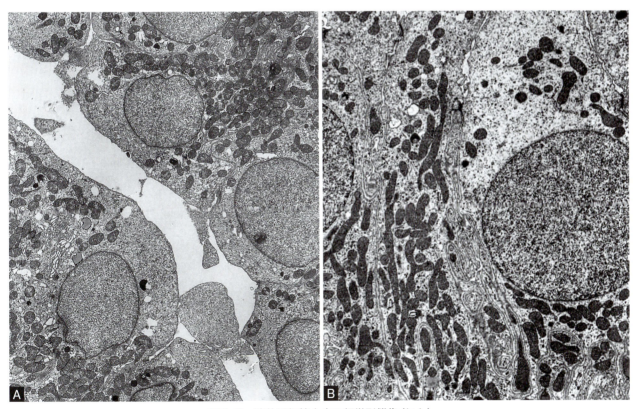

図1-9 遠位尿細管上皮の超微形態像（ヒト）
A：ヘンレループの太い上行脚（TAL）は微絨毛が少なく，ミトコンドリアが豊富である（×5,000）．B：遠位曲尿細管は微絨毛が少なく，
細胞嵌合が発達している（×7,000）．

の間をつなぐ分節である．結合尿細管細胞は**基底陥入** basal infolding により基底側の細胞膜が拡大している．集合細管 collecting tubule は結合尿細管から移行し，皮質の髄放線を合流しながら進み，太さを増すと**集合管** collecting duct となり髄質を下行する．さらに合流を繰り返して乳頭管 papillary duct となり，腎乳頭の先端から腎杯に開口する（図1-1）．

以上，**髄質外層外帯**には近位尿細管のS3，ヘンレループの太い上行脚，集合管がみられ，**髄質外層内帯**にはヘンレループの細い下行脚，太い上行脚，集合管がみられ，**髄質内層**にはヘンレループの細い下行脚，細い上行脚，そして集合管を認めることになる．この組成から髄質においてどの部分を観察しているかが判断の根拠になる．

## 4 傍糸球体装置

遠位直尿細管は，血管極に接する部分に立方体の細胞の核が密集しており，**緻密斑** macula densa と呼ばれる．この領域の細胞が糸球体外メサンギウム細胞 extraglomerular mesangium cell に接触する（図1-10）．この細胞は上皮様細胞 epithelioid cell あるいは**傍糸球体細胞** juxtaglomerular cell とも呼ばれる．これらの緻密斑，糸球体外メサンギウム細胞，傍糸球体細胞をまとめて**傍糸球体装置** juxtaglomerular apparatus（JGA）と呼ぶ．傍糸球体装置がみられる糸球体で，輸入細動脈の中膜筋細胞が**傍糸球体細胞** juxtaglomerular cells に変化し，糸球体外メサンギウム細胞を介して緻密斑に移行している．

一方，輸入細動脈が糸球体の血管極に入る直前の部分で，中膜の平滑筋細胞 smooth muscle cell が上皮様細胞に変化し，輸入細動脈周囲においてレニン分泌顆粒を有する平滑筋細胞である顆粒細胞 granular cell となる（図1-11）．

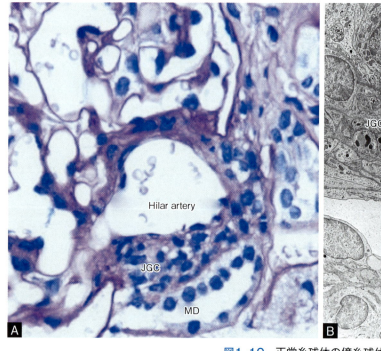
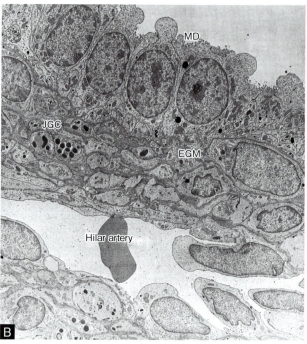

**図1-10 正常糸球体の傍糸球体装置**

A：傍糸球体装置の光顕像（PAS染色）．傍糸球体装置がみられる糸球体で，輸入細動脈から門部動脈の中膜筋細胞が傍糸球体細胞（JGC）に変化し，糸球体外メサンギウム細胞を介して緻密斑（MD）に移行している．
B：傍糸球体装置の電顕像．糸球体傍装置にみられる遠位直尿細管は，血管極に接する部分で細胞が立方形で核が密集しているため，緻密斑（MD）と呼ばれる．この領域が糸球体外メサンギウム細胞（EGM）に移行し，さらに輸入細動脈周囲に位置しレニン分泌顆粒を有する平滑筋細胞である傍糸球体細胞（JGC）に移行している（×3,000）．

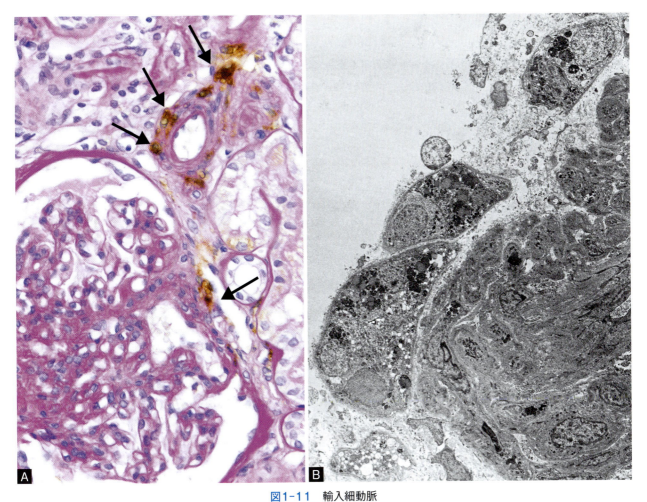

図1-11 輸入細動脈
A：抗ヒトレニン抗体免疫染色．レニン産生細胞は傍糸球体装置ならびに輸入細動脈周囲に位置している（矢印）．B：輸入細動脈周囲のレニン産生細胞の電顕像．好オスミウム顆粒を含む細胞が輸入細動脈周囲に位置し，レニン産生細胞とみなされる（×3,000）．

（文献12）より）

## 5 脈 管

**腎動脈** renal artery は，腹大動脈 abdominal aorta から第1と第2腰椎の椎間の高さで分岐する．右腎動脈は長く，下大静脈 vena cava inferior の後方を通る．左右の腎動脈は，腎門の近くで前後2本の枝に分かれ，これがさらに5本の**区域動脈** segmental artery になり，5つの腎区域を支配する．腎門から侵入する区域動脈は，放射状に各錐体の間を分け入って**葉間動脈** interlobar artery となり，皮質と髄質の境界あたりで数本の弓状動脈 arcuate artery となる．弓状動脈からは，皮質の中に小葉間動脈 interlobular artery が放射状に伸びる．この動脈は髄放線と髄放線の間を走行することになる．**小葉間動脈**からそれぞれ1個の腎小体に**輸入細動脈**として侵入する（図1-12）．レニン産生細胞は輸入細動脈周囲にみられる（図1-13）．糸球体をつくった毛細血管網は再び1本にまとまって**輸出細動脈**となる．皮質表層部の腎小体から出た血管は尿細管曲部周囲の**傍尿細管毛細血管** peritubular capillary となる．したがって，腎臓の血管は糸球体と尿細管周囲で毛細血管網を2度つくることになる．輸出細動脈のうち，皮質表層の表在糸球体と皮質中層の糸球体から出るものは，髄放線と皮質髄質境界あたりに向かい，皮質深部の傍髄質糸球体から出た血管は髄質に向かい，**下行直血管** descending vasa recta として乳頭の先端部まで達する．

**腎静脈** renal vein は腎動脈の前方を通り下大静脈に注ぐ．左腎静脈は長く，その途中で左の精巣静脈 testicular vein（卵巣静脈 ovarian vein）が合流し，腹大動脈の前面を通過する．腎静脈は葉間，弓状，小

葉間の各動脈に伴行し，動脈と同じ名で呼ばれる．皮髄境界に位置する静脈周囲は平滑筋に富み**静脈筋複合体** venomuscular complex と呼ばれる（図1-14）．被膜と皮質最表層の血液は小葉間静脈の先端が放射状に散開した**星状静脈** stellate vein に回収される．髄質の静脈血は上行直血管 ascending vasa recta を通って環流し，弓状静脈や髄質に近い小葉間静脈に流入する．

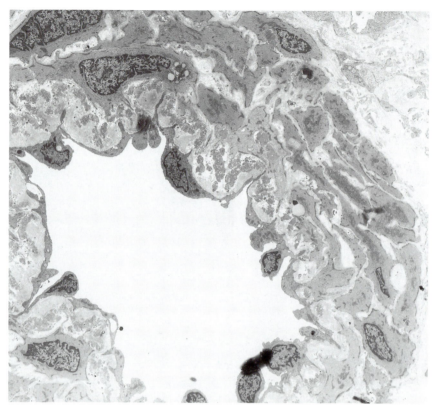

**図1-12　輸入細動脈の電顕像**
細動脈壁内側に内弾性板（lamina elastica interna）を認め，その血管内腔側に内皮が位置する．その外側には平滑筋層が見られ，平滑筋細胞間は基質によって埋められている（×3,000）．

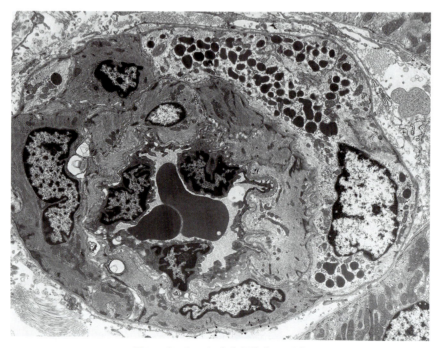

**図1-13　レニン産生細胞（ラット）**
レニン顆粒を有するレニン含有細胞は輸入細動脈の中膜平滑筋層にとり込まれている（×3,000）．

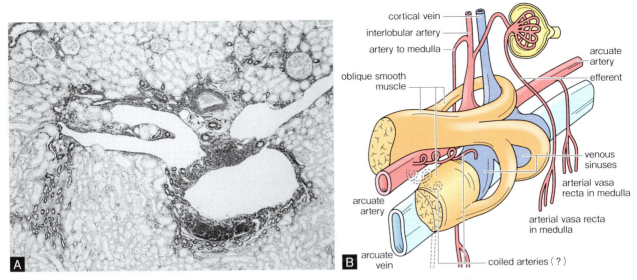

図1-14　皮髄境界での静脈筋複合体 Veno-muscular complex

(文献13)より作成)

**参考文献**

1) 城　謙輔：腎臓．病理医のための組織学の基礎(8)．病理と臨床 22：493-503, 2004.
2) 坂井建雄，河原克雄：V．腎・泌尿器．人体の正常構造と機能．1-33, 日本医事新報社, 1999.
3) 坂井建雄：Primers of Nephrology-1, 初心者のための腎臓の構造．日腎会誌 43：572-579, 2001.
4) Clapp WL, Croker BP：Chapter 35, Adult Kidney. Histology for Pathologist (Sternberg, SS ed.), 2nd ed., 799-834, Lippincott-Raven Publishers, Phladelphia, 1997.
5) Robbins Pathologic Basis of Disease. 6 th edition. Cotran RS, Kumar V, Collins T edts. W. B. Saunders Company, Philadelphia, 1999.
6) Winn MP：2007 Young Investigator Award：TRP'ing into a new era for glomerular disease. J Am Soc Nephrol 19：1071-1075, 2008.
7) Haas M：Alport syndrome and thin glomerular basement membrane nephropathy：a practical approach to diagnosis. Arch Pathol Lab Med 133：224-232, 2009.
8) Steffes MW, Barbosa J, Basgen JM, et al.：Quantitative glomerular morphology of the normal. Pediatr Pathol 7, 5-6, 1987.
9) Vogler C, McAdams AJ, Homan SM：Glomerular basement membrane and lamina densa in infants and children：an ultrastructural evaluation. Preview, 527-534
10) Tryggvason K：Unraveling the mechanism of glomerular ultrafiltration：nephrin, a key component of the slit diaphragm. J Am Soc Nephrol 10：2440-2445, 1999.
11) 飯島一誠，塚口裕康：遺伝子異常に起因するネフローゼ症候群．日腎会誌 52：914-923, 2010.
12) Abe M, Joh K, Ieiri N, et al. Prominent hyperplasia of renin-producing juxtaglomerular apparatus after chronic and complete blockade of the renin-angiotensin system in adult IgA nephropathy. CEN Case Rep DOI 10, 1007/s13730-015-0177-y.
13) 大貫泰男・日大医学雑誌 35・1091, 1976.

# 2 糸球体の構成要素の変容と疾患との関連

　糸球体の構造上の着眼点は，上皮細胞（足細胞），糸球体基底膜，内皮細胞，メサンギウム基質・細胞に分かれる．そして，高電子密度沈着物 electron dense deposit の分布状況やその他の要因がそれぞれの構成要素に影響を与え変容を誘導する（図2-1）．電顕レベルでの構成要素の変容と疾患とのおおまかな関連を表に示した（表2-1）．その後，構成要素の変容と疾患・病態との関連については，それぞれ各論的に説明する．

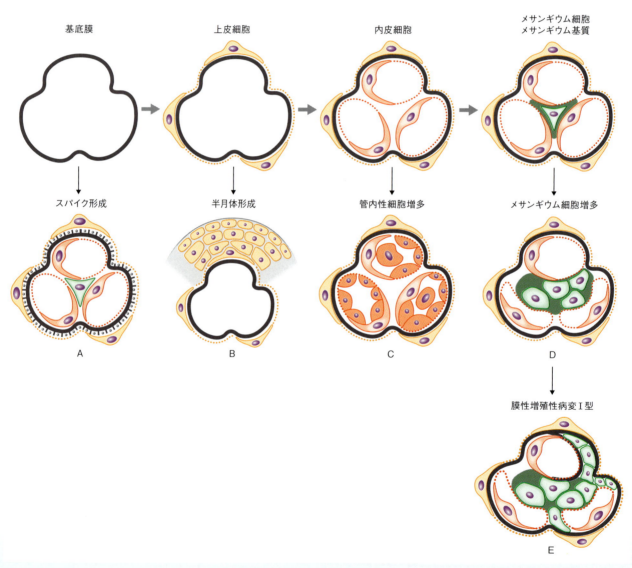

図2-1　糸球体構成要素の変容

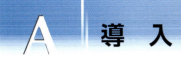

## A 導入

### 1 光顕レベルでの糸球体の構成成分とその変容

糸球体 glomerulus は，光顕上，糸球体毛細管係蹄基底膜があり，その尿腔側の濾過面に上皮細胞（足細胞 podocyte）が位置する．糸球体毛細管係蹄基底膜の血管内腔側に内皮細胞 endothelial cell が位置するが，足細胞に裏打ちされた濾過面以外の面は，メサンギウム基質 mesangial matrix を毛細血管内腔面から内皮細胞が内壁を被う．そして，メサンギウム基質内にメサンギウム細胞 mesangial cell が位置する（図2-1）．糸球体腎炎 glomerulonephritis（GN）においては，上記のそれぞれの糸球体の構成成分が特有の動きをして糸球体病変 glomerular lesion を形態的に特徴づけている．糸球体基底膜 glomerular basement membrane（GBM）は棘 spike を形成して膜性腎炎を形成し，上皮成分（足細胞ではなく，ボウマン嚢上皮）が増殖して半月体を形成，内皮細胞が増殖して管内性細胞増多を呈し，メサンギウム細胞が増殖してメサンギウム細胞増多を呈し，そして，増殖したメサンギウム細胞が糸球体基底膜に間入して膜性増殖性病変Ⅰ型に進展する（図2-1）．

### 2 電顕レベルでの糸球体の構成成分とその変容，疾患との関連

#### ① 電顕診断の記載法

電顕診断も詳細な所見の採取から始まる．上質な電顕診断情報をどのようにして蓄積し，その互換性をどのように可能にするかに着目し，電顕診断の標準化の試案を示す．構造上の着眼点は，上皮細胞（足細胞），糸球体基底膜，内皮細胞，メサンギウム基質・細胞に分かれる．そして，高電子密度沈着物 electron dense deposit の分布状況やその他の要因が，それぞれの構成成分に影響を与え変容を誘導する．上記の腎組織構成要素の形態的変容を項目として，その変化の程度－から＋＋＋までの4段階評価として，それらの組み合わせから，negative data を含めて一定の順序で記載されることが望ましい．定量性のある場合には％で表示し，10％未満を－，10〜25％未満を＋－，25〜50％未満を＋，50〜75％未満を＋＋，75％以上を＋＋＋としている[1,2]．

#### ② 糸球体の構成成分の変容と疾患との関連 (表2-1)

B 糸球体の各構成要素の変容についての詳しい説明の導入として，主要項目についての概略を説明する．

a. 上皮（足細胞）
1) **脚突起消失 food process effacement**：微小変化型ネフローゼ症候群（MCNS）や巣状分節性糸球体硬化症（FSGS）に見られる．
2) **脚突起物質の増加**：足細胞脚突起消失の程度とほぼ相関する．基底膜に面した領域で脚突起の細胞質内にサイトスケルトン（アクチンフィラメント）が増加する．
3) **足細胞の絨毛状変化 villous transformation**：脚突起上皮の細胞表面が絨毛状にボウマン嚢腔内に突出する所見で，蛋白尿の高度なときに必発する所見である．
4) **足細胞嵌入 podocytic infolding**：ループス腎炎やFSGSにまれにみられる．PAM染色にて点刻像がみられ膜性腎症に光顕的に酷似するが免疫染色は陰性である．糸球体基底膜内の細胞外基質に足細胞の細胞質突起が嵌入してみられるが，spherical microparticle と鑑別がつかない症例もあり今後の検討が待たれる．

#### b. 糸球体基底膜 glomerular basement membrane

1) **肥厚，菲薄化**：基底膜の厚さは 300〜350 nm が標準である．糸球体基底膜は外透明層，緻密層，内透明層の 3 層構造に分かれる．肥厚は緻密層の厚さで判断される．肥厚は糖尿病性腎症でみられる．菲薄化は家族性良性血尿などの菲薄基底膜病や初期のアルポート症候群で全節性にみられる．IgA 腎症においても基底膜の菲薄化が分節性にみられる．
2) **基底膜融解 membranolysis**：IgA 血管炎でみられる．融解性病変に伴って限局性に菲薄化したり，ときに上皮と内皮が相接して基底膜の断裂病変（gap）に進展する．
3) **層板状変化 lamination**：アルポート症候群（遺伝性腎炎）の特徴とされる．
4) **波状変化 undulation**：糸球体基底膜の上皮側への波状の突出を指す．虚脱糸球体にみられる基底膜のしわ状変化（wrinkling）とは区別される．上皮下沈着物 epimembranous deposit があるときには，それを取り囲むようにこの病変がみられ，光顕 PAM 染色での棘形成や点刻像に対応する．
5) **内皮細胞の扇状嵌入 scalopping**：内皮側への扇状のでっぱり（ホタテ貝の貝殻状）の病変のことをいう．疾患特異性はないが，虚血などによる内皮傷害のときに目立つ．
6) **内皮下浮腫 subendothelial edema**：子癇前症 preeclampsia（妊娠性高血圧症），悪性高血圧，溶血性尿毒症症候群（HUS）など虚血性内皮傷害に起因して血漿成分の内皮下腔への侵入によって起こる．慢性肝疾患症例にみられることがある．

#### c. 内皮細胞

1) **内皮細胞の腫大**：虚血などによる内皮傷害の反応に伴う形態表現の一つで，糸球体内皮に特徴的な pore が消失する．
2) **網状化 reticulation**：内皮が網状に変化することで，おおむね蛋白尿と相関するが，蛋白尿が治療により軽快して，脚突起消失が改善したあとにもこの形態変化は残る．
3) **微小管状構造物 microtubular structure**：内皮細胞の細胞質内にみられ，ループス腎炎に特徴的とされる．インターフェロン投与時にもみられることがある．

#### d. メサンギウム

1) **メサンギウム細胞増多**：電顕では所見が取りにくいが，メサンギウム領域にメサンギウム細胞が高密度に分布する．
2) **メサンギウム基質の拡大**：糖尿病において目立ち，基底膜の緻密層の肥厚と連続した病変である．
3) **メサンギウム融解 mesangiolysis**：血栓性微小血管症に伴い内皮傷害から内皮下腔ならびにメサンギウム基質内に血漿成分が滲入した病変をいう．
4) **メサンギウム間入 mesangial interposition**：メサンギウム細胞ないしはその細胞質突起が基底膜の緻密層と内皮下腔の間に侵入する所見である．それと同時に陥入したメサンギウム細胞から内皮下側に緻密層が新生するため，光顕（PAM，PAS 染色）にて基底膜の解離（splitting）ならびに二重化（double contour）として確認される．膜性増殖性糸球体腎炎（MPGN）type 1 の特徴的病変である．毛細血管係蹄の全周に及ぶ場合は，光顕的に double contour あるいは rail road truck といわれる．
5) **メサンギウム細胞細胞質内の脂肪滴の出現**：長期のネフローゼや高脂血症の症例にみられる．メサンギウム細胞には，もともとリソソームは目立たず貪食像はまれである．
6) **膠原線維のメサンギウム基質内での出現**：collagenofibrotic glomerulopathy や Nail-Patella 症候群の診断根拠となる．
7) **緻密斑 dense patch**：平滑筋細胞の細胞膜に接してアクチンフィラメントの集合が細胞質内にみられる．時々，細胞膜を貫いてメサンギウム基質内にみられるため，fibrillary 腎炎と誤診される場合がある．
8) **毛細血管管腔へのメサンギウム細胞細胞質の突出 capillary protuberance**：その機能は不明である．

#### e. 沈着物

高電子密度沈着物 electron dense deposit の大半は免疫複合体沈着物であるが，dense deposit disease

(DDD）の場合，基底膜緻密層の変性像として高電子密度沈着物様に見える．また，免疫複合体沈着物で細線維性構造をとる沈着物も存在する．分布様式を上皮下，基底膜内，内皮下，傍メサンギウム，そしてメサンギウムの各領域別に所見を取ることは重要である．

1) **上皮下沈着物 epimembranous or subepithelial deposit**：膜性腎症の stage 分類（Ehrenleich Churg 分類）に不可欠である．stage 1, 2 には上皮下沈着物としてみられ，stage 3, 4 では基底膜内に沈着する．このような沈着物と基底膜の関係は膜性変化 membranous transformation と呼ばれ，膜性腎症の系統的かつ一律な病変のときに適用される．mesangial ring（基底膜と連続したメサンギウム基質周辺領域）にも膜性腎症の dense deposit がみられるが，paramesangial deposit とは区別される．

2) **基底膜内沈着物 intramembranous deposit**：緻密層内の沈着物で，膜性腎症のように上皮下沈着物から移行する場合と MPGN Ⅲ型 second form のように最初から存在する場合がある．基底膜内沈着物が連続的な場合（intramembranous continuous dense deposit）は dense deposit disease や軽鎖沈着症（LCDD）の診断根拠となる．また，アミロイドーシスでは，基底膜に沈着すると尿腔側ないしは内皮側に spicula（スピキュラ）を形成する．

3) **内皮下沈着物 subendothelial deposit**：内皮下沈着物は血液中に循環する免疫複合体（preformed circulating immune complex）が最初に沈着（trap）される場所であることが知られている．ループス腎炎の活動性病変の一つであるワイヤーループ病変は主として塊状 massive な内皮下沈着物であるが，epimembranous deposit を伴うこともある．クリオグロブリン血症性糸球体腎炎も塊状の内皮下沈着物を伴うが特有の細線維構造を呈し鑑別診断される．IgA 腎症では，まれに糸球体毛細血管末梢の内皮下腔領域に deposit が沈着する場合があり，メサンギウム細胞間入 mesangial interposition を伴う．

4) **傍メサンギウム沈着 paramesangial deposit**：傍メサンギウム領域への沈着様式は IgA 腎症に特徴的である．傍メサンギウム領域とはメサンギウム基質の周辺領域で，糸球体基底膜に連続するメサンギウム周辺領域 mesangial ring とメサンギウム細胞の隙間をいう．したがって，IgA 腎症の場合の paramesangial deposit はメサンギウム細胞細胞質に一部接している．それが成長して半球状沈着物 hemispheric nodule となり IgA 腎症の特徴的所見となる．ループス腎炎にも時折みられ，その鑑別には免疫染色を考慮して診断される．

5) **メサンギウム沈着 mesangial deposit**：メサンギウム基質領域への沈着は，傍メサンギウム沈着とは異なり，メサンギウム細胞に接することなくメサンギウム基質に沈着する．IgA 腎症，ループス腎炎，MPGN などの進行期にみられる．

糸球体の構成成分の変容と疾患との関連についての全体像を概説し，導入とした．

表2-1 腎糸球体構成要素の電顕レベル

| 構成成分とその変容 | | 対応する疾患・病態 |
|---|---|---|
| 1. 上皮（足細胞） | 足細胞脚突起消失 | 微小変化ネフローゼ症候群，巣状分節性糸球体硬化症 |
| | 足細胞脚突起物質増加 | |
| | 絨毛状変化 | |
| | ミトコンドリア増多 | ミトコンドリア異常症 |
| | 脂肪滴様空胞変化 | 非特異的 |
| | 針状結晶 | 単クローン性γグロブリン血症 |
| | ミエリン体（Zebra体） | Fabry病，クロロキン中毒，リソソーム蓄積症 |
| | 足細胞嵌入 | 膠原病関連疾患，FSGS |
| 2. 糸球体基底膜 | 肥厚 | 糖尿病性糸球体硬化症 |
| | 菲薄化 | 菲薄基底膜病，アルポート症候群，IgA腎症 |
| | 基底膜融解 | IgA腎症，IgA血管炎 |
| | 層板状変化，網状変化 | アルポート症候群 |
| | 波状変化 | 膜性腎症 |
| | 内皮細胞の扇状嵌入 | 非特異的 |
| | 内皮下浮腫 | 悪性高血圧症，HUS，子癇前症，慢性肝疾患関連腎症 |
| 3. 内皮細胞 | 腫大，poreの閉鎖 | 虚血性傷害 |
| | 網状変化 reticulation | タンパク尿，ネフローゼ症候群 |
| | 微小管状構造物 | ループス腎炎 |
| 4. メサンギウム | 細胞増多 | 免疫複合体性腎炎 |
| | 基質増多 | 糖尿病性糸球体硬化症 |
| | メサンギウム細胞間入 | 膜性増殖性糸球体腎炎 |
| | 脂肪滴 | 高脂血症 |
| | 基質内の膠原線維，細線維 | 爪膝蓋骨症候群，collagenofibrotic glomerulopathy |
| | メサンギウム融解 | diabetic fibrillosis，巣状分節性糸球体硬化症 |
| | dense patchの際だち | |
| 5. 沈着物（dense deposit） | 上皮下 | 膜性腎症 Stage 1, 2 |
| | 基底膜内 | 膜性腎症 Stage 3, 4，ループス腎炎，MPGN |
| | 内皮下 | ループス腎炎，クリオグロブリン血症性糸球体腎炎 |
| | wire loop lesion | ループス腎炎 |
| | 傍メサンギウム | IgA腎症 |
| | メサンギウム基質領域 | 膜性増殖性糸球体，ループス腎炎 |
| 6. 腎糸球体沈着症（細胞外基質内細線維構造を呈する疾患群） | 細線維（8〜10 nm） | アミロイドーシス |
| | 細線維（12 nm） | フィブロネクチン関連腎症 |
| | 細線維（curved cylinder） | クリオグロブリン血症性糸球体腎炎 |
| | 細線維（15〜25 nm） | fibrillary腎炎 |
| | 細線維（30〜55 nm） | イムノタクトイド腎症 |
| | 基底膜連続性無構造沈着細線維 | デンスデポジット病，軽鎖沈着症 |

# B 糸球体の各構成要素の変容

## 1 糸球体上皮(足細胞 podocyte)の病的変容

　糸球体足細胞は，ネフローゼ症候群関連病変として足細胞の脚突起消失，脚突起物質の増加，絨毛状変化，そして，内皮細胞の網状変化が連係して変容する．一方，足細胞内小器官の変容として，ミトコンドリア異常症，リソソーム蓄積症があげられる．足細胞が糸球体基底膜内に嵌入する疾患も報告されている．

### ① 足細胞の脚突起消失

　以前は足細胞の脚突起癒合 food process fusion と呼んでいたが，異なった足細胞由来の隣り合う脚突起が癒合するのではなく，手のひらの指に相当する脚突起がなくなり，手の掌に相当する細胞質だけが残ることが明らかになり，それ以来，足細胞の脚突起消失 foot process effacement の用語が用いられている[3〜5]．

　微小変化型ネフローゼ症候群 minimal change nephrotic syndrome(MCNS)，巣状分節性糸球体硬化症 focal segmental glomerulosclerosis(FSGS)などの非免疫複合体性のネフローゼ関連疾患，特に足細胞病(podocyte disease または podocytopathy)といわれている疾患群において特徴的である(図2-2)[6]．

　全節性の脚突起消失はネフローゼ症候群の極期にみられ，その時間的なずれは一日以内といわれる．**脚突起消失が広汎で，高電子密度沈着物がない場合は，MCNS や FSGS の診断根拠となる**．また，一次性 FSGS と高血圧性腎硬化症や良性腎硬化症に伴う二次性 FSGS との鑑別に広汎な脚突起消失の有無が役立つ[7]．特に高血圧性糸球体病変が一見 FSGS 様に見える症例を一次性 FSGS から鑑別するのに有効である．

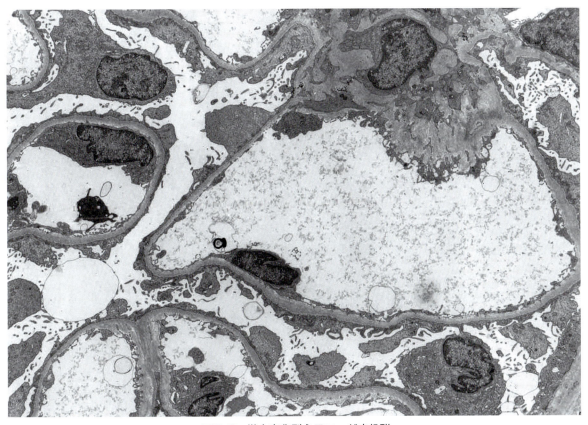

**図2-2　微小変化型ネフローゼ症候群**
広汎な脚突起消失と絨毛状変化 villous transformation を認める(×3,000)．

一方，膜性腎症やIgA血管炎などの免疫複合体性糸球体疾患においても，免疫複合体immune complexが糸球体基底膜glomerular basement membrane（GBM）上に分布しているときは，その直上に広汎な脚突起消失を呈し，その脚突起消失の程度は蛋白尿の程度にほぼ相関する．糖尿病やアミロイドーシスなどの非免疫複合体性ネフローゼ関連糸球体疾患においては，脚突起消失に局所的な偏りがあり，電顕のような狭い視野の観察では相関しない場合が多い．

### ② 脚突起物質の増加

　足細胞の細胞質内において，糸球体基底膜に接する面に脚突起物質dense materialが増加する（図2-3）．この脚突起物質は細胞骨格cytoskeletonの中間系フィラメントの一つである**アクチンフィラメント**とみなされる．足細胞の脚突起消失の程度と脚突起物質の増加は，ほぼ相関する．MCNSやFSGSに目立つが，膜性腎症においても顕著で，糸球体基底膜内の上皮下沈着物subepithelial depositが，その直上の脚突起の消失に伴い足細胞の細胞質内に脚突起物質が増加するため，しばしば基底膜内上皮下沈着物と間違えやすいので注意を要する．

### ③ 足細胞の絨毛状変化

　足細胞の絨毛状変化は，足細胞の細胞表面が絨毛状にボウマン囊腔内に突出する所見で，**蛋白尿の高度なときに必発する所見**である（図2-4）．脚突起の消失や脚突起物質の増加の程度とほぼ相関する．

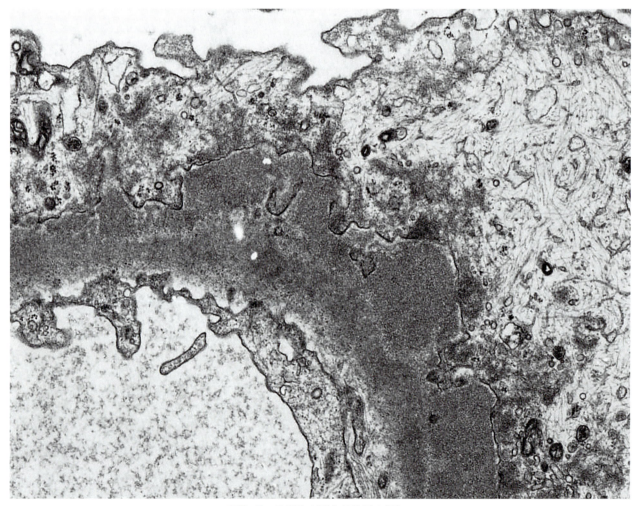

**図2-3　足細胞の脚突起物質の増加**
膜性腎症における脚突起消失と基底膜に接した領域の足細胞胞体内に脚突起物質の増加を認める（×10,000）．

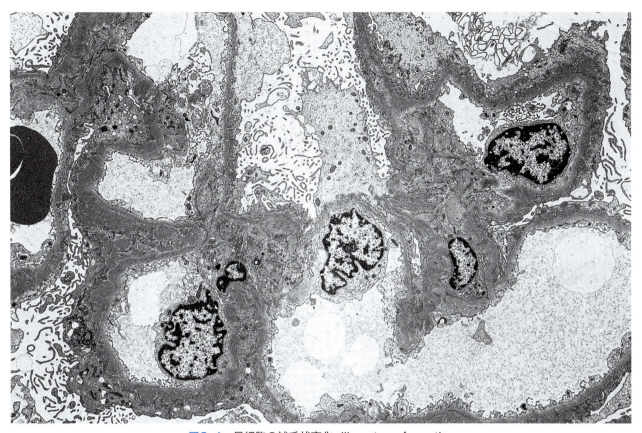

**図2-4　足細胞の絨毛状変化 villous transformation**
膜性腎症において，足細胞の絨毛状変化を認める．脚突起の消失や脚突起物質の増加を伴っている（×3,000）．

## トピックス 1　脚突起消失と絨毛状病変：その蛋白尿との関連について

　微小変化型ネフローゼ症候群と巣状分節性糸球体硬化症において，足細胞脚突起消失と絨毛状変化，そして脚突起物質の増加は，ネフローゼ症候群を裏付ける電顕所見として，両疾患に共通の診断根拠となっている．これらの疾患群では，治療によりネフローゼ症候群が改善した場合，脚突起消失や絨毛状変化も改善している．しかし，このような脚突起の消失の程度がすべての疾患で蛋白尿の程度を形態的に裏付けているかというと，そうではない疾患群に遭遇する．糸球体菲薄基底膜病変を伴う疾患群がその一つである．菲薄基底膜病 thin basement membrane disease においては，蛋白尿が陰性にかかわらず広汎な脚突起消失がみられる症例に出会う（図2-5）．この場合，足細胞の脚突起消失が足細胞の未熟性に由来する可能性が示唆される．その証拠に，小児や成人にみられる未熟糸球体 Immature glomeruli を電顕的に観察すると，広汎な脚突起消失が観察される（図2-6）．これらの症例では蛋白尿は軽度か陰性で，ネフローゼ症候群には進展しない．アルポート症候群 Alport's syndrome においても広範な脚突起消失がみられることがある．蛋白尿の程度との相関性はなく，おそらくMCNSやFSGSとは別の機序により脚突起消失が起こる．

総　論

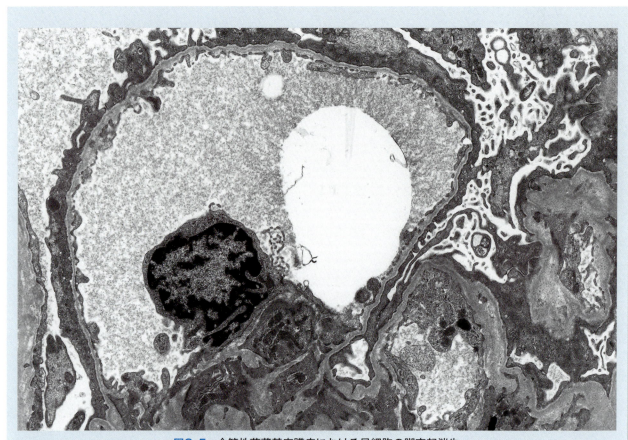

**図2-5　全節性菲薄基底膜病における足細胞の脚突起消失**
全節性菲薄基底膜病において足細胞の脚突起消失がみられる場合がある．このような症例において蛋白尿はみられない（×5,000）．

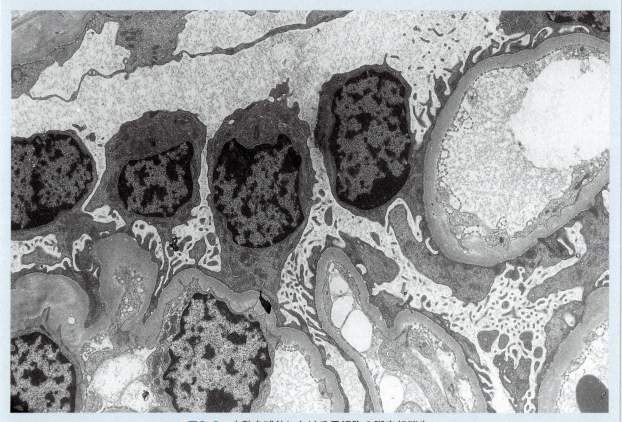

**図2-6　未熟糸球体における足細胞の脚突起消失**
IgA腎症（20歳男性）の糸球体の1個に未熟糸球体を認め，その電顕像において広汎な脚突起の消失と絨毛状病変を認める（×5,000）．

## ④ 足細胞内小器官の変容

### a. 脂肪滴様空胞変化

脂肪滴様空胞変化がしばしば足細胞にみられる．しかし，従来の脂肪滴はオスミウム酸処理によりオスミウム親和性を示す．この病変はオスミウム親和性はなく脂質成分とはいえない．この病変の発症機序は不明で，疾患特異性はないとされる（図2-7）．

### b. ミトコンドリア

正常な足細胞にはミトコンドリアはほとんど目立たない．足細胞の細胞質内に高密度にミトコンドリアが認められる場合はミトコンドリア異常症 mitochondria cytopathy の診断根拠となる．ミトコンドリアは巨大化し，異型化 bizarre することが多いが，形状の異常を伴わず，その数が増えるだけのこともある．ミトコンドリア遺伝子3243変異の症例に多い（図2-8）．

### c. リソソーム

正常の足細胞にはリソソームは目立たないが，リン脂質や糖脂質のリソソーム蓄積症のときに特徴的な電顕像を呈する．

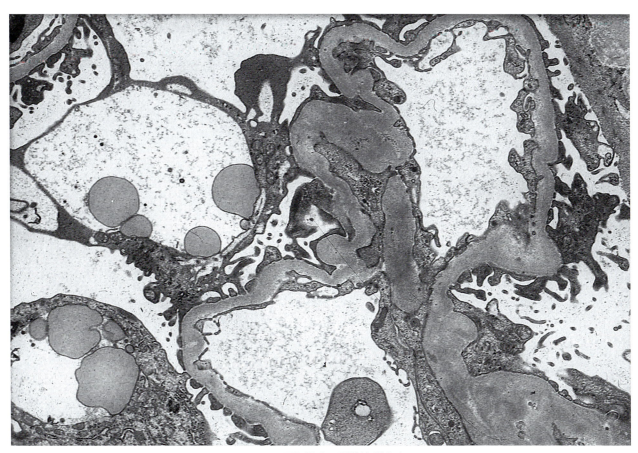

**図2-7 足細胞内の脂肪滴様病変**
足細胞の細胞質内に空胞を認め，その中にオスミウム非親和性の滴状物を認める（×5,000）．

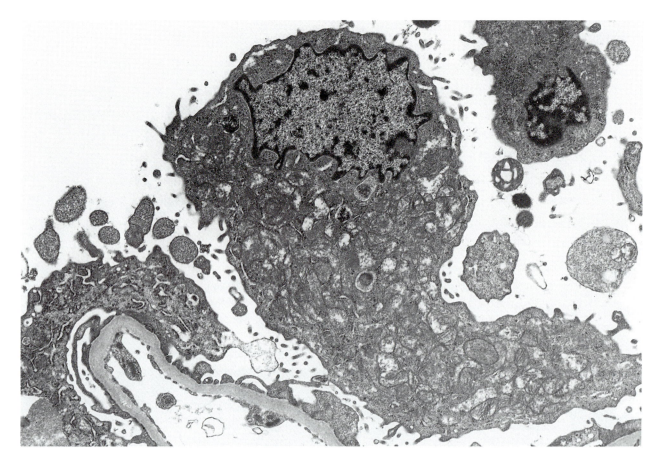

**図2-8　足細胞におけるミトコンドリアの集積**
足細胞細胞質内にミトコンドリアの集積を認め，その一部は巨大化している．ミトコンドリア異常症（ミトコンドリア遺伝子3243変異）の症例（×5,000）．

**1）リソソーム蓄積症**：Fabry病のときには50 Åの周期性をもったゼブラ体（Myeloid体）を足細胞細胞質内に確認でき，リン脂質沈着症（phospholipidosis）の診断根拠となる（図2-9）．βガラクトシダーゼの先天的酵素欠損による先天性疾患であるが，抗マラリア剤であるクロロキンやChrolphentermin投与による実験的リン脂質沈着症も同様な形態をとる[8]．

一方，このような疾患背景がなく，限局性に足細胞内にゼブラ体を認める症例があるがその原因は不明である（図2-10）．しかし，X染色体に疾患の遺伝子座があるため，女性においてゼブラ体をもつ足細胞が巣状に認められることがある．タンニン酸処理で，より詳細な形態を再現できる[9]．

もう一つのリソソーム蓄積症であるgalactosialidosisでは足細胞のリソソームに空胞を伴う糖脂質の蓄積を認める．前述の脂肪滴様空胞化と区別される[10]．

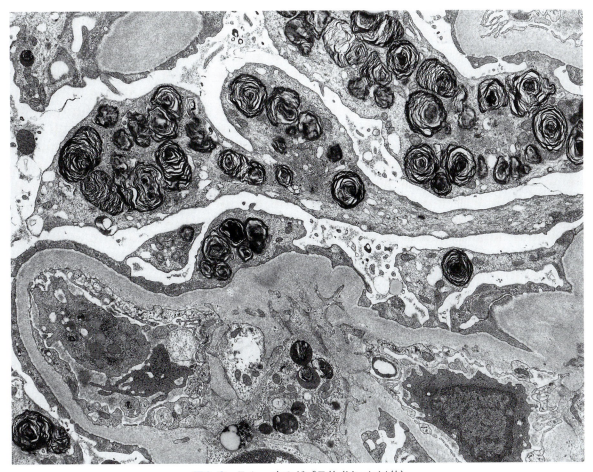

**図2-9** Fabry病のゼブラ体（Myeloid体）
リソソーム内に50 Åの周期性をもったリン脂質の蓄積を認める（×5,000）．

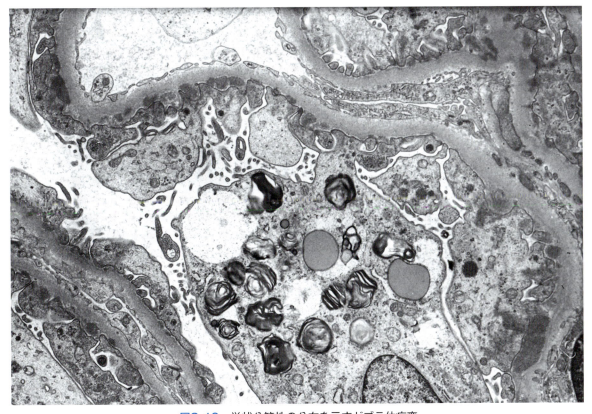

**図2-10** 巣状分節性の分布を示すゼブラ体病変
一部の足細胞だけにゼブラ体を認める．その原因は不明（×5,000）．

2）**針状結晶**：<u>単クローン性γグロブリン血症</u>において足細胞の細胞質内に針状結晶を認めることがあり，その所見から骨髄における形質細胞腫の診断に及ぶことがある[11]（図2-11）．

3）**リソームの拡大**：虚血性障害などによる足細胞の局所的な退行変性過程において，PAS陽性の滴状構造が光顕的に足細胞胞体内にみられるが，それに対応してリソームが限局性に拡大する（図2-12）．実験的puromycin腎症におけるネフローゼ症候群において，その極期（投与後10日目）に足細胞内リソームにびまん性の拡大がみられるが，ヒトのネフローゼ症候群では，MCNSやFSGSの場合においても，びまん性にリソームが拡大することはまれである．

4）**足細胞嵌入糸球体症**：足細胞嵌入糸球体症は，光顕PAM染色にて点刻像を認め，光顕的には膜性腎症に類似しているが，電顕像では，膜性腎症にみられるような免疫複合体由来の高電子密度上皮下沈着物はまれで，足細胞脚突起が糸球体基底膜に陥入し，その先に細胞質膜由来を示唆する3重の限界膜（unit membrane）構造をもった小球状ないし小管状微小構造物が散在している．この電顕所見が光顕PAM染色での点刻像に相当する所見とみなされる[12]（図2-13）．

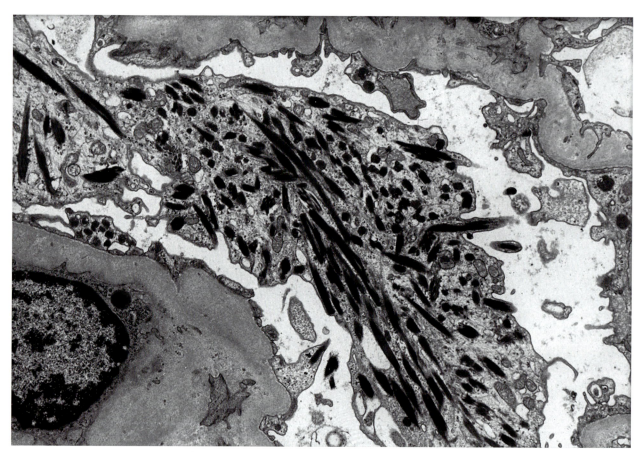

**図2-11 単クローン性γグロブリン血症におけるリソーム内の針状結晶**
単クローン性γグロブリン血症（IgGκ型）の症例において足細胞内に針状結晶を認める（×7,000）．

（文献11）より）

2 糸球体の構成要素の変容と疾患との関連

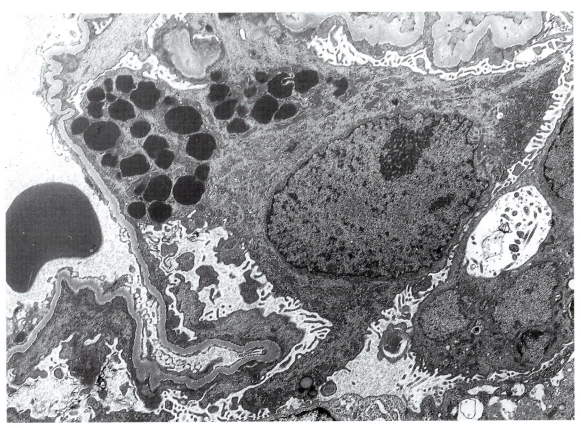

**図2-12 退行変性した足細胞でのリソソーム拡大**
虚血性に退行変性した足細胞で限局性にリソソームが拡大する(矢印)(×5,000).

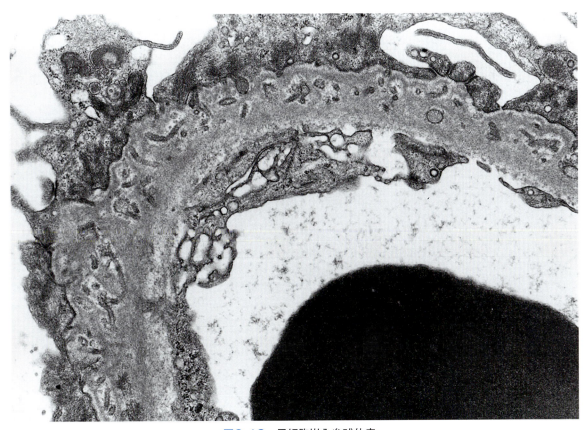

**図2-13 足細胞嵌入糸球体症**
足細胞脚突起の基底膜内への嵌入を認める(×10,000).

(文献13)より)

**5) ボウマン腔内に浮遊する上皮細胞**：ボウマン腔内に上皮細胞が浮遊する．その上皮細胞は絨毛をもつ面を有する．また，リソソームが発達している．この細胞の細胞質の一部は糸球体基底膜に接している．巣状分節性糸球体硬化症の病態ではなく，正常糸球体にも散見され，疾患特異性はない．原因や臨床的意義は未解決である（図2-14）．

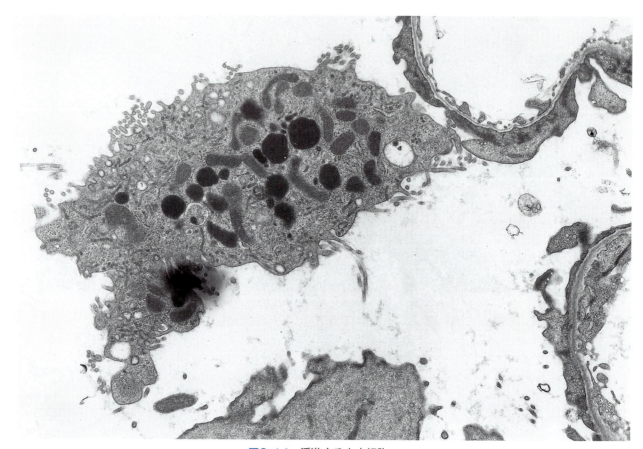

**図2-14 浮遊する上皮細胞**
ボウマン腔に浮遊する上皮細胞では絨毛をもつ面が存在し，リソソームが発達している（×5,000）．

## 2 糸球体基底膜の病的変容

糸球体基底膜 glomerular basement membrane (GBM) は，緻密層 lamina densa の尿腔側に外透明層 lamina rara externa，そして，毛細血管側に内透明層 lamina rara interna があり，それらによって構成される．光顕的に糸球体基底膜が肥厚する場合，緻密層だけが肥厚する場合，緻密層と内透明層が肥厚する場合があり，後者は内皮側に新たに基底膜が新生される．緻密層と外透明層が肥厚する場合はまれである．しかし，上皮下沈着物 subepithelial (epimembranous) deposit により，緻密層が尿腔側に棘を形成することにより肥厚する．一方，糸球体基底膜が菲薄化する場合，緻密層が菲薄化する．緻密層が層板化する疾患もある．しかし，以上の基底膜の肥厚，菲薄化は光顕では識別できない（図2-15）．

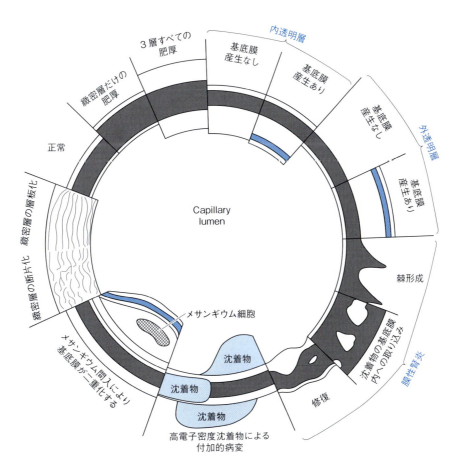

図2-16 糸球体基底膜病変のシェーマ

## ① 菲薄化 thinning

　糸球体基底膜の厚さは 300〜350 nm が正常の厚さの中間値である．緻密層の厚さが 200 nm 以下の糸球体基底膜が全節性 global あるいは分節性 segmental に認められれば，菲薄基底膜病変の基準となる[14]．臨床的なミクロ血尿と対応する．基底膜 basement membrane の厚さが 200〜300 nm の場合は病的菲薄化とはいえない．家族性良性血尿の臨床診断に対応する菲薄基底膜病 thin basement membrane disease（図2-16）や初期のアルポート症候群（後述）では菲薄基底膜病変が全節性にみられる．成人男性の平均糸球体基底膜の厚さは 373±42 nm，成人女性は 326±45 nm といわれる[15]．

　小児の糸球体基底膜の緻密層は年齢とともに厚くなり20歳で成長が止まる．したがって20歳以下では，その年齢によって正常値も 200 nm 以下となる[16]．

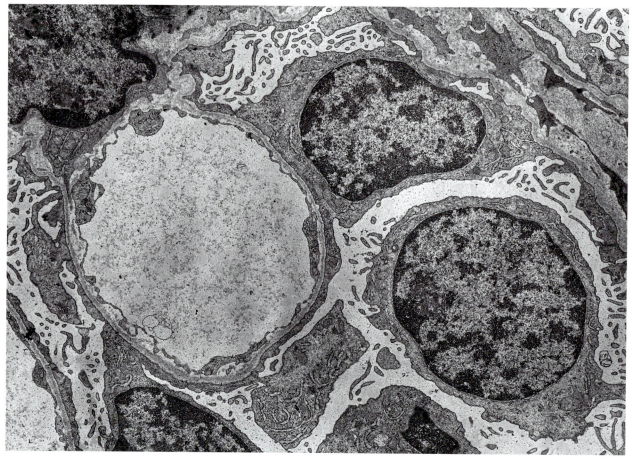

**図2-16　菲薄基底膜病の電顕像**
緻密層の厚さは133 nmで全節性に菲薄基底膜病変がみられる．
それに伴い広汎な脚突起消失があるが，本症例の蛋白尿は陰性（×3,000）．

## ② 肥　厚 thickening

　基底膜の厚さの肥厚はおよそ 500 nm から認識され 1,000 nm 以上に及ぶこともある．基底膜の肥厚は早期の糖尿病性腎症 diabetic nephropathy を診断する場合に有効である（図2-17）．糖尿病性腎症では，同時かやや遅れてメサンギウム基質 mesangial matrix の拡大に進展する．最近の糖尿病性腎症の国際組織分類においては，正常糸球体基底膜の肥厚の上限を成人男性では 520 nm，成人女性では 471 nm においているが，早期の糖尿病性腎症の診断は9歳以上の男子において 430 nm，そして，女子では 395 nm 以上としている[17]．一般に基底膜の厚さが 500〜600 nm 程度の肥厚は，光顕的には糖尿病性糸球体硬化 diabetic glomerulosclerosis と診断されず，メタボリック症候群や良性腎硬化症 benign nephrosclerosis の症例においてもみられることがある．糖尿病性腎症の病理学的確定診断は光顕診断を基準とすべきであると考えるが，糖尿病性腎症の国際組織分類においては，上記の電顕レベルでの肥厚を class 1 としている[17]．

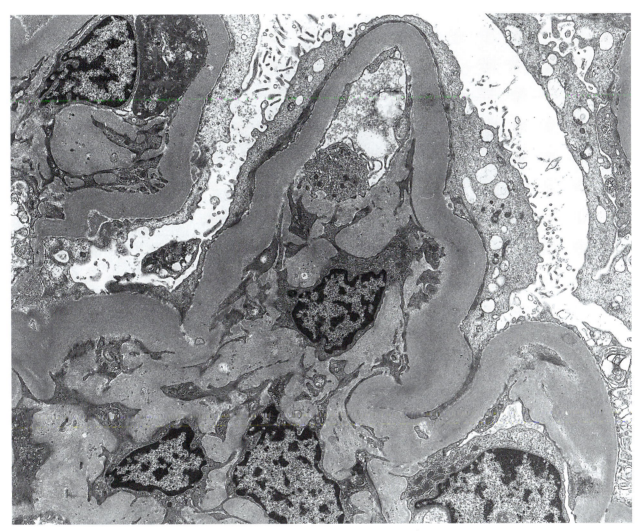

**図2-17　初期の糖尿病性糸球体硬化症**
糸球体基底膜の肥厚（550〜800 nm）とメサンギウム基質の拡大がある．矢印はメサンギウム基質内の濾過面をもたない小血管の形成（×5,000）．

> ### トピックス 2　糸球体基底膜の基本構造と基底膜の厚さの測定法
>
> 　基底膜は外透明層，緻密層，内透明層の3層構造に分かれるが，その厚さの計測は緻密層でおこなうことが一般的である．基底膜の厚さは，各施設の測定法ならびに人種により差があると思われるが，筆者の施設では，緻密層の厚さが300〜350 nmを正常値の基準（中央値）とし，200 nm以下を菲薄基底膜としている．
>
> 　測定法は，ルーペの視野中に1 mmが10に刻まれた目盛り（ピーク・ライト・スケール・ルーペ：図2-18）を用いて，ポジに焼き付けられた印画紙上で基底膜の緻密層の厚さを測定し，ポジ写真がネガ写真（original magnification）の2.5倍（X軸方向あるいはY軸方向線上）の場合，焼き付け写真の印画紙上の1 mmが，original magnification 3,000倍ならば133 nm（1/7,500 mm）に，5,000倍ならば80 nm（1/12,500 mm）に相当する．このような手法により，基底膜の厚さを厳密に測定している．同様な手法でアミロイドーシスやイムノタクトイド腎症の線維幅も測定している．ノギスでの計測は肉眼で測定するため正確ではない．

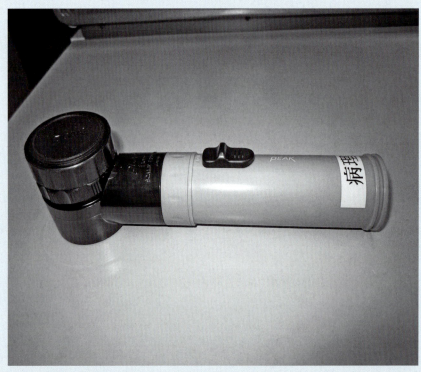

図2-18　ピーク・ライト・スケール・ルーペ
ポジに焼き付けられた印画紙上で基底膜の緻密層の厚さを測定し，そこから原寸を算定する．

### ③ 基底膜融解 membranolysis ならびに基底膜断裂 gap

　急性活動性IgA腎症やIgA血管炎（紫斑病性腎炎 purpura nephritis）において基底膜に融解病変（membranolysis）がみられる．IgA血管炎にみられる上皮下沈着物が基底膜融解を伴う場合があるが，内皮傷害に由来する基底膜融解もあり，浸潤する炎症細胞による何らかの基底膜への融解性傷害による機序もその一因といわれる（図2-19）．融解性病変に伴って限局性に菲薄化したり，ときに足細胞と内皮細胞が相接して基底膜の断裂 gap 病変に進展する（図2-20）．

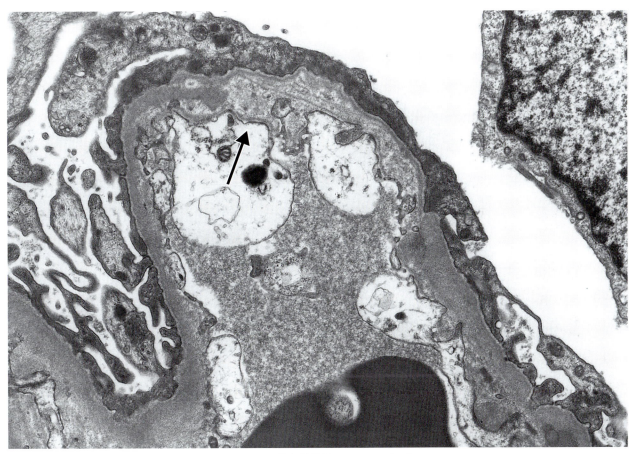

図2-19 基底膜融解membranolysis
緻密層が分節状に融解し，同部の足細胞脚突起消失を伴う（×5,000）．

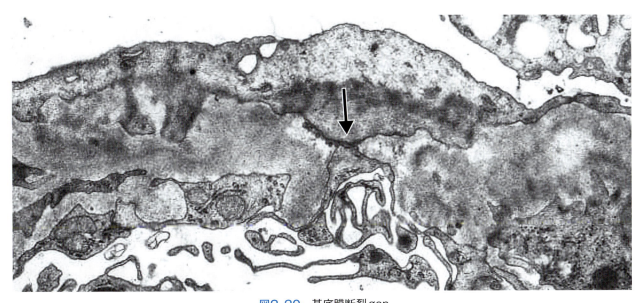

図2-20 基底膜断裂gap
糸球体基底膜が断裂し，足細胞と内皮細胞が接触している（矢印）（×10,000）．

### ④ 層板状変化 lamellation ならびに網状化 reticulation

　層板状変化は糸球体基底膜の緻密層にみられる病変で，糸球体毛細管基底の緻密層が数層に分裂し（図2-21），また，互いに絡み合って編み目状を呈するのが特徴的で鳥の巣のイメージから basket weave とも呼ばれる（図2-22）．アルポート症候群の特徴像とされる．アルポート症候群の初期には基底膜の菲薄化もみられるが，その診断には，基底膜のどこかに層板状変化が必須である．

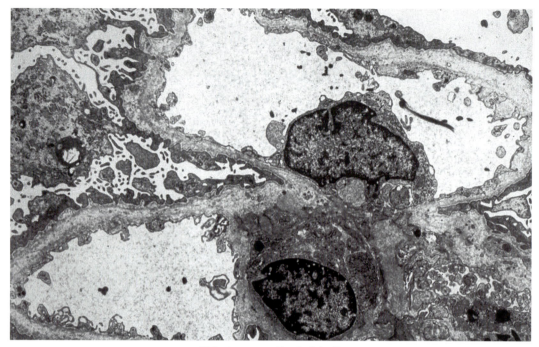

**図2-21　アルポート症候群**
糸球体毛細管基底の緻密層が数層に分裂し層板状変化を認める（×5,000）．

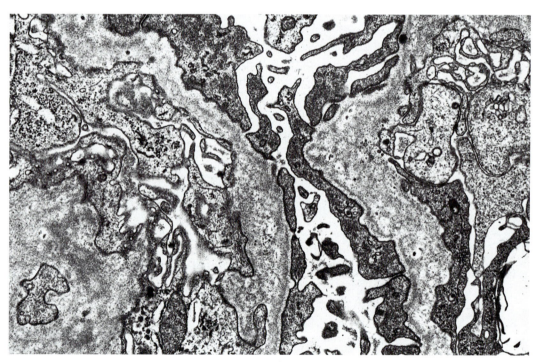

**図2-22　アルポート症候群**
編み目状のイメージから鳥の巣basket weaveと呼ばれる（×8,000）．

## ⑤ 波状変化 undulation

　糸球体基底膜の緻密層の上皮側への波状の突出を波状変化という．上皮下沈着物 subepithelial deposit があるときには，それを取り囲むように緻密層にこの病変がみられ，光顕PAM染色の棘形成に対応する．折線方向 tangential の切片においては点刻像 bubbling に対応する（図2-23）．虚脱糸球体にみられる基底膜のしわ状変化 wrinkling とは区別される．アルポート症候群の場合にも上皮側に鋭利な緻密層の突出を示すが，光顕PAMでは棘形成は認めない（図2-21）．

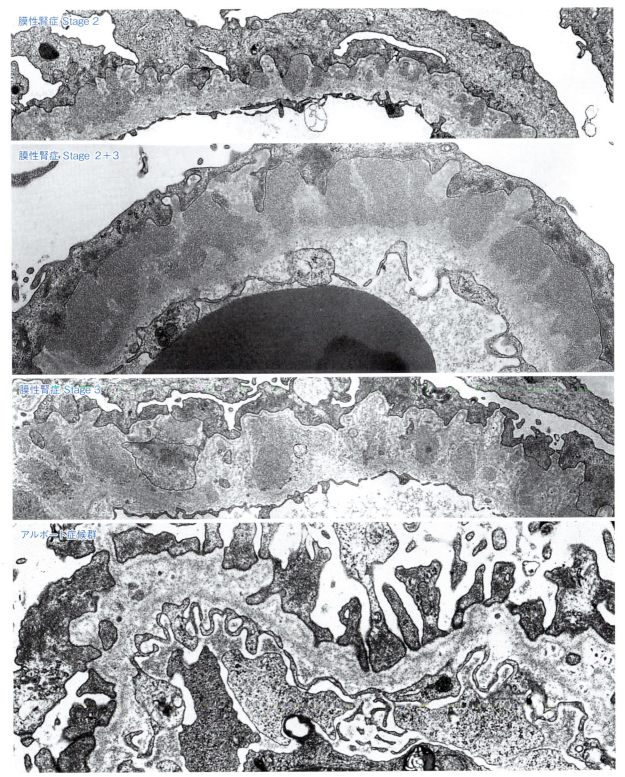

**図2-23 膜性腎症ならびにアルポート症候群のundulation**
膜性腎症においては，上皮下沈着物をとりかこむように緻密層が上皮側に棘を出し（stage 2），さらに上皮下沈着物が緻密層にとりこまれた後（stage 3）においても棘は残る．アルポート症候群においても同様な棘を形成している（×10,000）．

## ⑥ しわ状変化 wrinkling

　　糸球体毛細血管係蹄が虚脱すると，糸球体基底膜にしわ状変化wrinklingを示す（図2-24）．全節性硬化糸球体を電顕で観察すると増生した膠原線維中に虚脱（wrinkling）し変性した糸球体基底膜が観察される（図2-25）．

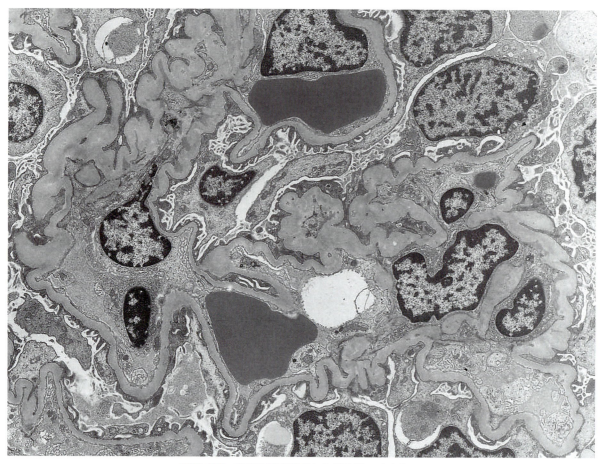

**図2-24 糸球体基底膜のしわ状変化wrinkling**
糸球体毛細血管係蹄が虚脱してしわ状変化を形成する（×5,000）.

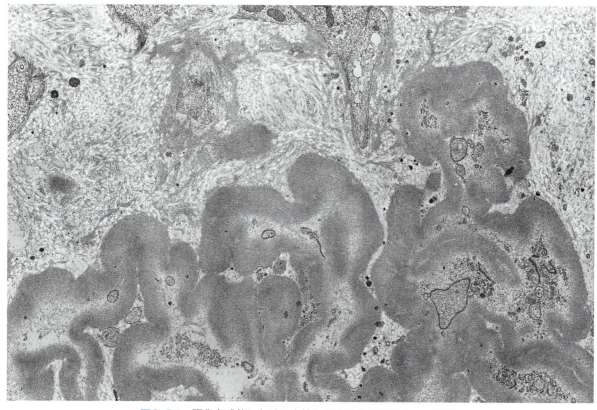

**図2-25 硬化糸球体における変性した糸球体基底膜（×5,000）**

## ⑦ 内皮細胞の扇状嵌入 scalloping

内皮細胞 endothelial cell が内皮下腔 subendothelial space に向かって扇状（ホタテ貝の貝殻状）に嵌入する病変をいう（図2-26）．疾患特異性はないが，虚血などによる内皮傷害 endothelial injury のときに目立つ．内皮細胞は内皮下腔に侵入するが，内皮下腔にとどまり，その上皮側の緻密層に侵入したり貫通することはない．一方，足細胞の脚突起は緻密層に嵌入する（後述）．内皮細胞は独自の基底膜を産生し，扇状嵌入とともに内皮直上において基底膜の新生を認めることがある（図2-26）．

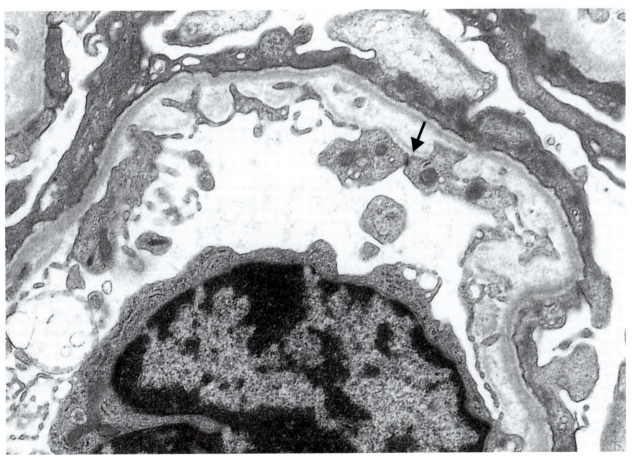

**図2-26　内皮細胞の扇状嵌入 scalloping**
内皮細胞が内皮下腔に向かって嵌入している．緻密層は保存され，内皮が緻密層を貫通することはない．内皮直上の基底膜側で基底膜の新生を認める（矢印）（×5,000）

### ⑧ 内皮下浮腫 subendothelial edema

妊娠性高血圧症（子癇前症 preeclampsia），悪性高血圧 malignant hypertension，溶血性尿毒症症候群（Hemolytic Uremic Syndrome）などの疾患において，糸球体内への循環血液量が一過性に低下したり，あるいは糸球体毛細血管内血栓により虚血性内皮傷害をまねき，その結果，血漿成分が内皮下腔に侵入 insudation して内皮下浮腫が生じる（図2-27）．病態が長引けば免疫複合体性内皮下沈着物 subendothelial deposit を伴うことなしにメサンギウム間入 mesangial interposition を呈することもある．萎縮性肝硬変の剖検症例においても内皮下浮腫がみられることがあるが，その機序はいまだ明らかにされていない（各論図3-46 参照）．

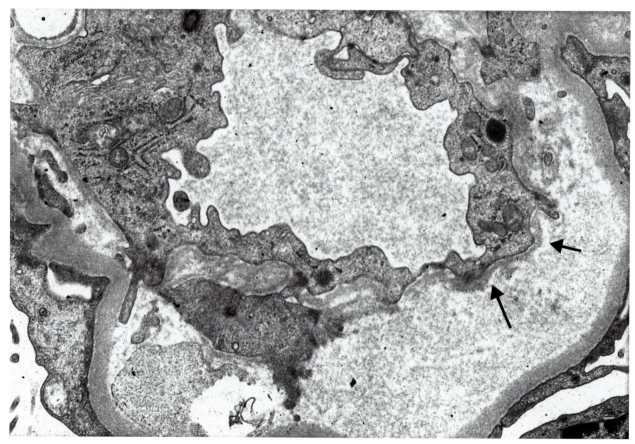

図2-27　内皮下浮腫
血漿成分が内皮下に侵入し，内皮直上の基底膜側では基底膜の新生がみられる（矢印）．溶血性尿毒症症候群の症例（×5,000）．

### ⑨ 糸球体緻密層 lamina densa 領域での病変

糸球体緻密層に限局して dense deposit を認める病変をいう．デンスデポジット病 dense deposit disease（DDD）（図2-28）や**膜性増殖性糸球体腎炎** membranoproliferative glomerulonephritis（MPGN）**Ⅲ型，second form の疾患**（図2-29）では，緻密層に限局して dense deposit を認める．その際，外透明層が保存されていることが診断の根拠となる．

その理由は，膜性腎症においても上皮下沈着物から始まり，糸球体緻密層に移行していき，基底膜内沈着物 intramembranous deposit となるが，その際，外透明層の連続性が断絶する．

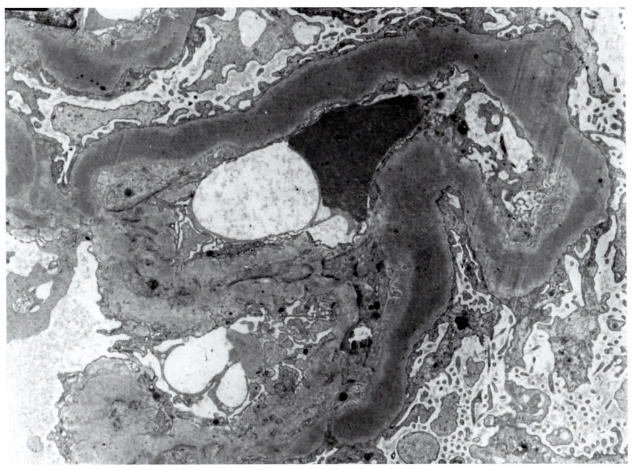

図2-28　dense deposit disease の緻密層病変
基底膜内連続性デンスデポジット Intramembranous continuous dense deposit が"つながったソウセージ様"（linked sausage appearance）病変を呈する（×5,000）．

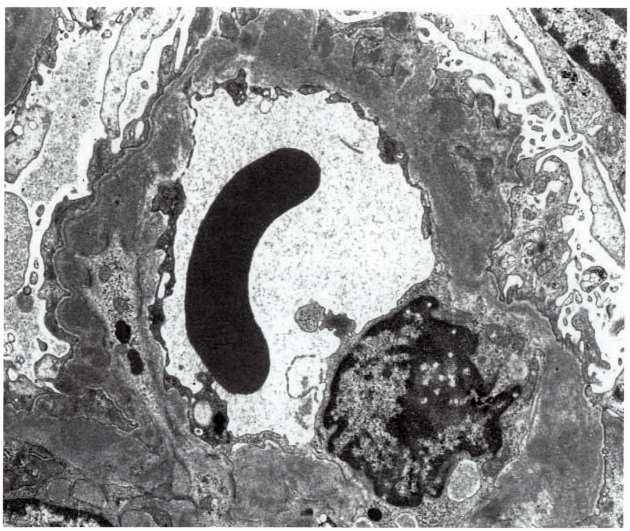

図2-29 膜性増殖性糸球体腎炎Ⅲ型 second form の緻密層病変
糸球体基底膜の緻密層内に沈着物を認め，外透明層が保存されている（×5,000）．

## 3 糸球体内皮細胞の病的変容

　糸球体内皮細胞 glomerular endothelial cell は，糸球体毛細血管係蹄 glomerular capillary の内壁を裏打ちしているが，糸球体基底膜 glomerular basement membrane（GBM）に接する濾過面をもつ領域とメサンギウム基質 mesangial matrix に接する領域に分かれる．糸球体の内皮細胞 endothelial cell は，細孔 pore をもち（第1章参照），したがって，血漿成分の選択的透過性を調節するバリアーの機能は尿腔側の足細胞 podcyte のスリット膜 slit membrane が担い，**内皮は主として，血管の緊張性や，細胞の遊走・増殖を調節する**．さらに，"抗"血栓性（抗凝固性）を保ち，平時は血液の円滑な循環を維持している（表2-2）．しかし，種々の原因により内皮細胞が傷害され剥離すると，血液の喪失を防ぐために，即時に**"向"凝固性**を発揮し，血小板の粘着，凝集反応が惹起され，続いて凝固系の活性化が進行し，傷害部位に血栓を形成する．その結果生じるトロンビンが逆に内皮細胞を活性化・騒乱し，"向"凝固性を進展させる．内皮細胞はフォン・ウィルブランド因子 **von Willebrand Factor（VMF）の主要な産生部位**でもあり，平常時も VMF は細胞外に分泌されると同時に内皮細胞内では **Weibel-Palade 小体**に蓄えられている（図2-30）．この小体は，トロンビンやヒスタミンの刺激により種々のサイトカインを放出し，血小板の粘着や凝集を促進する[18]．

表2-2 内皮細胞の生物学的特性

| | |
|---|---|
| 1. 血漿成分の選択的透過性 | ①形質膜小胞，被覆小胞などによる物質輸送<br>②内皮細胞間を通る輸送<br>③内皮細胞形質膜を通る輸送 |
| 2. 内皮細胞の抗血栓活性 | ①PGI$_2$(prostacyclin)の合成・放出<br>②ヘパラン硫酸の存在(アンチトロンビンの活性増強)<br>③トロンボモジュリンの合成(トロンビンとの結合，プロテインCの活性化)<br>④組織プラスミノゲン活性化因子の合成・放出(線溶促進)<br>⑤細胞表面の陰性荷電による反発，ADP分解活性，外因性ヘパリン結合，ヘパリン様グルコアミノグリカン |
| 3. 内皮細胞の血栓形成活性 | ①フォン ウィルブランド因子の合成・放出(血小板の粘着)<br>②組織因子(tissue factor=TF)の合成(外因系凝固の開始)<br>③血小板活性化因子(platelet-activating factor=PAF)の合成　(血小板の活性化)<br>④凝固因子(フィブリノゲン，Va，IX，IXa，X，Xa)の結合能　(凝固促進)<br>⑤プラスミノゲンアクチベータインヒビター(PAI-1)の合成・放出　(線溶阻止)<br>⑥コラーゲン，フィブロネクチン，トロンボスポンジンの合成(血小板の粘着・凝固促進) |
| 4. 血管の緊張調整 | ①内皮細胞由来弛緩因子(NOなど)<br>②内皮細胞由来血管収縮因子(エンドセリン，アンジオテンシンⅡ) |
| 5. 炎症免疫制御 | ①炎症性サイトカインの産生(Interleukin 1，6，8など)<br>②接着因子の発現(ICAM-1，VCAM-1，E-selectin，P-selectinなど)<br>③組織適合性遺伝子複合体抗原の発現(MHC antigen I，Ⅱなど)<br>④タンパク質分解酵素，特にコラゲナーゼの産生<br>⑤増殖因子の産生(内皮由来増殖因子，血小板由来増殖因子類似因子) |
| 6. その他 | ①単層増殖，管腔形成能 |

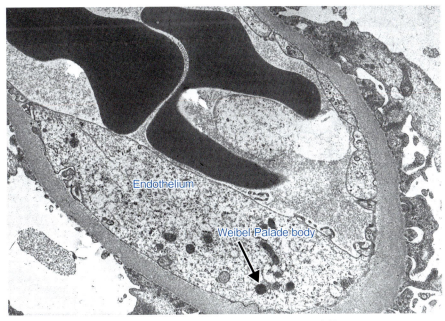

図2-30　内皮細胞内のWeibel-Palade小体

内皮細胞の細胞質内にunit membraneで囲まれた小顆粒を認め，Weibel-Palade小体とみなされる(×5,000)．

## ① 内皮細胞の腫大

虚血性障害など内皮細胞傷害あるいはそれに伴う内皮細胞の賦活化の形態表現の一つで，糸球体毛細血管係蹄を裏打ちする内皮細胞の細胞質が腫大する．内皮細胞は本来無数の孔(有窓性毛細血管)をもっているが(総論1参照)，腫大によってその細孔が消失する(図2-31)．過剰に腫大する場合は，浸透圧に関連する人工産物 artifact であることが多い(後述付録3参照)．未固定の新鮮な腎臓組織がグルタールにより固定される前に，乾燥を防ぐ目的で生理的食塩水に浸したガーゼに漬されることがあるが，10分以上の接触で内皮が腫大する．**生理的食塩水の代わりにカリウムイオンの入ったソリタ®3号で代用すると，上記の人工産物は緩和される**[19]．急性腎炎症候群に伴う管内性細胞増多(endocapillary hypercellularity)のときにも，内皮細胞は賦活，増生する(図2-32)．

総論

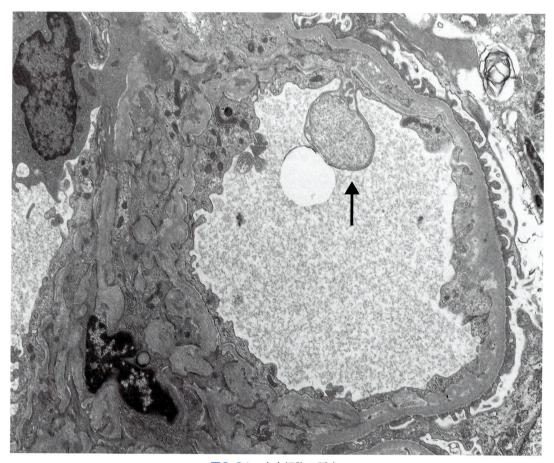

**図2-31　内皮細胞の腫大**
内皮細胞は腫大し，細孔が消失している（×5,000）．

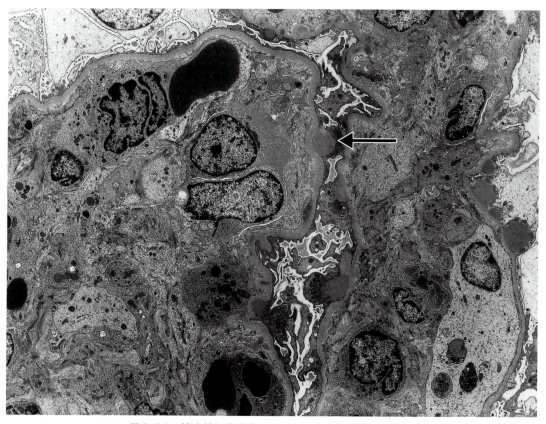

**図2-32　管内性細胞増多のときの内皮細胞の賦活，増生**
急性感染後腎炎において，毛細血管係蹄内に好中球浸潤を伴い，内皮細胞も賦活・増生し，毛細血管係蹄内を充満している．矢印はHump（×3,000）．

② **網状化** reticulation

　内皮細胞の胞体が網状に変容することがある（図2-33）．おおむねネフローゼ症候群の症例に目立つが，**蛋白尿が治療により改善したあとにもこの形態変化は残る**．足細胞の脚突起消失のように蛋白尿の程度との同期的な相関性はない．特定の臨床所見に対応することはなく疾患特異性に乏しいが，脚突起消失が改善したあとに内皮細胞の網状化が残ることで，過去の高度の蛋白尿の状況証拠となる．

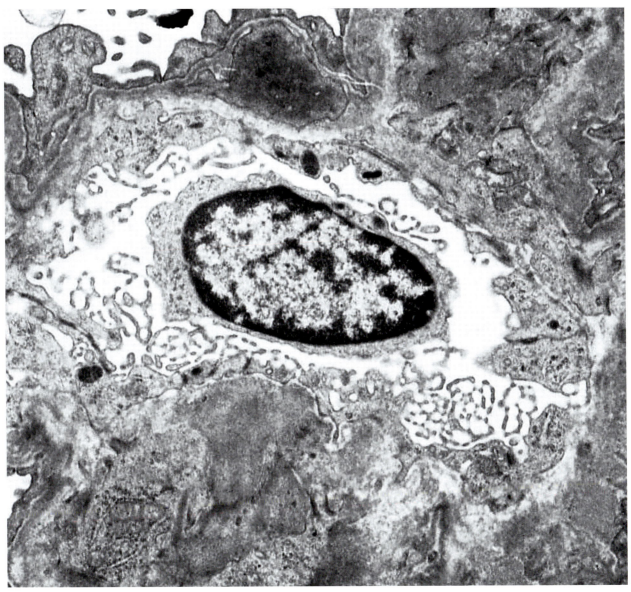

**図2-33　内皮細胞の網状化**
内皮細胞細胞質が網状に変容している（×5,000）．

### ③ 微小管状網状構造物 microtubular (reticular) structure

**ウイルス様粒子** virus-like structure とも呼ばれ，内皮細胞細胞質内に小管状の網状構造物が確認される．**ループス腎炎に特徴的**とされているが，特に活動性病変にしばしば確認できる（図2-34）．しかし，紫斑病性腎炎，αインターフェロン治療後，あるいはHIV感染症にもみられる報告がある[20,21]．

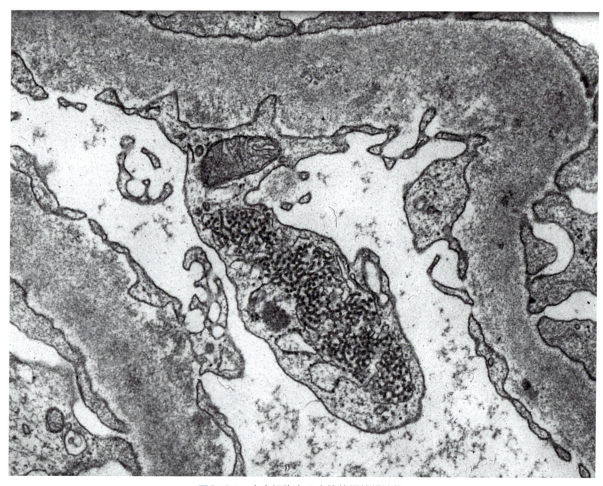

**図2-34　内皮細胞内の小管状網状構造物**
内皮細胞の細胞質内に小管状網状構造物を認める．ループス腎炎症例（×10,000）．

## 4 メサンギウムの病的変容

メサンギウムは，**メサンギウム細胞** mesangial cell とその周囲の**メサンギウム基質** mesangial matrix より成立する．そして，メサンギウム基質は，糸球体毛細血管 angium を**血管間膜** mesangium の形で繋ぎ留めている（総論 図1-2 参照）[22]．その関係は，腸管 enterium を腸間膜 mesenterium が繋ぎ留めている構造に似ている（図2-35）．光顕上，メサンギウム細胞増多は，糸球体腎炎 glomerulonephritis（GN）を示唆する大切な所見である．しかし，メサンギウム細胞は**リソソームに乏しく**，おそらく食作用の機能に乏しい．さらに，**メサンギウム細胞増多**から糸球体基底膜 glomerular basement membrane（GBM）の内皮下腔 subendothelial space にメサンギウム細胞が間入して，膜性増殖性糸球体腎炎 membranoproliferative glomerulonephritis（MPGN）I型に進展する．内皮下腔はメサンギウム基質に空間的に連続しており，浮腫や免疫複合体の沈着がメサンギウム基質内と内皮下腔に同時に起こることが多い．免疫複合体は内皮を通過してメサンギウム基質内に侵入して沈着するが，さらに，いわゆるメサンギウム経路 **mesangial passway** を介して血管極 vascular pole に向かい，間質内に流入するといわれている（図2-35）．正常状態においても血漿成分の一部はメサンギウム基質から血管極に流出している[23~25]．一方，本来のメサンギウム細胞の機能は**平滑筋に似た収縮機能により糸球体内血流を調節**している[26]．またメサンギウム細胞は基底膜様物質を産生し細胞外マトリックス extracellular matrix（ECM），すなわち，メサンギウム基質を形成する．**メサンギウム基質**はフィブロネクチンなどの糖タンパク質によって構成される．

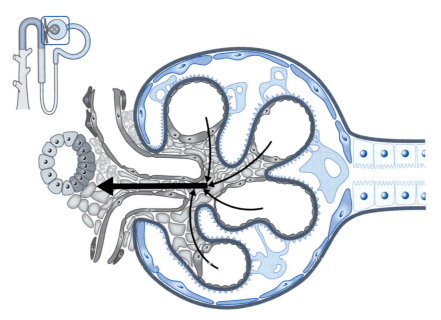

図2-35　メサンギウム経路（mesangial pathway）

## トピックス 3　メサンギウム細胞の糸球体内血流の制御

　Kritz のシェーマをみると，メサンギウム細胞の細胞質が糸球体毛細血管を V 字型に挟む構造をしており，あたかも毛細血管の内腔を縮めることにより，糸球体毛細血管の血流を調節しているように見受けられる（図2-36）．すなわち，糸球体濾過 gromerular filtration を行うために，糸球体毛細血管には約 50 mmHg という高い圧力が封じ込められているが，この圧力に抗する実質的な障壁は，糸球体毛細血管基底膜の張力と外から包む足細胞であり，血圧による外向きの膨張力を受ける．これに抗して基底膜を牽引し，糸球体毛細血管係蹄の拡大を防ぎ形態を維持しているのがメサンギウム細胞といえる[26]．形態的には，糸球体基底膜が内皮に接触している面からメサンギウム基質に移行するメサンギウム角 mesangial angle のところで，メサンギウム細胞から出た細胞質突起が糸球体基底膜と接触している．電顕的に観察すると，メサンギウム細胞の細胞膜に接する細胞質内に緻密斑 dense patch と呼ばれるアクチンフィラメントの集簇がみられる．従来，dense patch は平滑筋細胞にみられる虎斑状のアクチン線維の集合体である．この細胞内骨格（サイトスケルトン）であるアクチンフィラメントは，血管極近傍のメサンギウム細胞で増加し，ネフローゼ症候群関連疾患である巣状分節性糸球体硬化症 focal segmental glomerulosclerosis や糖尿病性腎症 diabetic nephropathy の症例においてとくに緻密斑が目立つ．また，アクチンフィラメントは，糸球体メサンギウム細胞内にとどまらず，細胞外のメサンギウム基質内に細線維 microfibril として根を張っている（トピックス 4 参照）．

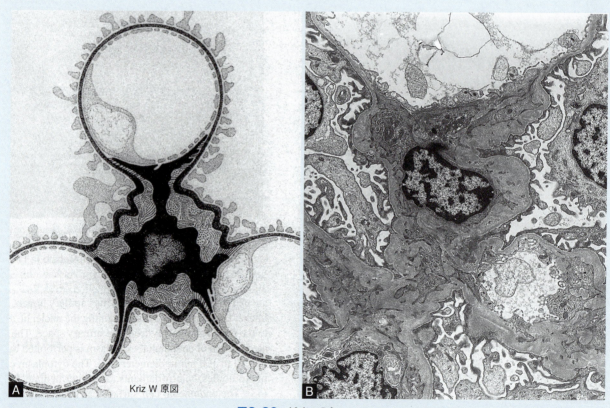

**図2-36　Kritz のシェーマ**
A：メサンギウム細胞の細胞質が毛細血管を V 字型に挟む構造をしている．
B：メサンギウム角のところで，メサンギウム細胞から出た細胞質突起が糸球体基底膜と接触する（×3,000）．

## ① メサンギウム細胞増多 mesangial hypercellularity

　光顕上 3 μ の切片において，一つの分節のメサンギウム基質領域にメサンギウム細胞核が 4 個以上分布する場合をメサンギウム細胞増多と呼ぶことが IgA 腎症に関するオックスフォード国際組織分類にて定義された[27]．1 つの分節 segment とは，糸球体毛細血管係蹄の峡部（isthmus）から峡部までをいう．

　電顕では視野が狭く切片も薄いため，メサンギウム細胞核の数が基準とならないが，メサンギウム細胞の核同士が接近している（図2-37）．また，マクロファージの浸潤がメサンギウム領域に浸潤すると，メサンギウム細胞増多を促進する．メサンギウム細胞は細胞質膜に緻密斑 dense patch をもつことから，マクロファージと区別される．

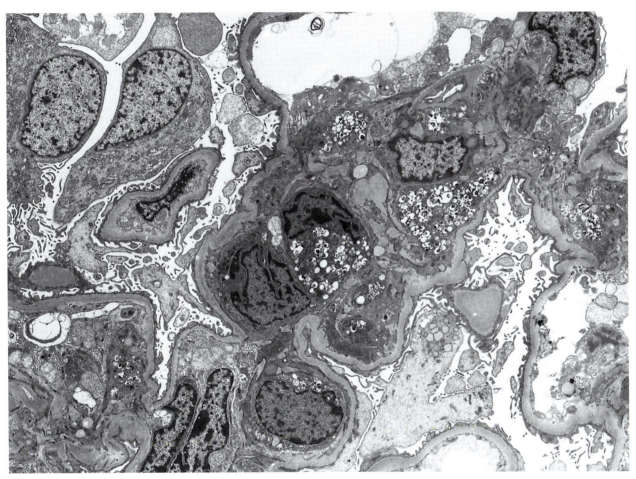

**図2-37　メサンギウム細胞増多**
メサンギウム基質に二次リソソームをもつマクロファージが浸潤してメサンギウム細胞増多を伴っている（×3,000）．

## ② メサンギウム基質の増加 increase of mesangial matrix

メサンギウム基質の増加は，メサンギウム基質への免疫複合体の沈着やメサンギウム細胞増多と連動する．一方，**糖尿病性糸球体硬化症** diabetic glomerulosclerosis では，メサンギウム基質の領域が拡大すると拡大した基質領域が毛細血管係蹄の内皮下腔に及び，その結果，糸球体毛細血管内腔を従来の糸球体基底膜緻密層 lamina densa との接触から引き離し，毛細血管自体をメサンギウム基質内に取り込んでしまう結果となる．すなわち，正常では糸球体毛細血管は尿腔側が足細胞に覆われて濾過面をもっているが，糖尿病性糸球体硬化症では**濾過面をもたない小血管がメサンギウム基質内に形成**されることとなる（各論糖尿病性糸球体硬化症の項参照）．このメサンギウム基質の拡大は糖尿病において目立ち，基底膜の緻密層の肥厚と連続した病変である（図2-38）．

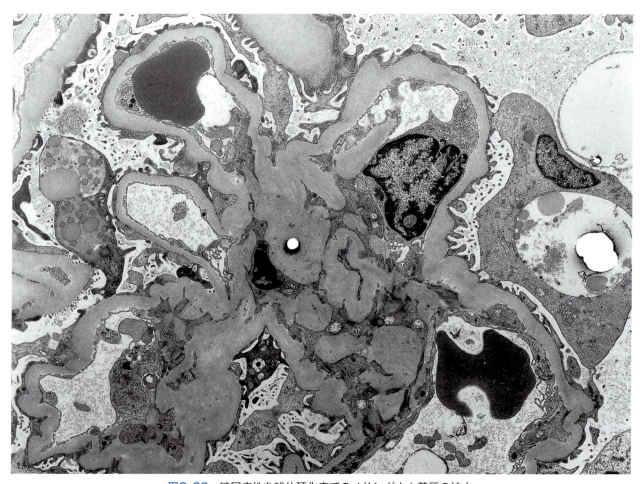

**図2-38 糖尿病性糸球体硬化症でのメサンギウム基質の拡大**
糖尿病性糸球体硬化症では肥厚した糸球体毛細血管係蹄に連続してメサンギウム基質も拡大している（×3,000）．

③ **メサンギウム融解** mesangiolysis

　メサンギウム融解の呼び名は本来，メサンギウム細胞の破壊に伴い，それまでメサンギウムに繋ぎ留められていた糸球体毛細血管係蹄が膨らむ現象を示す．実験的抗 Thy1 腎炎に伴うメサンギウム融解では，メサンギウム細胞自体の壊死から始まる[28]．ヒトの疾患群においても，ハブ毒腎障害にみられる**メサンギウム細胞融解**が糸球体毛細血管係蹄内に blood cyst といわれる出血性病変をもたらす[29]．

　しかし，人体症例においては，これらのメサンギウム細胞の破壊に伴う症例はむしろまれである．よく遭遇する病変は，内皮障害に伴いメサンギウム基質への血漿成分の侵入によってメサンギウム基質が拡大することにより，**解離性毛細血管瘤**として糸球体毛細血管係蹄の輪郭が膨らみ毛細血管瘤様に変化する病変である．**血栓性微小血管障害症 thrombotic microangiopathy（TMA）の病変を理解するときに必要な見方である**．まず，内皮傷害が起こり，血漿成分の透過性が亢進すると，毛細血管領域の内皮下腔に浮腫が起こる．それと同時に，内皮下腔に連続するメサンギウム基質領域にも浮腫が広がり，メサンギウム融解に進展する（図2-39）．すなわち，メサンギウムは糸球体基底膜を繋ぎ留める anchoring point の役目をもっているが，メサンギウム基質が浮腫性に拡大することにより，anchoring によって生じる糸球体基底膜の折りたたみがなくなり，解離性毛細血管瘤を形成する（図2-40）[30]．

　その際，メサンギウム細胞は浮腫性に拡大したメサンギウム基質に埋没しているが，変性や壊死の所見に乏しい．TMA が代表的な原因疾患であるが，巣状分節性糸球体硬化に特徴的な分節性硝子化を理解するときにも役立つ見方である．糖尿病腎症の場合には，上記の解離性微小毛細血管瘤とは別に anchoring point においてメサンギウム基質が破壊されることもあり，その場合は基底膜緻密層と内皮が解離しない状態で真性の毛細血管瘤を形成することもある（図2-41）．IgA 腎症やループス腎炎においては，マクロファージの著明な浸潤に伴い，メサンギウム領域が炎症細胞の浸潤とともに拡大してメサンギウム融解に類似した病変となることもある（図2-42）．

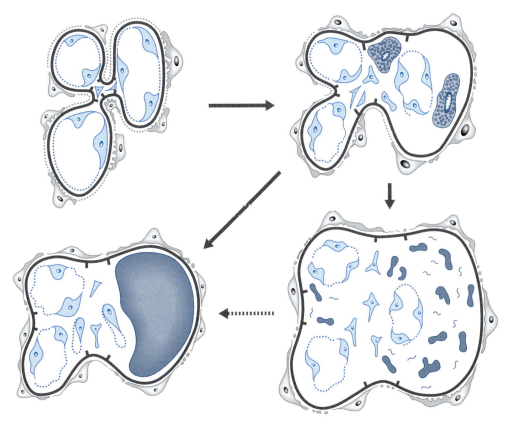

**図2-39　メサンギウム融解の進展シェーマ**
ヒトにおけるメサンギウム融解は，内皮下腔からメサンギウム基質における浮腫性ならびに滲出性病変が主体で，それにより解離性毛細血管瘤が生じる．

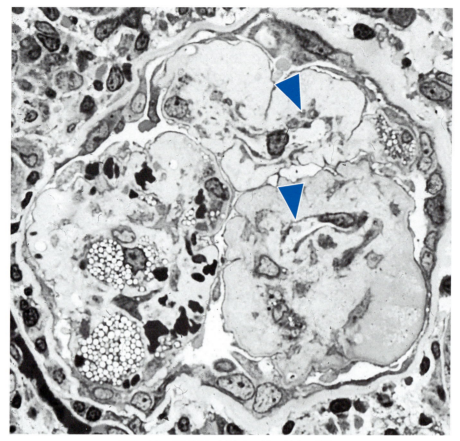

**図2-40 FSGSにおけるメサンギウム融解**
内皮傷害に伴い，血漿成分が内皮下腔からメサンギウム基質に侵入し，同領域が拡大する一方，本来の毛細血管内腔は狭少化している（矢印）．拡大したメサンギウム基質には泡沫細胞や赤血球が侵入している（×500）．

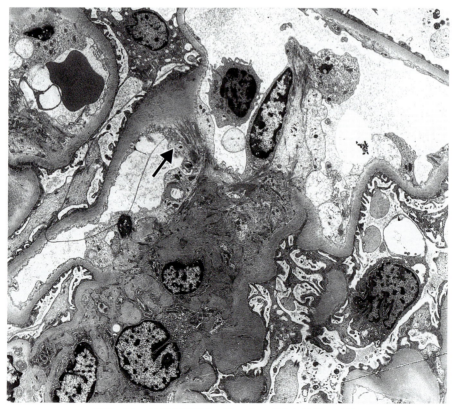

**図2-41 糖尿病性腎症の傍メサンギウム基質の破壊**
糖尿病性腎硬化症 diabetic nephrosclerosis においては傍メサンギウム基質が破壊され真性の糸球体毛細血管瘤を起こすこともある（矢印）．その病変はメサンギウム基質領域の浮腫による解離性糸球体毛細血管瘤とは区別される（×3,000）．

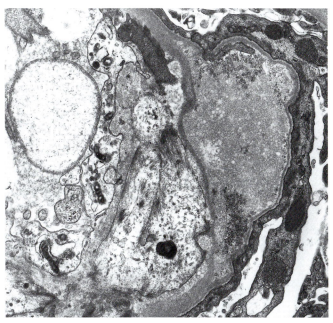

図2-42　IgA腎症におけるメサンギウム基質の限局性融解
IgA腎症の活動性病変において基質が領域的に融解する（×3,000）．

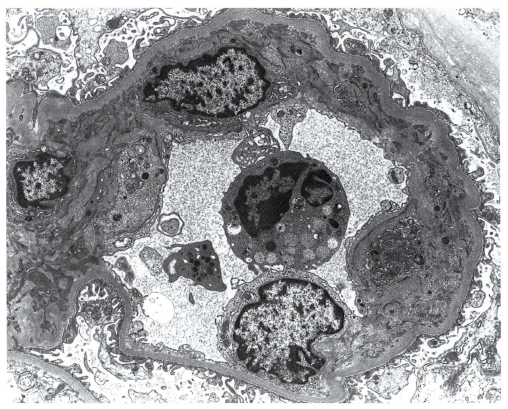

図2-43　メサンギウム間入
細胞質膜にdense patchを伴うメサンギウム細胞が基底膜の緻密層と内皮の間の内皮下腔に侵入し，MPGN I型病変を形成する（×5,000）．

### ④ メサンギウム間入 mesangial interposition

　メサンギウム間入は，メサンギウム細胞ないしはその細胞質突起が基底膜の緻密層と内皮の間の内皮下腔に侵入する病変である（図2-43）．間入したメサンギウム細胞と内皮との間にも緻密層が新生するため，光顕上PAM染色やPAS染色にて基底膜の解離splittingとして確認される．メサンギウム間入が糸

球体毛細血管係蹄の全周に及ぶ場合は，光顕的には二重化あるいは rail road truck として確認される．この病変は可逆性であるが，一方，進行して糸球体硬化に進展する可能性もある．MPGN type 1 の特徴的病変として知られる．

### ⑤ メサンギウム細胞内の脂肪滴 fatty droplet in the mesangium

メサンギウム細胞の細胞質には，もともとリソソームは目立たず貪食像はまれである．しかし，長期のネフローゼ症候群や高脂血症の症例に，メサンギウム細胞の細胞質内に脂肪滴がみられることがある（図2-44）．メサンギウム基質内に浸潤したマクロファージもメサンギウム基質内に蓄積した脂肪滴を貪食することにより泡沫化するが，両者は電顕にて区別される（図2-45）．

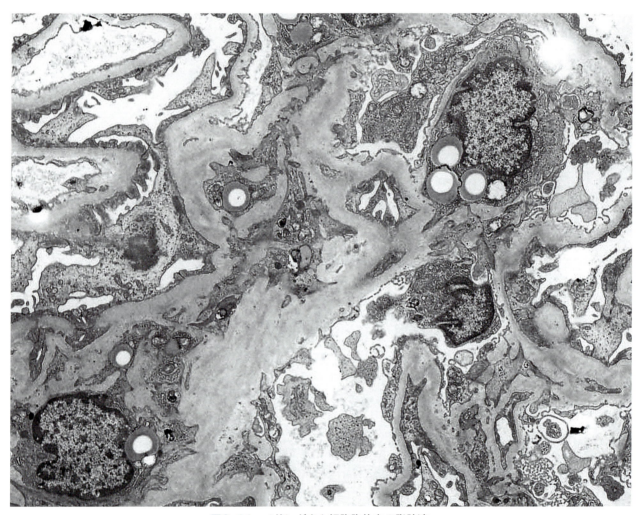

**図2-44 メサンギウム細胞胞体内の脂肪滴**
脂肪滴を含む細胞は，細胞膜に接してアクチンフィラメントの集合体である dense patch がみられメサンギウム細胞であることが確認できる（FSGS の症例，×3,000）．

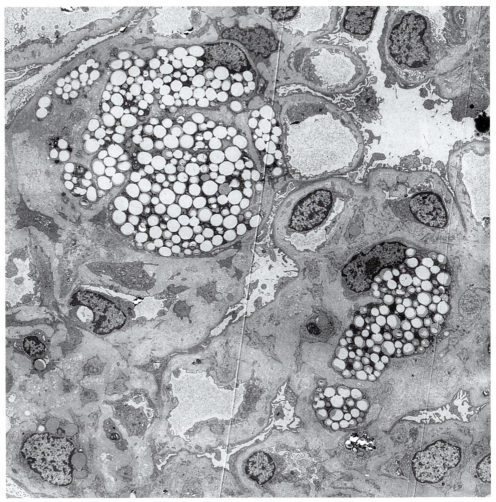

図2-45 メサンギウム基質内に散見される泡沫化マクロファージ
脂肪滴をとり込んだマクロファージがメサンギウム基質内に浸潤している（×1,000）.

## ⑥ メサンギウム基質内での細線維構造の出現

**膠原線維** collagen fiber は，膠原細線維（500〜1000 Å）が集まり線維束を形成している．膠原細線維を電顕で観察すると **640 Å を間隔とする横紋がみられ，膠原線維の特徴とされる**（図2-46）．電顕 PAM によって染色されて存在が顕著となり，collagenofibrotic glomerulonephropathy や Nail-Patella syndrome の診断根拠となる．前者は，主として内皮下腔ならびにメサンギウム基質内に，後者は糸球体基底膜の緻密層内に膠原線維が分布する[31]．

膠原線維は正常糸球体ならびに糸球体腎炎では通常みられないが，糸球体腎炎が全節性硬化病変に進展すれば硬化糸球体内に膠原線維が認められることがある．

**緻密斑** dense patch は平滑筋細胞の細胞膜に接して細胞質内にみられるアクチンフィラメントの集合体であり，smooth muscle actin が陽性である（図2-47）．メサンギウム細胞内のアクチンフィラメントは，細胞膜を貫いてメサンギウム基質内にみられるため，Fibrillary 腎炎と誤診される場合がある．巣状分節性糸球体硬化症の糸球体の血管極に近い領域のメサンギウム細胞に緻密斑は目立つがその周囲のメサンギウム基質内にも細線維は目立つ．糖尿病のときに傍メサンギウム領域から内皮下腔にかけてみられる細線維構造は diabetic fibrillosis と呼ばれる．その由来は不明であるがアクチンフィラメントである可能性がある[32]．

総論

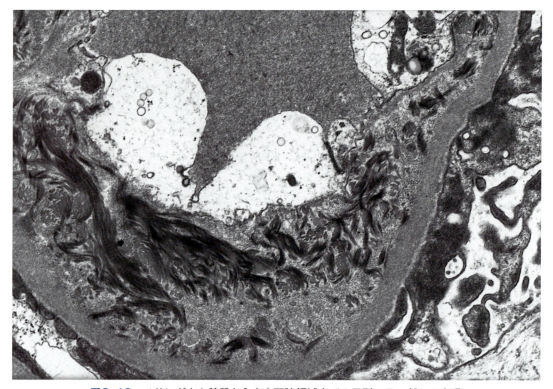

**図2-46　メサンギウム基質から内皮下腔領域内でのⅢ型コラーゲンの出現**
内皮下腔に膠原線維の増生がみられる．collagenogenofibrotic glomerulonephropathyの症例（×5,000）．

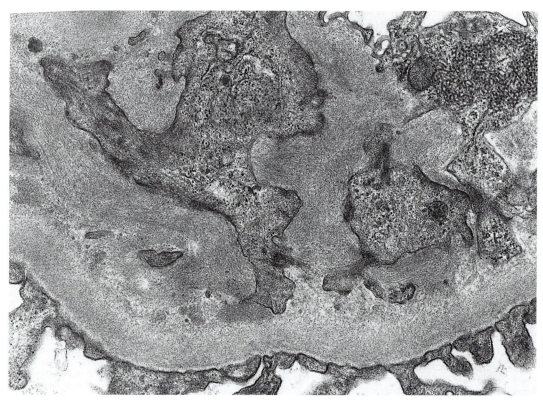

**図2-47　メサンギウム基質内でのアクチン細線維の増生**
アクチン細線維がメサンギウム基質内に伸長している．巣状分節性糸球体硬化症の症例（×10,000）．

## トピックス 4 アクチン細線維と糖尿病性細線維症

アクチンフィラメントは線維幅が7〜10 nmで枝分かれする性質（branching）をもつ（図2-48）[33]．

一方，糖尿病性細線維症 diabetic fibrillosis は傍メサンギウム領域から内皮下腔にかけて，直径10 nmの細線維構造がみられる（図2-49）．AGE（advanced glycation end product）の沈着が細線維形成に関連するといわれる[32]．

線維幅からは，アクチンフィラメントとの異同が問題となる．糖尿病性細線維やアミロイドーシスは枝分かれしないといわれるが，結論は出ていない．

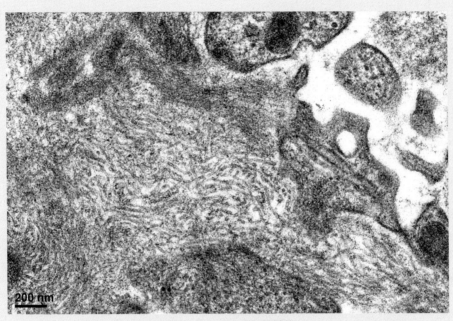

**図2-48 アクチン細線維**
アクチン細線維は，線維幅が7〜10 nmで枝分かれする（branching）の性質をもつ．
（文献33）より）

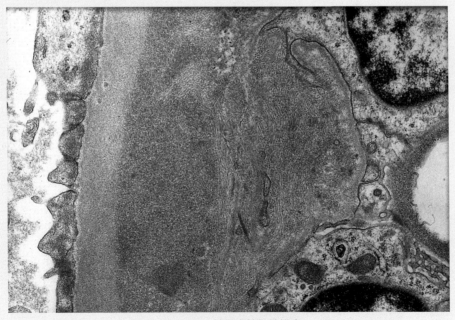

**図2-49 糖尿病性細線維症**
内皮下腔に直径10 nmの細線維構造を認める．アクチン細線維との異同が問題となっている（×10,000）．

### ⑦ 毛細血管管腔内へのメサンギウム細胞細胞質の突出

メサンギウム細胞の細胞質が糸球体毛細血管腔内に突出して，その表面を内皮細胞が覆っている．毛細血管管腔内へのメサンギウム細胞細胞質の突出 capillary protuberance of mesangial cell という．すなわち，メサンギウム細胞と内皮細胞が，特別な構造をもちながら，細胞同士が接触している．浸透圧受容器 osmoreceptor といわれているが，その機能はいまだ不明である（図2-50）．

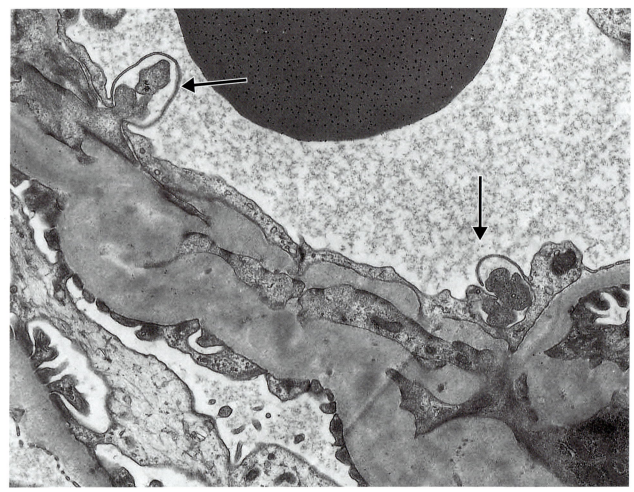

**図2-50　毛細血管管腔内へのメサンギウム細胞細胞質の突出**
突出したメサンギウム細胞の細胞質突起を内皮細胞が覆う（矢印）（×10,000）．

**参考文献**

1) 城　謙輔, 小野寺進：腎生検における電子顕微鏡所見の読み方と診断：総論. Nephrology Frontier 10：73-81, 2011.
2) Zollinger HU, Mihatsch MJ. 4. Histology of normal kidney tissue. Renal Pathology in Biopsy：Light, Electron and Immunofluorescent Microscopy and Clinical Aspects. Splinger-Verlag, 21-45, 1978.
3) 日本腎臓学会腎臓学用語編集委員会：腎臓学用語集. 南江堂, 1988.
4) Shirato I, Tomino Y, Koide H, et al.：Fine structure of the glomerular basement membrane of the rat kidney visualized by high-resolution scanning electron microscopy. Cell Tissue Res 266：1-10, 1991.
5) Shirato I, Sakai T, Kimura K, et al.：Cytoskeletal changes in podocytes associated with foot process effacement in Masugi nephritis. Am J Pathol 148：1283-1296, 1996.
6) Mundel P, Shankland SJ：Podocyte biology and response to injury. J Am Soc Nephrol 13：3005-3015, 2002.
7) Deegens JK, Dijkman HB, Borm GF, et al.：Podocyte foot process effacement as a diagnostic tool in focal segmental glomerulosclerosis. Kidney Int 74：1568-1576, 2008.
8) Joh K, Riede UN, Zahradnik HP：The effect of prostaglandins on experimental storage disease in rats. J Exp Pathol 71：171-186, 1990.
9) Simionescu N, Simionescu M：Galloylglucoses of low molecular weight as mordant in electron microscopy. 1. Procedure, and evidence for mordanting effect. J Cell Biol 70：608-621, 1976.
10) Koike K, Hamaguchi T, Kitamura H, et al.：Galactosialidosis associated with IgA nephropathy：morphological study of renal biopsy. Pathol Int 58：295-299, 2008.
11) Matsuyama N, Joh K, Yamaguchi Y, et al.：Crystalline inclusions in the glomerular podocyte in a patient with benign monoclonal gammopathy and focal segmental glomerulosclerosis. Am J Kidney Dis 23：859-865, 1994.
12) Joh K, Taguchi T, Shigematsu H, et al.：Proposal of podocytic infolding glomerulopathy as a new disease entity：a review of 25 cases from nationwide research in Japan. Clin Exp Nephrol 12：421-431, 2008.
13) Sugiyama H, Maruyama M, Morinaga H, et al.：Unique microstructures and podocytic infolding in glomerular basement membrane associated with collagen diseases：a report of three cases. Clin Exp Nephrol 12：450-454, 2008.
14) Haas M：Alport syndrome and thin glomerular basement membrane nephropathy：a practical approach to diagnosis. Arch Pathol Lab Med 133：224-232, 2009.
15) Steffes MW, Barbosa J, Basgen JM, et al.：Quantitative glomerular morphology of the normal. Pediatr Pathol 7, 5-6, 1987.
16) Vogler C, McAdams AJ, Homan SM：Glomerular Basement Membrane and Lamina Densa in Infants and Children. an ultrastructural evaluation 527-534, 1987.
17) Tervaert TW, Mooyaart AL, Amann K, et al.：Pathologic classification of diabetic nephropathy. J Am Soc Nephrol 21：556-563, 2010.
18) 城　謙輔：微小循環病変と内皮細胞. 腎と透析 52：599-606, 2002.
19) Nakamura Y, McNamara KM, Onodera S, et al.：Hypoelectrolytic isoosmotic solution for infusion prevents saline-induced ultrastuructural artifacts of renal biopsy specimens. Pathol Int 65：374-378, 2015.
20) Aizawa S, Hamaguchi K, Ogoshi E, et al.：Virus-like microtubular inclusion in the glomerular endothelium of patients with anaphylactoid purpura. Pathol Int 23：27-34, 1973.
21) Mills AE, Emms M：Frequent occurrence of microtubuloreticular complexes encountered during routine ultrastructural examination at a children's hospital. Ultrastruct Pathol 12：599-604, 1988.
22) 城　謙輔, 宮坂康宣：腎生検の電顕所見の読み方と診断：各論 3　メサンギウムと内皮細胞. Nephrology Frontier 11：166-174, 2012.
23) Elema JD, Hoyer JR, Vernier RL：The glomerular mesangium：uptake and transport of intravenously injected colloidal carbon in rats. Kidney Int 9：395-406, 1976.
24) Michael AF, Keane WF, Raij L, et al.：The glomerular mesangium. Kidney Int 17：141-154, 1980.
25) 山中宣昭：いわゆる mesangial pathway について. 腎と透析 26：841-850, 1989.
26) Kriz W, Elger M, Lemley K, et al.：Structure of the glomerular mesangium：a biomechanical interpretation. Kidney Int Suppl 30：S2-9, 1990.
27) Roberts IS, Cook HT, Troyanov S, et al.：The Oxford Classification of IgA nephropathy：pathology definitions, correlations, and reproducibility. Kidney Int 76：546-556, 2009.
28) Bagchus WM, Hoedemaeker PJ, Rozing J, et al.：Glomerulonephritis induced by monoclonal anti-Thy-1.1 antibodies. A sequential histological and ultrastructural study in the rat. Lab Invest 55：680-687, 1986.
29) Morita T, Churg J：Mesangiolysis. Kidney Int 24：1-9, 1983.
30) Joh K, Usui N, Aizawa S, et al.：Focal segmental glomerulosclerosis associated with infantile spasms in five mentally retarded children：a morphological analysis on mesangiolysis. Am J Kidney Dis 17：569-577, 1991.
31) Arakawa M, Yamanaka N：A new type of primary glomerulonephropathy revealing massive collagen deposition in the renal glomerulus. Collagenofibrotic Glomerulonephropathy, Arakawa M, Yamanaka N (eds), 3-8, Niigata, Nishimura Co Ltd, 1991.
32) Sohar E, Ravid M, Ben-Shaul Y, et al.：Diabetic fibrillosis. A report of three cases. Am J Med 49：64-69, 1970.
33) Risca VI, Wang EB, Chaudhuri O, et al.：Actin filament curvature biases branching direction. PNAS January 30, 2012.

# 3 糸球体沈着物

　高電子密度沈着物 electron dense deposit の分布様式を上皮下 epimembranous または subepithelial, 基底膜内 intramembranous, 内皮下 subendothelial, 傍メサンギウム paramesangial, そして, メサンギウム mesangial の各領域別に所見を取ることは疾患を鑑別診断するために重要である. その大半は免疫複合体沈着物であるが, デンスデポジット病 dense deposit disease (DDD) の場合, 基底膜の変性像としても高電子密度沈着物様にみえる. また, 単クローン性免疫グロブリンの沈着物では細線維性構造をとる沈着物も存在する.

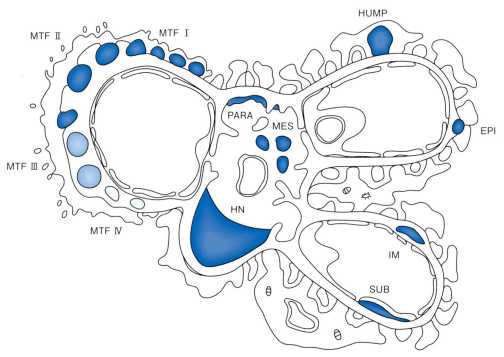

図3-1　高電子密度沈着物electron dense depositの糸球体内での分布様式のシェーマ
MTF：membranous transformation, PARA：paramesangial deposit, MES：mesangial deposit
EPI：epimembranous deposit, IM：intramemebranous deposit, SUB：subendothelial deposit
HN：hemispheric nodule

## 1 上皮下沈着物 subepithelial deposit

膜性腎症 membranous nephropathy（MN）の **Stage 分類**（**Ehrenleich Churg** の分類）に不可欠な沈着様式である．**Stage 1, 2** には上皮下沈着物としてみられ，Stage 2 では上皮下沈着物を取り込むように緻密層 lamina densa の undulation を伴う（図3-2）．**Stage 3, 4** では基底膜内に沈着物が取り込まれるが，同時に上皮下沈着が加わった場合に複合型として扱われることがある[2]．Stage 4 では沈着物が洗い流される（wash out）（図3-2）．このような沈着物と基底膜の関係は**膜性変化** membranous transformation と呼ばれ，MN の場合のように高電子密度沈着物が系統的かつ一律に糸球体基底膜 glomerular basement membrane（GBM）に認められる場合に適用される．その初期病変は光顕で診断がつかず電顕診断を待つ．mesangial ring は糸球体基底膜緻密層と連続したメサンギウム基質周辺領域を指す．その mesangial ring

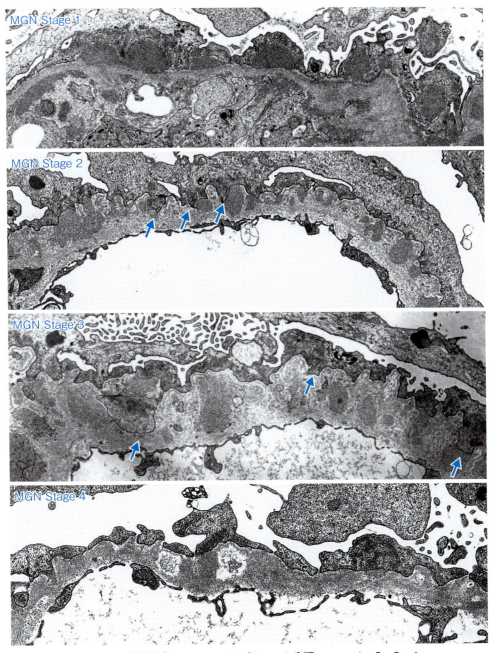

**図3-2　膜性腎症　Ehrenleich Churgの分類　stage1, 2, 3, 4**
stage 1 では，糸球体基底膜の緻密層はほぼ正常であるが，stage 2 では，基底膜緻密層が上皮下沈着物を取り囲むようにせり上がる．足細胞脚突起の消失を伴う．stage 3 では沈着物が基底膜内に取り込まれるが，stage 4 では沈着物が washed out される．矢印は足細胞脚突起の基底膜内への一次嵌入を示す（×8,000）．

にも MN において dense deposit がみられるが，mesangial ring 緻密層直下にみられる IgA 腎症の傍メサンギウム沈着物 paramesangial deposit とは区別される．また，上皮下沈着の分布様式やその大きさが不均等であり，同時にメサンギウム領域に dense deposit がみられればループス腎炎はじめ膠原病関連腎炎などの二次性膜性腎症を疑う（図3-3）[3,4]．

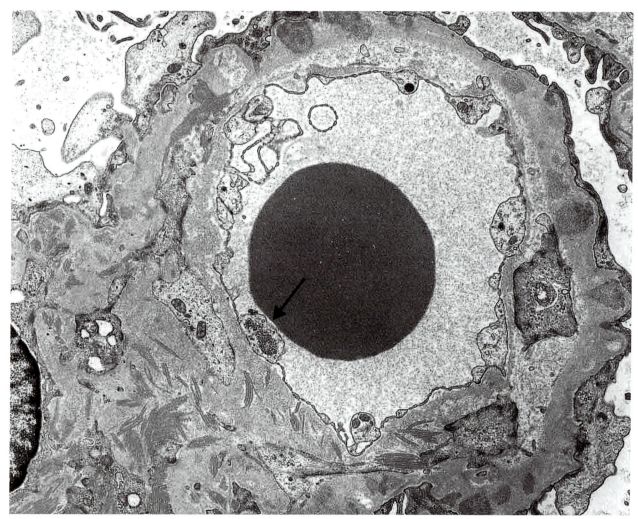

図3-3　二次性膜性腎症（ループス腎炎　Class Ⅳ＋Ⅴ）
ループス腎炎では，上皮下沈着物とともに，メサンギウム領域にも沈着物を認める．さらに，沈着物には小管状構造を伴う．矢印はループス腎炎に特徴的な microtubular structure（×5,000）．

## トピックス5　ハンプ

　ハンプ Hump は，上皮下にみられる巨大な沈着物で，C3 が陽性，免疫蛍光染色にて starry sky pattern として認識される（図3-4）．この巨大な上皮下沈着物は膜性腎症に移行せず，多くの症例では3カ月以内に消失する．溶連菌感染後腎炎にみられ，特に，びまん性管内増殖性糸球体腎炎の活動性が顕著なときに頻発する．光顕で管内性細胞増多と好中球浸潤，免疫染色で C3 の顆粒状沈着が認められれば溶連菌感染後腎炎の診断は困難ではない．しかし，電顕で上皮下にハンプを認めることで，溶血レンサ球菌やブドウ球菌感染を推測することができ，肝炎ウイルス感染やパルボウイルス感染から生じる管内増殖性糸球体腎炎から鑑別することができる点で Hump の確認は治療方針の決定に役立つ（図3-5）．一方，IgA 血管炎の一部にハンプ類似の上皮下沈着物を多量に認めることがあるが，従来のハンプとは区別される．ハンプは上皮下に出現したのち，足細胞に取り込まれ，足細胞は糸球体基底膜から剝離して消失する（図3-6）．

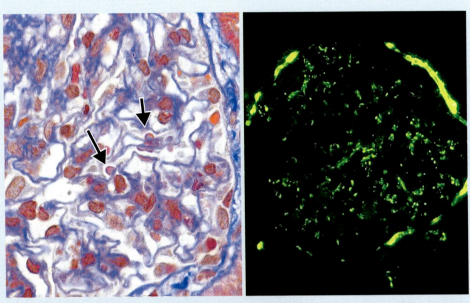

**図3-4　ハンプの光顕像**
ハンプはMasson染色により，抗フクシン性の赤色調に縁取りされた球状沈着物として糸球体毛細血管係蹄のボウマン腔側に確認される（左　Masson染色）．そして，抗ヒトC3抗体に陽性を示す（右　FITCラベル抗ヒトC3抗体による免疫蛍光染色）．

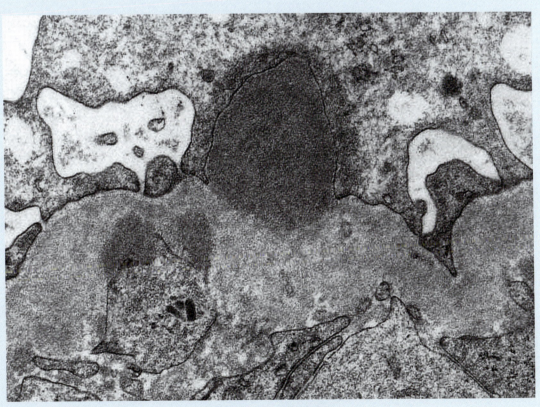

**図3-5　ハンプの電顕像**
上皮下にみられる巨大な沈着物で，それに接する足細胞の細胞質内にdense materialの増加を認める（×10,000）．

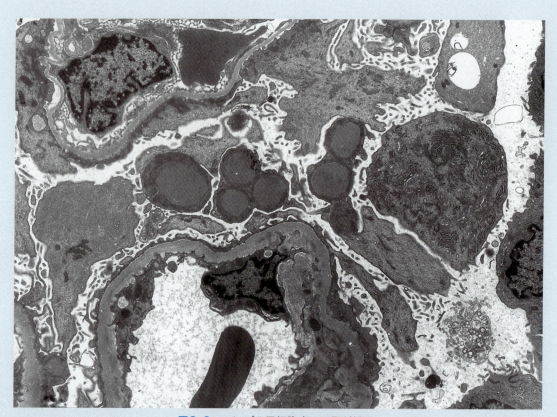

**図3-6 ハンプの足細胞内への取り込み**
ハンプは上皮下に出現したのち，足細胞に取り込まれ，足細胞は糸球体基底膜から剥離して消失する（×3,000）.

## 2 基底膜内沈着物 intramembranous deposit

　糸球体基底膜の緻密層内での連続性沈着物を指す．膜性腎症の場合は，最初に上皮下沈着物からはじまり，stage 3 まで進むと，基底膜内 dense deposit に移行する（図3-2）．基底膜内沈着物が連続的な場合（intramembranous continuous dense deposit）は dense deposit disease（DDD）（図3-7）や軽鎖沈着症 light chain deposition disease の診断根拠となる．前者は緻密層の変性病変であり免疫グロブリン染色は陰性でC3のみ陽性となる．軽鎖沈着症 light chain deposition disease は軽鎖（κ鎖あるいはλ鎖）が陽性となる．電子染色の様子がDDDとは異なり，緻密層から内皮下腔にかけて「砂をまいたような」電子密度の染色性をとる（図3-8）．さらに MPGN Ⅲ型 second form（Anders and strife 型）では，糸球体基底膜内に連続性の沈着物を認め，外透明層は保存される．その基底膜内沈着物は緻密層の破壊を伴うが，その性状は明らかにされていない（図3-9）．

3 糸球体沈着物

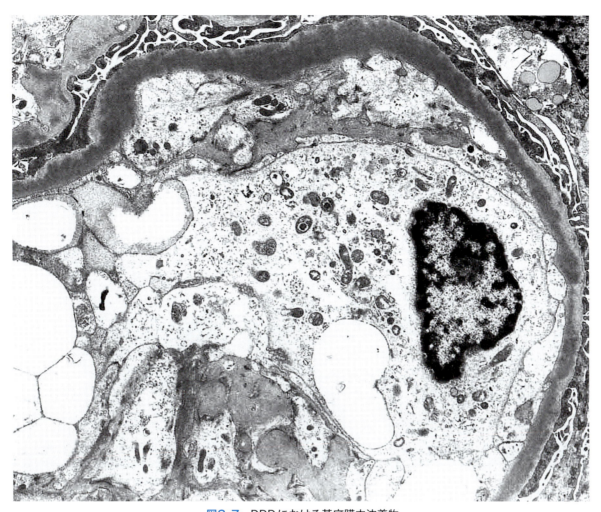

図3-7 DDDにおける基底膜内沈着物
糸球体基底膜内の連続した高電子密度沈着物 intramembranous continunous dense deposit（×5,000）.

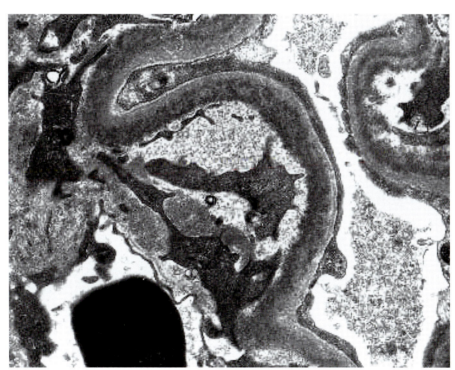

図3-8 軽鎖沈着症における基底膜内沈着物
緻密層から内皮下腔にかけて，"砂をまいたような"電子密度の染色性をとる（×5,000）.

（秋田大学第3内科 中本 安先生よりご提供）

総 論

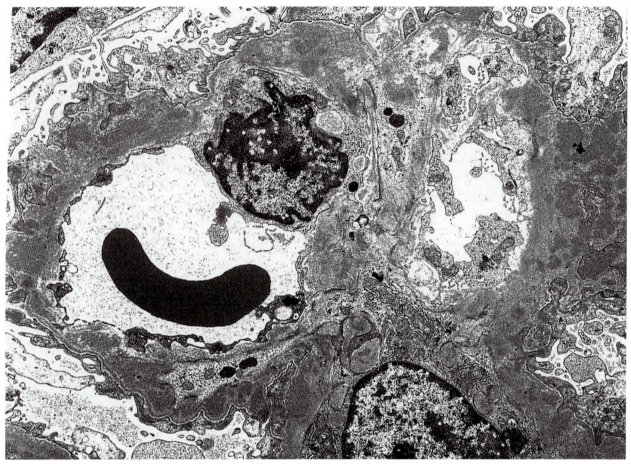

図3-9　MPGN Ⅲ型 second form (Anders and Strife型) における基底膜内沈着物
MPGN Ⅲ型 second form では糸球体基底膜内にdense depositを認め，外透明層は保存されている (×5,000).

## 3　内皮下沈着物 subendothelial deposit

　糸球体緻密層と内皮の間の内皮下腔に沈着する沈着物を内皮下沈着物という．内皮下腔はメサンギウム領域とともに血液中に循環する免疫複合体 preformed circulating immune complex が最初に取り込まれる場所である．ループス腎炎の活動性病変である wire loop lesion は塊状 massive の内皮下沈着物を示す（図3-10）．同様な塊状の内皮下沈着物を認める疾患として，クリオグロブリン血症性糸球体腎炎 cryoglobulinemic glomerulonephritis があげられる（図3-11）．双方の疾患とも，毛細血管管腔内に免疫複合体性塞栓（intraluminal thrombi あるいは hyalin thrombi）を形成することもまれではない．後者は沈着物中に特有の小管状構造を呈し，wire loop 病変とは鑑別される[5]．

3 糸球体沈着物

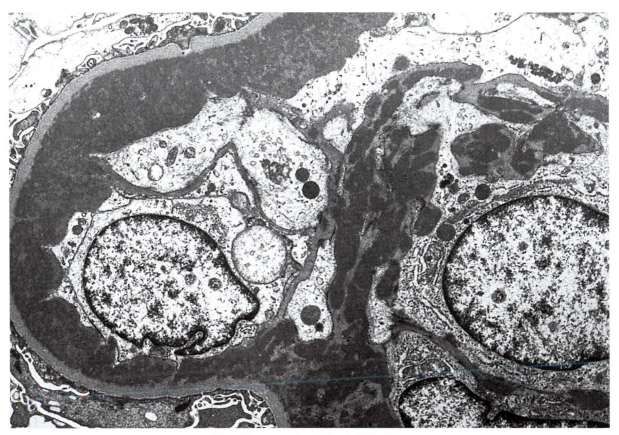

**図3-10　ループス腎炎の内皮下沈着物**
ループス腎炎class Ⅳでは，塊状massiveの内皮下沈着物とメサンギウム領域の沈着物を認める（×5,000）．

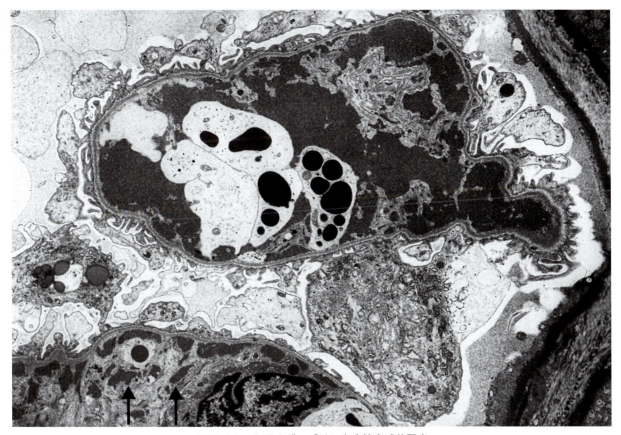

**図3-11　クリオグロブリン血症性糸球体腎炎**
沈着物が内皮下腔にみられ，それが成長して塞栓intraluminal thrombusを形成している．矢印は内皮下沈着物を示す（×1,000）．

総論

## 4 傍メサンギウム沈着 paramesangial deposit

傍メサンギウム領域とはメサンギウム基質の周辺領域で，糸球体基底膜に連続するメサンギウム周辺領域 mesangial ring の緻密層直下で，メサンギウム細胞細胞質との隙間をいう．傍メサンギウム領域への沈着様式は **IgA 腎症の初期に特徴的**で，傍メサンギウム沈着物はメサンギウム細胞の細胞質に一部接している（図3-12）．IgA 腎症の診断に役に立つ特徴的所見といえる．

## 5 メサンギウム沈着 mesangial deposit

メサンギウム基質領域への沈着は，傍メサンギウム沈着物とは異なり，メサンギウム基質に広汎に沈着する（図3-13）．IgA 腎症，ループス腎炎，一次性膜性増殖性糸球体腎炎，溶連菌感染後腎炎などの種々の疾患でみられる．また，軽鎖沈着症においては，糖尿病性糸球体硬化症 diabetic glomerulosclerosis に類似してメサンギウム基質が結節状に拡大するが，その場所に沈着物を認める．

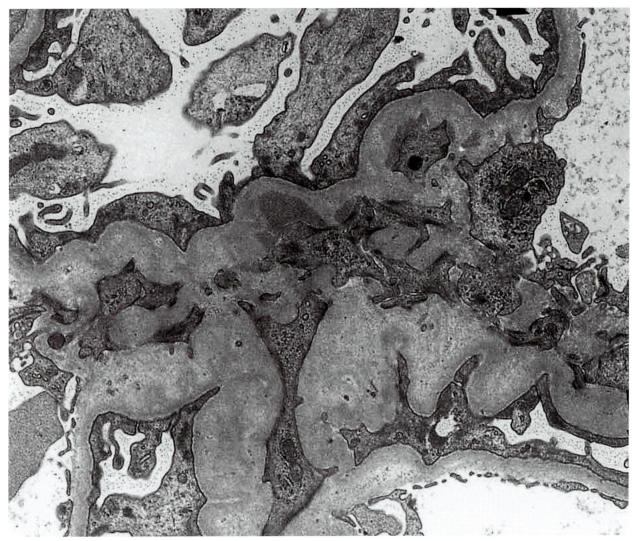

図3-12　IgA腎症の傍メサンギウム沈着物

傍メサンギウム沈着物 paramesangial deposit は mesangial ring の糸球体基底膜直下でメサンギウム細胞の細胞質に一部接している（×5,000）．

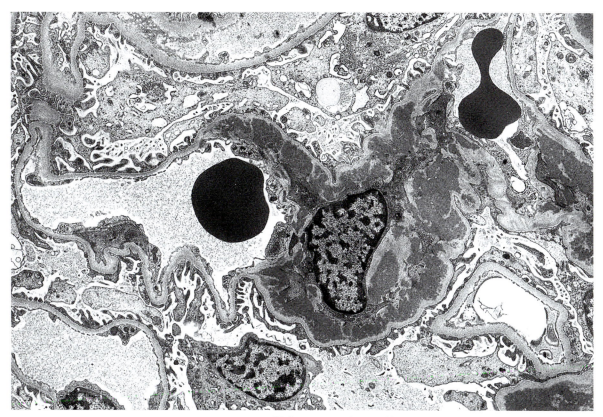

**図3-13 IgA腎症のメサンギウム沈着物**
メサンギウム基質内に広汎にdense depositを認める（×3,000）.

**参考文献**

1) 城　謙輔, 小野寺進：腎生検の電顕所見の読み方と診断：総論. Nephrology Frontier 10：73-81, 2011.
2) Yoshimoto K, Yokoyama H, Wada T, et al.：Pathologic findings of initial biopsies reflect the outcomes of membranous nephropathy. Kidney Int 65：148-153, 2004.
3) Batsford SR, Rohrbach R, Vogt A：Size restriction in the glomerular capillary wall：importance of lamina densa. Kidney Int 31：710-717, 1987.
4) Vogt A, Rohrbach R, Shimizu F, et al.：Interaction of cationized antigen with rat glomerular basement membrane：in situ immune complex formation. Kidney Int 22：27-35, 1982.
5) Joh K：Pathology of glomerular deposition diseases. Pathol Int 57：551-565, 2007.

各論

腎生検 kidney biopsy における電顕検索の目的に応じて以下の6つのカテゴリーに整理できる．1．ミクロ血尿関連症候群において，菲薄基底膜病 thin basement membrane disease，アルポート症候群 Alport's syndrome が疑われるが，先天性か後天性の糸球体毛細血管炎が原因かの問いかけに応じて，IgA 腎症，微小変化糸球体，良性腎硬化症 benign nephrosclerosis の鑑別診断のために生検となる．2．非免疫複合体型ネフローゼ関連疾患群，いわゆる podocytopathy 関連疾患として，微小変化型ネフローゼ症候群 minimal change nephrotic syndrome (MCNS) と巣状分節性糸球体硬化 focal segmental glomerulosclerosis (FSGS) が診断される．さらに，糖尿病性糸球体硬化症 diabetic glomerulosclerosis や足細胞嵌入症が電顕により鑑別される．3．免疫複合体型ネフローゼ関連疾患群では，膜性腎症 membranous nephropathy (MN) と膜性増殖性糸球体腎炎 membranoproliferative glomerulonephritis (MPGN) があげられるが，前者においては，ステージ分類や一次性か二次性かの問いかけに応じて電顕的検索が行われる．また，MPGN の鑑別診断には電顕所見が必須である．4．遺伝性疾患の診断においては，アルポート症候群，ミトコンドリア異常症，Fabry 病 Fabry's disease，糖原病 glycogen storage disease，リポプロテイン腎症などが電顕的に鑑別診断される．5．造血器異常関連腎症（いわゆる糸球体沈着症）では，アミロイドーシス amyloidosis，単クローン性免疫グロブリン沈着症 monoclonal immunoglobulin deposition disease (MIDD)，イムノタクトイド腎症，線維性糸球体症が電顕的に鑑別診断される．6．内皮障害関連疾患群では，血栓性微小血管症 thrombotic microangiopathy (TMA)，播種性血管内凝固 disseminated intravascular coagulation (DIC)，溶血性尿毒症症候群 hemolytic uremic syndrome (HUS)，抗リン脂質抗体症候群 anti-phospholipid antibody syndrome，そして，POEMS 症候群 polyneuropathy, organomegaly, endocrinopathy, monoclonal gammopathy, skin change syndrome が鑑別診断される．以上のカテゴリーにしたがって，各種疾患を各論的に呈示する．

# 1 顕微鏡的血尿関連症候群

顕微鏡的血尿は，菲薄基底膜病やアルポート症候群などの先天性疾患で起こるが，後天的にも IgA 腎症など糸球体毛細血管炎を伴う糸球体腎炎でも起こる．前者の診断には電顕的検索は必須である．

## 1 菲薄基底膜病

菲薄基底膜病変が全節性にみられた場合，いわゆる**菲薄基底膜病** thin basement membrane disease（**TBMD**）と呼ばれ，臨床的な**家族性良性血尿** familial benign hematuria に対応する．特別な治療をしなくとも予後のよい疾患であるが，数％の症例で予後不良であることが報告されている[1,2]．糸球体基底膜 glomerular basement membrane（GBM）の緻密層 lamina densa が菲薄化していると判断される**上限界の基準は成人の場合 200 nm** とされ，それ以下の場合，菲薄基底膜病変とみなされる（図1-1）．しかし，20歳までは年齢に応じて正常でも種々の段階で糸球体毛細血管基底膜の菲薄化が観察され，基底膜が同年齢のものと比較することで菲薄であるかどうかが判断される[3]．

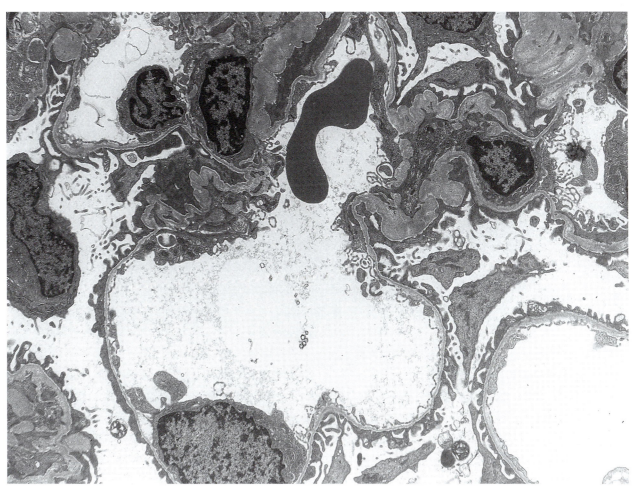

図1-1　菲薄基底膜病の電顕像
全節性に基底膜の緻密層 lamina densa が菲薄化し，その厚さは200 nm 以下である．通常，足細胞脚突起の消失はない．糸球体基底膜の緻密層の菲薄化と相対的に外透明層と内透明層が目立つ（×3,000）．

各論

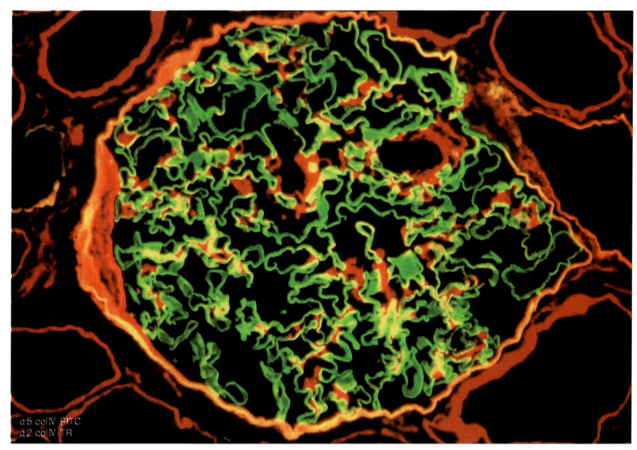

**図1-2　正常腎のIV型コラーゲンα2とα5鎖の二重染色**
FITCラベル抗IV型コラーゲンα5鎖（緑）とTexas red（TR）ラベル抗IV型コラーゲンα2鎖が染色されている．IV型コラーゲンα2鎖は，メサンギウム領域，ボウマン囊基底膜，尿細管基底膜 tubular basement membrane（TBM）に陽性．IV型コラーゲンα5鎖は，糸球体基底膜とボウマン囊基底膜に陽性．黄色はIV型コラーゲンα2とα5の共陽性を示す．菲薄基底膜病においても，このような正常の染色性を示す．

　　光顕的にはほぼ正常の腎組織で，間質にはアルポート症候群でみられるような泡沫細胞 foam cell は認められない．IV型コラーゲンα5鎖の欠損はない（図1-2）．遺伝的には，常染色体優性遺伝で母系遺伝に偏らない．一方，アルポート症候群では大半の症例でX連鎖型優性遺伝では母系遺伝である．

## 2　アルポート症候群

　　遺伝形式の大部分は**X連鎖型優性遺伝**であるが，**常染色体劣性遺伝** autosomal recessive inheritance や**常染色体優性遺伝** autosomal dominant inheritance も報告されている[4]．

　　同一家族で3世代以上にわたり発症し，血尿 hematuria と蛋白尿 proteinuria があり，特に男性においては，血尿に始まり，蛋白尿も増加し，徐々に腎機能障害 renal insufficiency が現れ，20〜30歳代までには腎不全 renal failure に陥る症例が多い．このように，**血尿，蛋白尿，進行性腎障害，そして，難聴を伴うものはアルポート症候群** Alport's syndrome といわれる．組織学的には，糸球体病変は光顕的に異常なく，**間質に泡沫細胞の集簇**が認められることがある．しかし，間質の泡沫細胞はアルポート症候群の診断に必須の病変ではない（図1-3）．蛍光抗体法で免疫グロブリンの沈着はみられないが，IV型コラーゲンα5鎖はX連鎖型の男性患者の糸球体と皮膚の基底膜にはまったく染色されず（図1-4A），**女性患者ではモザイク状に染色される**（図1-4B）．その場合には，電顕的に糸球体基底膜緻密層の層板化病変も分節性で，臨床的には腎機能予後は軽症である．**常染色体劣性遺伝**の患者では電顕像はX連鎖型と同じであるが，IV型コラーゲンα3鎖とIV型コラーゲンα4鎖に変異があり，**抗IV型コラーゲンα5鎖モノクローナル抗体の染色では，糸球体毛細血管係蹄だけが染色されず，ボウマン囊基底膜は染色される特徴をもつ**．

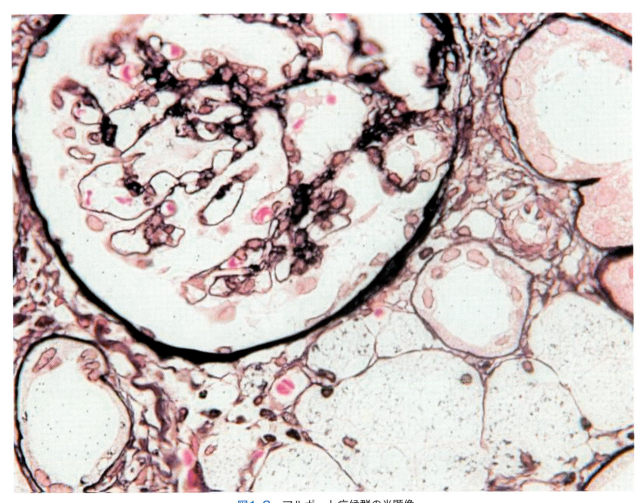

**図1-3　アルポート症候群の光顕像**
糸球体病変は光顕的に異常なく，間質に泡沫細胞の集簇がみられる（PAM染色）．

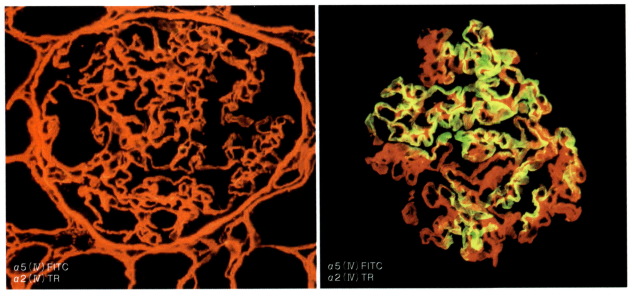

**図1-4　アルポート症候群のⅣ型コラーゲンα2鎖とα5鎖の免疫染色**
Ⅳ型コラーゲンα5鎖（FITCラベル）はX連鎖型の男性患者の糸球体と皮膚の基底膜にはまったく染色されず，女性患者ではモザイク状に染色される．α5の欠損した場所にⅣ型コラーゲンα2（TRラベル）が染色される．

各論

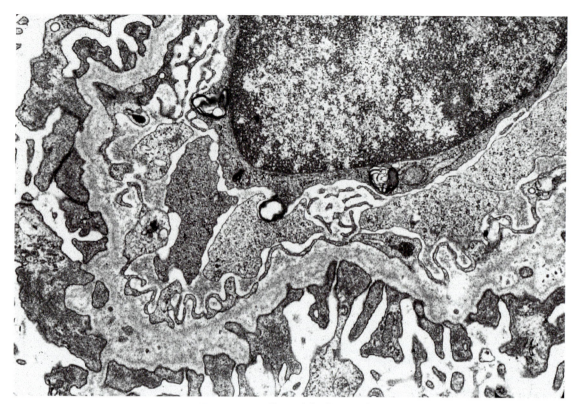

**図1-5 アルポート症候群の電顕像**
糸球体毛細血管基底膜の緻密層が編み目状(basket weave)を呈し,足細胞側に突起を出す(×5,000).

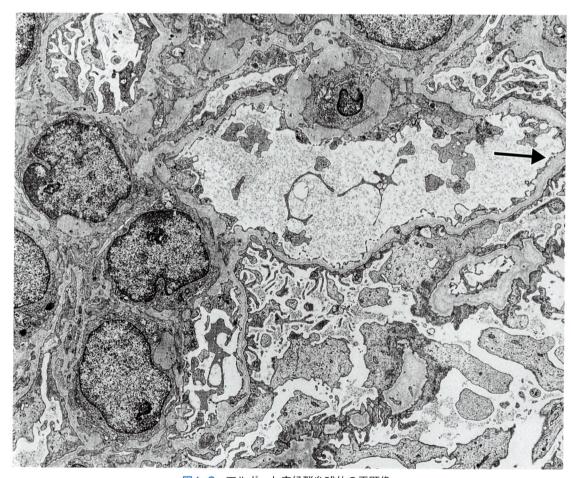

**図1-6 アルポート症候群糸球体の電顕像**
糸球体毛細血管基底膜が菲薄化しているが,領域的の緻密層が数層に層板化病変を見つけ出すことができる(矢印)(×3,000).

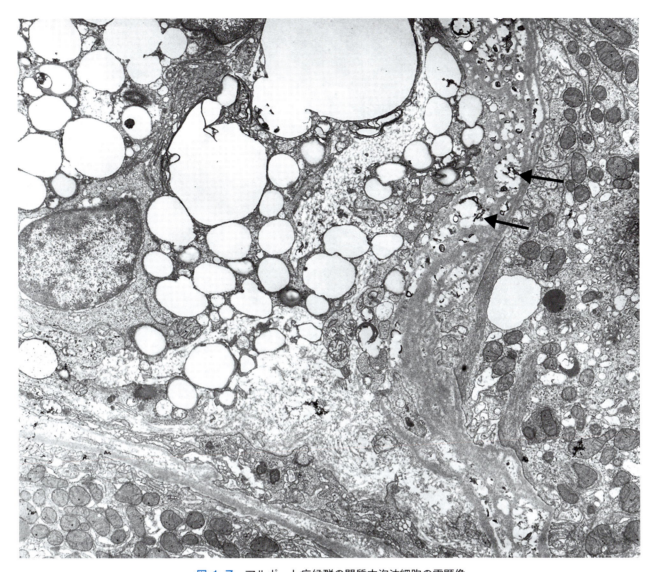

**図 1-7 アルポート症候群の間質内泡沫細胞の電顕像**
間質に泡沫細胞が出現し，尿細管基底膜内にはオスミウム親和性顆粒がみられる（矢印）（×5,000）．

このようにⅣ型コラーゲンα2鎖，α5鎖の免疫染色がアルポート症候群の診断に大いに役立つが，成人症例や女性での軽症症例では免疫染色が前述のように典型像を呈さず，そのような症例では電顕診断を頼らなくてはならない．アルポート症候群の診断では，この特徴的な電顕所見が診断に最も信頼できるといえる[5,6]．電顕的には糸球体毛細血管基底膜の緻密層が数層に層板化し（lamination），足細胞側に突起を出す．また，互いに絡み合って編み目状を呈する（basket weave）こともある（図1-5）．菲薄基底膜病変を呈することもあるが，菲薄基底膜病との違いは領域的に特徴的な層板化を見つけることができる（図1-6）．間質には泡沫細胞の集簇が認められることが多く，尿細管基底膜内にはオスミウム親和性顆粒がみられる（図1-7）．

## トピックス 6　分節性菲薄基底膜病の存在意義

全節性菲薄基底膜病は，いわゆる遺伝性の菲薄基底膜病変として知られているが，遺伝歴をもたない分節性菲薄基底膜病変にしばしば遭遇する．良性腎硬化症や肥満関連腎症において，顕微鏡的血尿 microhematuria がみられるために腎生検される症例がある．その症例を電顕的に観察すると，典型的な全節性菲薄基底膜病変ではなく，糸球体末梢係蹄に基底

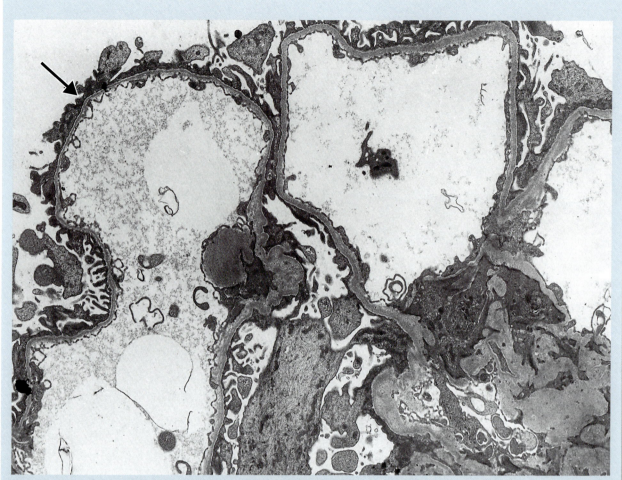

図1-8 分節性菲薄基底膜病変（良性腎硬化症）
分節性に基底膜が菲薄化し（矢印），臨床的に顕微鏡的血尿を認める（×3,000）.

膜緻密層が200 nm以下の菲薄基底膜領域が分節性に観察される．そして，この分節性菲薄基底膜病変を顕微鏡的血尿の根拠にしている（図1-8）．このように顕微鏡的血尿を呈し，分節性菲薄基底膜病変を呈する症例の大部分は中年以降の症例で，学童期検診にて血尿の指摘がなかった症例である．その発症が後天的に起こりうるものなのかどうかはわかっていない．

　一方，IgA腎症においても，この分節性菲薄基底膜病変がしばしば認められる．IgA腎症の血尿は糸球体毛細血管炎に由来するといわれている．事実，十分な糸球体数を含む腎生検材料では，顕微鏡的血尿に対応して，糸球体毛細血管係蹄の巣状分節性壊死ないしは半月体crescentが小数ながら確認される症例が多い．しかし，顕微鏡的血尿の原因がすべての症例で，分節性糸球体毛細血管壊死や半月体形成を伴う糸球体毛細血管炎に起因しているとは断定できない．その理由は，IgA腎症に合併するこの分節性菲薄基底膜病変の関与が否定できないからである．早期のIgA腎症は扁桃摘出ステロイドパルス療法により大半の症例で顕微鏡的血尿は消失するが，一部の症例で血尿寛解にもち込めない症例がある．それらの症例の電顕所見において分節性菲薄基底膜病変がみられる（図1-9）．しかし，分節性菲薄基底膜病が血尿の原因になっているかどうかの明確な結論が出ていない．今後，分節性菲薄基底膜病変が，顕微鏡的血尿を説明しうる独立した疾患であるかどうかに注目していく必要がある．

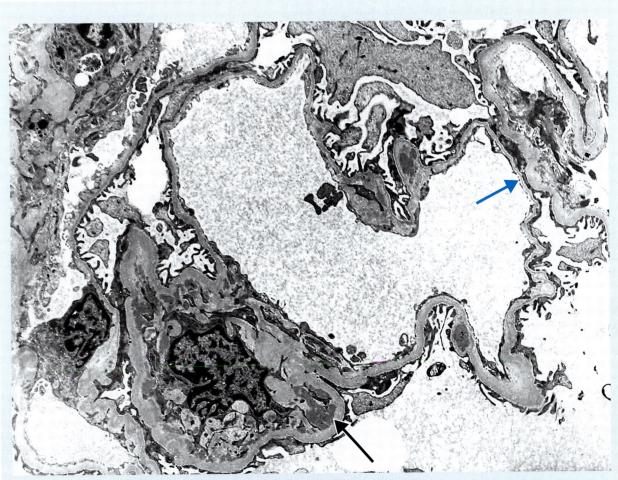

**図1-9 分節性菲薄基底膜病変（IgA腎症）**
分節性に糸球体基底膜の緻密層が菲薄化し（色矢印），傍メサンギウム領域にはIgAの沈着物を認める（矢印）（×3,000）．

**参考文献**

1) Tryggvason K, Patrakka J：Thin basement membrane nephropathy. J Am Soc Nephrol 17：813-822, 2006.
2) Haas M：Thin glomerular basement membrane nephropathy：incidence in 3471 consecutive renal biopsies examined by electron microscopy. Arch Pathol Lab Med 130：699-706, 2006.
3) Vogler C, McAdams AJ, Homan SM：Glomerular basement membrane and lamina densa in infants and children：an ultrastructural evaluation. Pediatr Pathol 7：527-534, 1987.
4) Kashtan CE：Alport syndrome and the X chromosome：implications of a diagnosis of Alport syndrome in females. Nephrol Dial Transplant 22：1499-1505, 2007.
5) Haas M：Alport syndrome and thin glomerular basement membrane nephropathy：a practical approach to diagnosis. Arch Pathol Lab Med 133：224-232, 2009.
6) Hashimura Y, Nozu K, Kaito H, et al.：Milder clinical aspects of X-linked Alport syndrome in men positive for the collagen Ⅳ α5 chain. Kidney Int 85：1208-1213, 2014.

# 2 非免疫複合体型ネフローゼ関連疾患群

　免疫複合体の沈着を伴わないネフローゼ症候群 nephrotic syndrome（NS）では，まず，足細胞 podocyte の異常による，いわゆる足細胞病 podocytopathy に関連する疾患群があげられる．その代表として，微小変化型ネフローゼ症候群と巣状分節性糸球体硬化症があり，電顕的には足細胞の広汎な脚突起消失を特徴とする．一方，糖尿病性糸球体症も進行するとネフローゼ症候群を呈するが，足細胞脚突起の消失はあっても限局性であり足細胞病には入らない．

## 1 微小変化型ネフローゼ症候群（MCNS）と巣状分節性糸球体硬化症（FSGS）

　微小変化型ネフローゼ症候群 minimal change nephrotic syndrome（MCNS）と巣状分節性糸球体硬化 focal segmental glomerulosclerosis（FSGS）は**足細胞病** podocytopathy としての共通項をもっている．その理由は，電顕にて足細胞の脚突起消失 foot process effacement が広汎であることを特徴として，足細胞病 podocytopathy と呼ばれる形態的根拠を示している[1~4]．
　この **podocytopathy と呼ばれる MCNS と FSGS にかぎり，脚突起消失の程度と蛋白尿** proteinuria **の程度とがほぼ相関する**（図2-1）．したがって，治療効果の判定などに足細胞の脚突起消失の回復を観察することは有用である．MCNS は顕微鏡的血尿を呈することはまれであるが，**菲薄基底膜病** thin basement membrane disease **と合併する場合**は顕微鏡的血尿を伴う（図2-2）．MCNS と FSGS の鑑別には，光顕像

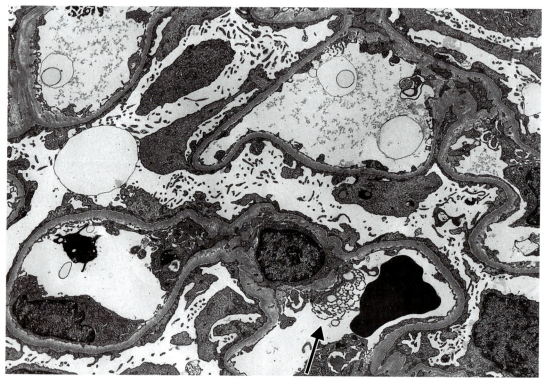

**図2-1　微小変化型ネフローゼ症候群の電顕像**
足細胞の脚突起消失が広汎であり，絨毛状変化を伴い，そして，内皮（細胞）も網状化を認める（矢印）（×3,000）．

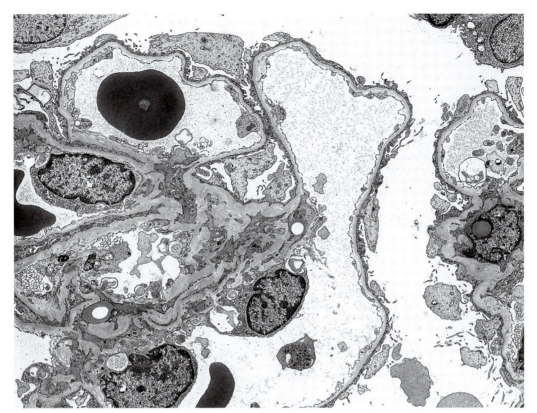

**図2-2 微小変化型ネフローゼ症候群に菲薄基底膜病の合併した電顕像**
足細胞の脚突起消失foot process effacementが広汎であり，糸球体基底膜glomerular basement membrane (GBM)に明かな菲薄化(緻密層の厚さ200 nm以下)を認める(×3,000)．

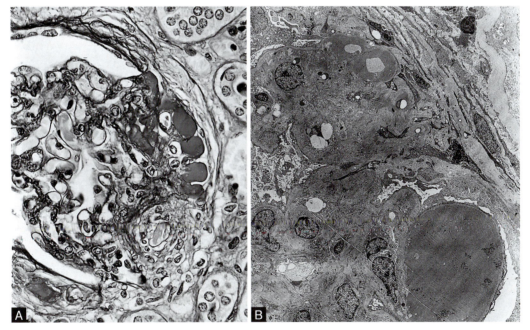

**図2-3 巣状分節性糸球体硬化症の光顕像と硝子化の電顕像**
糸球体の血管極vascular pole周辺の糸球体毛細血管係蹄に分節性に硬化・硝子化を認める(A)．同部位に電顕的に無構造な滲出病変の凝固を認める(B)(×1,000)．

における**巣状分節性硬化・硝子化病変**の有無(**図2-3**)と**泡沫細胞浸潤**(**図2-4**)，ネフローゼ症候群の発症が急性か慢性かに関する臨床経過情報，**蛋白尿の選択性**(selectivity index)，そして，ステロイド反応性が良好かどうかの情報がFSGSの鑑別に重要である．電顕的に，糸球体基底膜glomerular basement membrane (GBM)の不規則な肥厚(**図2-5A**)，そして，**足細胞の基底膜からのはがれ detachment**や剝

各 論

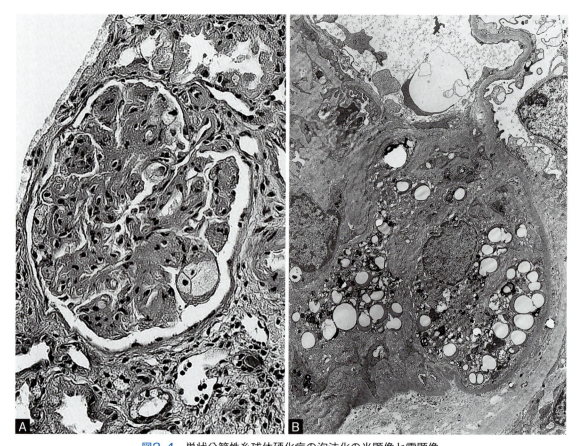

**図2-4 巣状分節性糸球体硬化症の泡沫化の光顕像と電顕像**
泡沫細胞foam cellが出現すればFSGSを疑う(A).泡沫細胞は脂肪滴を貧食しているマクロファージをさす(×3,000).

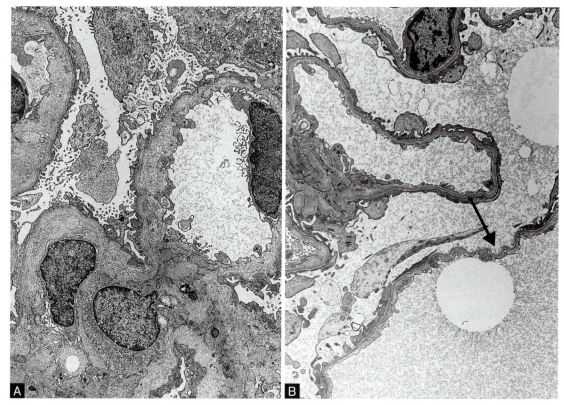

**図2-5 巣状分節性糸球体硬化症における足細胞基底膜の肥厚と分節性の剝がれ(detouchment)(矢印)**
FSGSの特徴像として,基底膜に不規則な肥厚,足細胞の脚突起の消失と絨毛状変化(A)そして,足細胞の剝がれがみられることがある.artifactとの鑑別が難しい(B)(×3,000).

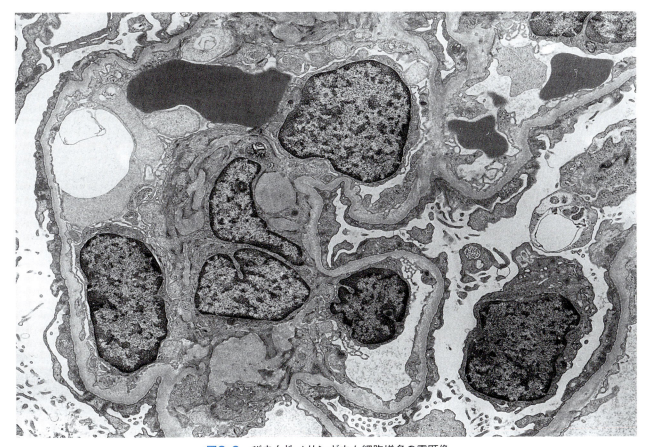

**図2-6　びまん性メサンギウム細胞増多の電顕像**
足細胞の脚突起消失foot process effacementが広汎であり，メサンギウム細胞増多mesangial hypercellularityを伴う（×3,000）．
（文献6）より）

離denudationはFSGSの可能性を示唆する（図2-5B）．しかし，電顕的にMCNSとFSGSを鑑別する再現性のある病変を探し出すことは難しい[5]．

MCNSの亜型として，メサンギウム細胞増多を伴う**びまん性メサンギウム細胞増多** diffuse mesangial hypercellularityが報告されている．顕微鏡的血尿を伴いステロイド治療に遅れて反応するといわれている[6]（図2-6）．

一方，動脈硬化arteriosclerosisに伴う続発性FSGSでは，光顕像はFSGSに酷似しており，循環障害に伴う内皮障害からFSGSに酷似した分節性硬化・硝子化が起きる．しかし，もともとpodocytopathyではないため，その分節性硬化・硝子化巣には脚突起消失が限局して認められるが，足細胞に広汎な脚突起消失はみられない．このように，光顕上，**巣状分節状糸球体硬化症を呈し，それが一次性のFSGSか，動脈硬化あるいは高血圧腎症に伴う続発性FSGSかを見分ける場合に電顕は有用である**[7]．しかし，分節性硬化の場所には，疾患に関わりなく足細胞脚突起の消失があり，また，そこに基底膜からの剝がれも起こりやすい．上記の比較は硬化病変のない場所で行わなければならない．また，ネフローゼ症候群を呈するMCNSやFSGSは，糸球体末梢係蹄にIgGが線状パターンを呈することがある．一方，早期の膜性腎症membranous nephropathy（MN）の中にIgGが糸球体末梢係蹄に一見線状パターンに見える症例があり，その際電顕による鑑別に有用である．

## トピックス 7　足細胞嵌入糸球体症

ネフローゼ症候群を呈する非免疫複合体型ネフローゼ関連疾患群の中に**足細胞嵌入糸球体症** podocytic infolding glomerulopathy があげられる．この糸球体症は光顕 PAM 染色にて点刻像を認め膜性腎症に類似している．しかし，電顕像では，膜性腎症にみられるような免疫複合体由来の高電子密度沈着物はまれで，足細胞の脚突起が糸球体基底膜に陥入し（一次陥入），その先に細胞質膜の二重膜構造（unit membrane）をもった小球状ないし小管状微小構造物（二次陥入）がみられ，PAM 染色での点刻像に相当する所見とみなされる（図2-7）．糸球体基底膜内の微小小管状ないしは球状構造物の由来は，糸球体基底膜内に足細胞が一次性に陥入したもの，さらに一次性に陥入した足細胞突起から発芽的に分岐した微小小管状ないしは球状構造物で，部分的には足細胞の細胞質突起が崩壊したため足細胞から分離して糸球体基底膜内に遊離している可能性がある（図2-8）．特に，免疫グロブリン immunoglobulin (Ig)，補体 complement が陰性の膠原病非関連症例は原発性の足細胞陥入糸球体症とみなされる．**背景疾患としてループス腎炎** lupus nephritis や **FSGS にみられることがあるが**，背景疾患を伴わない一次性の症例もある[8]．

一次性に嵌入した足細胞突起から発芽的に分岐した微小小管状ないしは球状構造物を認める Type B（図2-8）そして，Type C では一次性陥入を伴わず足細胞突起から微小小管状構造物が糸球体基底膜に嵌入している（Type C は総論の図2-14 を参照）．また，小球状物が基底膜内にびまん性に散在する症例もある（図2-9）．それらの小球物は unit memebrane に囲まれている[9]．

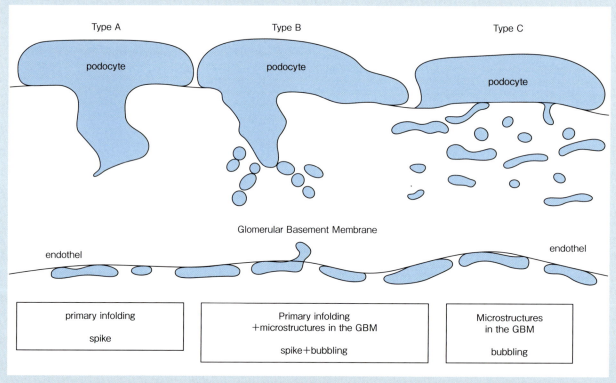

**図2-7　足細胞嵌入糸球体症の病型のシェーマ**
Type B と Type C が本来の足細胞嵌入症に該当する．Type A は膜性腎症 Stage 2 にもみられる．

（文献 8）より）

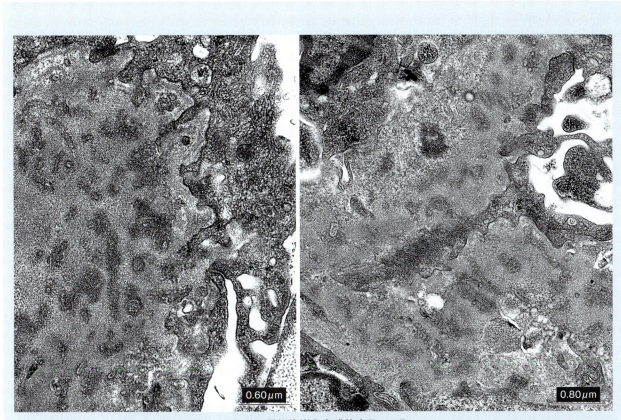

**図2-8　足細胞嵌入糸球体症 Type B**
一次性に嵌入した足細胞脚突起から発芽的に分岐した微小小管状構造物を認める（×10,000）．

（文献9）より）

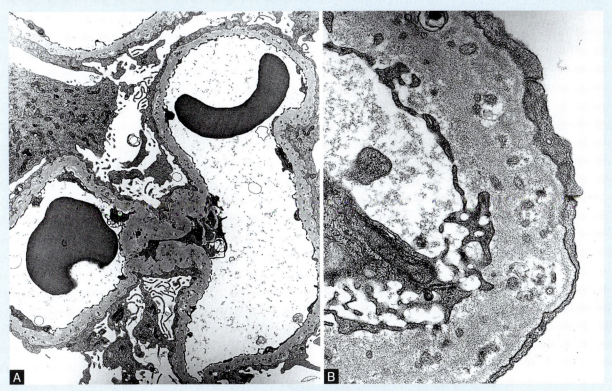

**図2-9　足細胞嵌入症 Type C**
A：一次性嵌入を伴わず，小球状物構造物が糸球体基底膜内にびまん性に散在している（×3,000）．B：基底膜内小球状物はunit membraneをもつ（×10,000）．

（文献10）より）

## 2 糖尿病性糸球体症 diabetic glomerulopathy

　糖尿病 diabetes mellitus（DM）とはインスリン作用の不足に基づく慢性の高血糖状態を主徴とする代謝疾患群と定義される．そして，糖尿病は膵β細胞の破壊によるインスリン依存状態 insulin dependent diabetes melitus（IDDM）の1型糖尿病と，インスリン抵抗性 insulin resistance が主体でそれにインスリンの相対的不足が加味された non-insulin-dependent diabetes melitus（NIDDM）に分類される．しかし，両者に糸球体における病理形態的な相違はない．糖尿病性腎症 diabetic nephropathy には**病期分類**があり，第1期（腎症前期），第2期（早期腎症），第3期（顕性腎症），第4期（腎不全期），第5期は透析療法中と分類される[11,12]．

　電顕は糖尿病性腎症の初期病変（病期1-2期）を診断するのに有効である．糸球体基底膜緻密層の肥厚は病期1-2期から，メサンギウム基質 mesangial matrix の拡大は病期2期からみられる[13]（**図2-10**）．糖尿病性糸球体症 diabetic glomerulopathy の国際分類において class 1 は電顕により診断される．すなわち**糸球体基底膜緻密層の厚さが成人女性で 395 nm，成人男性で 430 nm 以上を class 1 と定義している**[14]．

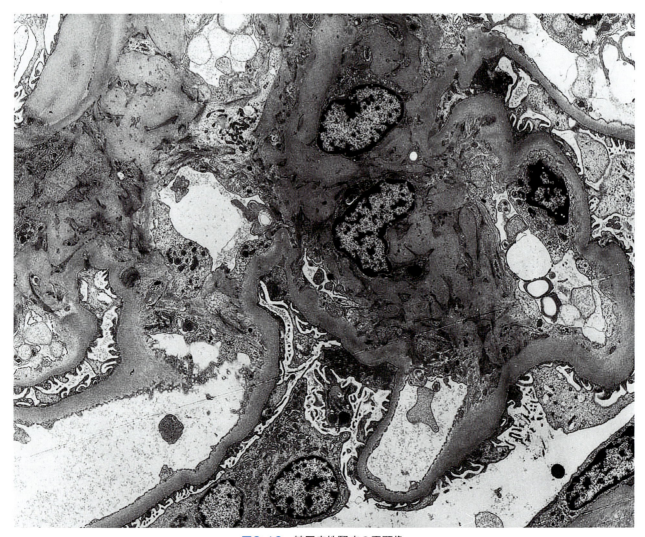

**図2-10　糖尿病性腎症の電顕像**
糸球体基底膜肥厚とともにメサンギウム基質 mesangial matrix の拡大がみられる（×3,000）．

さらに，糖尿病性腎症びまん型においては，糸球体基底膜肥厚とともにメサンギウム基質の拡大がみられ，濾過面をもたない小血管が拡大したメサンギウム基質内にみられ，それにより**糖尿病性糸球体硬化症** diabetic glomerulosclerosis と診断できる（図2-11）．その濾過面をもたない小血管の周りを平滑筋に分化したメサンギウム細胞 mesangial cell が取り巻き，あたかも細動脈 arteriole の様相を呈する．これを**糸球体内細動脈化** intraglomerular arteriolization という（図2-12）．また，AGE（advanced glycosylation end product）が type Ⅳ collagen, chondroitin sulfate proteoglycan, laminin, fibronectin などの構造タンパクと cross-linking を起こし，10-20 nm の microfibril が mesangium 領域に発現し，これを **diabetic fibrillosis** と呼ぶ（図2-13）．しかし，メサンギウム細胞に由来する細胞外のアクチンフィラメントとの異同が問題となっている[15]．

**腎生検の適応**には施設によって相違があり，その必要性としては，1．糖尿病性腎症は糖尿病発症後約5年以降に原則として発症するが，個人差が大きいため，特に糖尿病性網膜症がなく尿所見を呈する subclinical な糖尿病性腎症の確定診断が必要であること．2．従来の定型的な糖尿病性糸球体硬化症の他に，いろいろな合併症に遭遇し，合併症に応じたその後の治療が必要となることもまれではない．例えば，糖尿病発症の初期から蛋白尿の出現あるいは急激なネフローゼ症候群が発症したり，急激な腎機能低下（尿中 NAG，α1 ミクログロブリンの上昇）や顕著な血尿 hematuria（50-100/HPF 以上）の症例におい

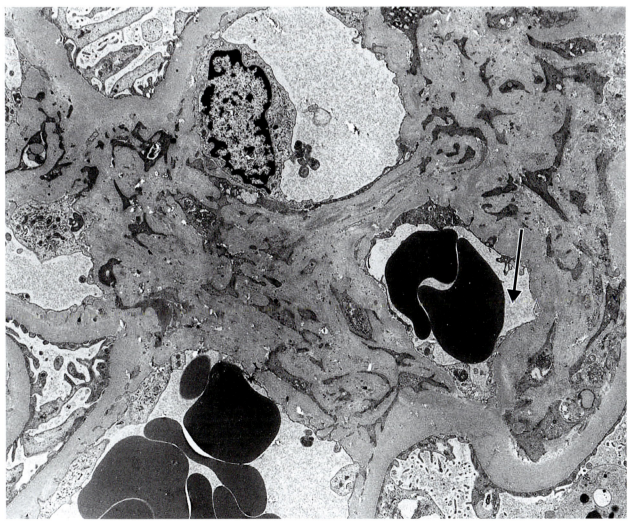

**図2-11 糖尿病性腎症の電顕像**
糸球体基底膜肥厚とともにメサンギウム基質 mesangial matrix の拡大がみられ，濾過面をもたない小血管が拡大したメサンギウム基質にみられる（×3,000）．

各 論

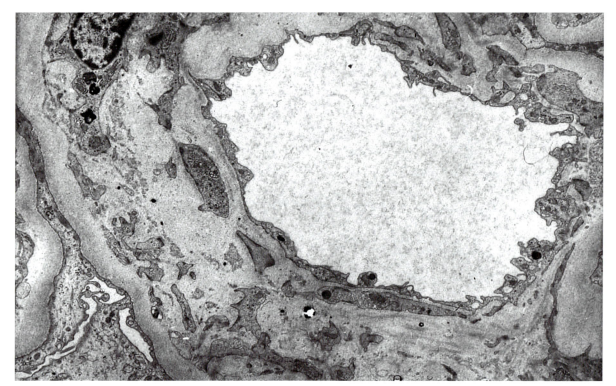

**図2-12 糖尿病性腎症の糸球体内細動脈化**
濾過面をもたない小血管の周りを平滑筋に分化したメサンギウム細胞が取り巻き，あたかも細動脈arterioleの様相を呈する（×5,000）.

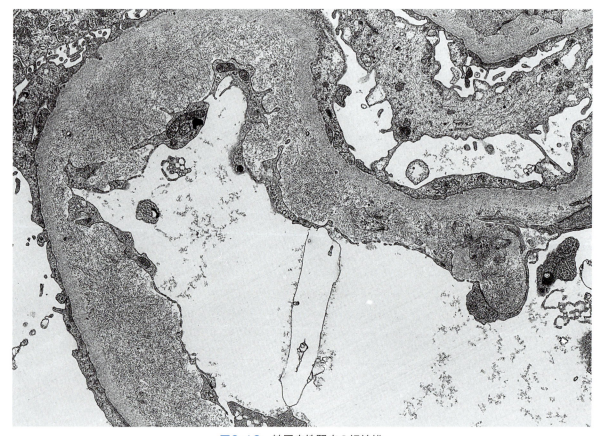

**図2-13 糖尿病性腎症の細線維**
細線維中が10〜20 nmのmicrofibrilがメサンギウム領域に発現し，これを細線維diabetic fibrillosisと呼ぶが，メサンギウム細胞に由来する細胞外アクチンフィラメントとの異同が問題となっている（×5,000）.

て，ウイルスや細菌などの感染症や膜性腎症，IgA 腎症などの合併症を鑑別するのに有効である．また，**軽鎖沈着症** light chain deposition disease（**LCDD）は光顕的に糖尿病性糸球体硬化症に類似しているが**，免疫染色と特有の電顕所見により鑑別される（軽鎖沈着症の章参照）．

糖尿病性腎症の病理分類では，**結節性硬化病変** nodular sclerosis として，メサンギウム基質の結節状拡大 **Kimmelsteil-Wilson nodule（KW 結節）を伴う結節型**と，**びまん性硬化病変** diffuse sclerosis として，メサンギウム基質のびまん性拡大とメサンギウム細胞増多を伴う**びまん型**に分けられる．鑑別診断として，**LCDD** と**特発性糸球体結節性硬化症** idiopathic nodular sclerosis があげられる．LCDD は免疫染色により糸球体に軽鎖が沈着することで鑑別されるが，LCDD は砂を撒いたような特有の沈着物を呈し電顕所見によっても鑑別される．特発性糸球体結節性硬化症は超微形態的に糖尿病性糸球体硬化症に酷似している．75gOGTT が糖尿病型でなく，HBA1c は正常範囲で，糖尿病性網膜症のない症例でも糖尿病性腎症様の結節病変を形態的に認める．糖尿病と診断されないが，インスリンの初期分泌反応性 insulinogenic index の低下により発症することが疑われる[16,17]．

糖尿病性腎症の合併症として，糸球体性では，膜性腎症，IgA 腎症，肝炎関連腎症があげられる．Ⅱ型糖尿病患者には C 型肝炎の合併が高く，**C 型肝炎ウイルス関連腎炎**にみられる急性管内性病変が糖尿病性糸球体硬化症に付加されることがある．さらに，C 型肝炎ウイルス関連腎炎にⅡ型 cryoglobulin 血症の合併がみられこともある．一方，β溶連菌感染，ブドウ球菌感染などの細菌感染に伴う感染後性腎炎が糖尿病性腎症に合併することもある[18]．

また，ミトコンドリア異常症の症例の中で，ミトコンドリア遺伝子の 3243 変異によるものは，**mitochondrial diabetes mellitus（MDM）**と呼ばれ，NIDDM，slowly progressive IDDM，IDDM などの種々の病型をとる．この変異は従来，MELAS（mitochondrial myopathy, encephalopathy, lactic acidosis, stroke-like episodes）で同定されたものと同一である[19]．

**参考文献**

1) Schwartz MM, Lewis EJ：Focal segmental glomerular sclerosis：the cellular lesion. Kidney Int 28：968-974, 1985.
2) Schwimmer JA, Markowitz GS, Valeri A, et al.：Collapsing glomerulopathy. Semin Nephrol 23：209-218, 2003.
3) D'Agati V：The many masks of focal segmental glomerulosclerosis. Kidney Int 46：1223-1241, 1994.
4) Sethi S, Glassock RJ, Fervenza FC：Focal segmental glomerulosclerosis：towards a better understanding for the practicing nephrologist. Nephrol Dial Transplant 30：375-384, 2015.
5) Gutierrez-Millet V, Nieto J, Praga M, et al.：Focal glomerulosclerosis and proteinuria in patients with solitary kidneys. Arch Intern Med 146：705-709, 1986.
6) Joh K, Matsuyama N, Kanetsuna Y, et al.：Nephrotic syndrome associated with diffuse mesangial hypercellularity：is it a heterogeneous disease entity？ Am J Nephrol 18：214-220, 1998.
7) Deegens JK, Dijkman HB, Borm GF, et al.：Podocyte foot process effacement as a diagnostictool in focal segmental glomerulosclerosis. Kidney Int 74：1568-1576, 2008.
8) Joh K, Makino H：Special issue：Podocytic infolding glomerulopathy：a proposed new disease entity. Clin Exp Nephrol 12：1-526, 1-220, 2008.
9) Fujigaki Y, Muranaka Y, Sakakima M, et al.：Analysis of intra-GBM microstructures in a SLE case with glomerulopathy associated with podocytic infolding. Clin Exp Nephrol 12：432-439, 2008.
10) Nazneen A, Nakashima Y, Zha Y, et al.：Unusual glomerulopathy with atypical thickening of the glomerular basement membrane and intramembranous microparticles. Clin Exp Nephrol 12：501-503, 2008.
11) 糖尿病性腎症合同委員会：糖尿病性腎症病期分類 2014 の策定（糖尿病性腎症病期分類改訂）について．日腎会誌 56：547-552，2014.
12) Wada T, Haneda M, Furuichi K, et al.：Clinical impact of albuminuria and glomerular filtration rate on renal and cardiovascular events, and all-cause mortality in Japanese patients with type 2 diabetes. Clin Exp Nephrol 18：613-620, 2014.
13) Sterby R：Early phases in the development of diabetic gbomerubosclerosis. Acta Med Scand 574：1-80, 1975.
14) Tervaert TW, Mooyaart AL, Amann K, et al.：Pathologic classification of diabetic nephropathy. J Am Soc Nephrol 21：556-563, 2010.
15) Sohar E, Ravid M, Ben-Shaul Y, et al.：Diabetic fibrillosis. A report of three cases. Am J Med 49：64-69, 1970.
16) Markowitz GS, Lin J, Valeri AM, et al.：Idiopathic nodular glomerulosclerosis is a distinct clinicopathologic entity linked to hypertension and smoking. Hum Pathol 33：826-835, 2002.

17) Kuppachi S, Idris N, Chander PN, et al.：Idiopathic nodular glomerulosclerosis in a non-diabetic hypertensive smoker--case report and review of literature. Nephrol Dial Transplant 21：3571-3575, 2006.
18) 城　謙輔：糖尿病性腎症の合併症 - 糖尿病性腎症のすべて．Ⅲ．糖尿病性腎症の病理，臨床病理．腎と透析 51：254-260, 2001.
19) Murphy R, Turnbull DM, Walker M, et al.：Clinical features, diagnosis and management of maternally inherited diabetes and deafness(MIDD) associated with the 3243A＞G mitochondrial point mutation. Diabet Med 25：383-399, 2008.

# 3 免疫複合体型ネフローゼ関連疾患群

　免疫複合体の沈着を伴うネフローゼ症候群 nephrotic syndrome（NS）の代表的疾患は膜性腎症 membranous nephropathy（MN）で，足細胞脚突起の広汎な消失と絨毛状変化を伴う．糸球体基底膜 glomerular basement membrane（GBM）の上皮下腔 subepithelial space に抗原を分泌し，上皮下腔で in situ に免疫複合体が形成され，それが基底膜内に進展する疾患である．一方，上皮下腔の沈着ばかりでなく，内皮下腔 subendothelial space にすでに完成した免疫複合体沈着が沈着し，その沈着物は糸球体基底膜内には進展しない疾患群としてループス腎炎 lupus nephritis やクリオグロブリン血症性糸球体腎炎 cryoglobulinemic glomerulonephritis があげられる．また，主として，傍メサンギウムでの免疫複合体沈着から始まる疾患として IgA 腎症 IgA glomerulopathy，そして，内皮下，上皮下，傍メサンギウム，メサンギウム領域の他に，基底膜内から免疫複合体沈着の始まる疾患を含む膜性増殖性糸球体腎炎 membranoproliferative glomerulonephritis（MPGN）があげられる．最近は，糸球体基底膜での補体の活性化により，免疫複合体形成を伴わない C3 腎症が注目されているが，MPGN の近縁疾患であるため，この疾患群として取り扱う．

## 1 膜性腎症

　膜性腎症 membranous nephropathy（MN）の進行度を表す Ehrenleich Churg の stage 分類に電顕は不可欠である．stage 1，2 は上皮下沈着物 subepithelial deposit がみられ，特に stage 2 では，基底膜緻密層 lamina densa が上皮下沈着物を取り囲むようにせり上がるため，PAM 染色にて棘 spike ないしは点刻像 bubling を呈する（図3-1,3-2）．上皮下沈着物がみられる stage 2 の時点から糸球体基底膜 glomerular basement membrane（GBM）の肥厚がみられ，stage 3 の時点で肥厚は 1,000 nm 以上に及ぶ．膜性腎症 stage 3 では沈着物が基底膜内に取り込まれるが，dense deposit は基底膜の緻密層内に移行し，さらに dense deposit が流れ去った（washed out）後の stage 4 では基底膜緻密層内に欠損像として残る（図3-3）．光顕 PAM 染色での蚕虫喰い病変 moth eaten appearance は stage 3 と stage 4 に相当する．このような沈着物と基底膜との一連の関係が全節性にみられるときには膜性変化 membranous transformation と呼ばれる．膜性腎症 stage 1 と stage 3 が同一症例にみられる場合に複合型膜性腎症と呼ばれ予後不良の経過をたどるといわれる[1]（図3-4）．

　Ehrenleich Churg 分類 stage 1 は，光顕 PAM 染色では診断がつかず，免疫染色や電顕診断を待たなければならない．また，微小変化型ネフローゼ症候群 minimal change nephrotic syndrome（MCNS）では，糖尿病性糸球体硬化症 diabetic glomerulosclerosis と同様に抗 IgG 抗体が線状パターンに陽性を示すことがあり，抗 IgG 抗体陽性でわずかな顆粒状パターンを示すごく初期の膜性腎症と区別がつきにくく電顕による鑑別が必要となる．ブシラミン誘発性膜性腎症においては上皮下沈着物が細かく容易に確認できない症例に出会う．その場合，足細胞 podocyte の脚突起消失 foot process effacement を示す領域直下の上皮下腔に注目してルーペで dense deposit を確認する必要がある（図3-5）．

各 論

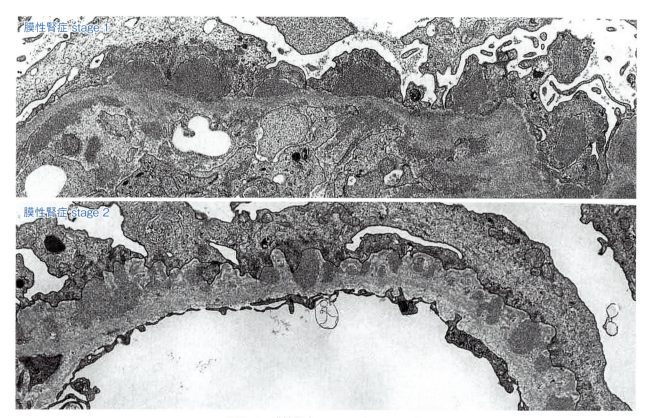

図3-1 膜性腎症 stage 1, stage 2
膜性腎症 stage 1では上皮下沈着物がみられ，stage 2では，基底膜緻密層がそれらの上皮下沈着物を取り囲むようにせり上がる．それを波状変化undurationという（×7,000）．

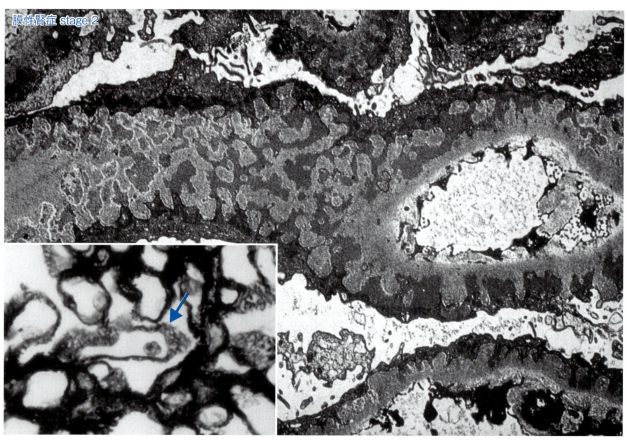

図3-2 膜性腎症 stage 2
基底膜緻密層が上皮下沈着物を取り囲むようにせり上がり，それを接線方向で見ると点刻像（矢印）となる（×5,000）．

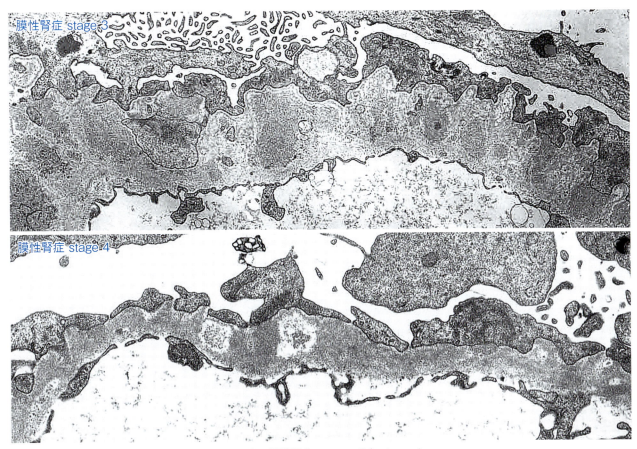

**図3-3 膜性腎症　stage 3 と stage 4**
膜性腎症 stage 3 では沈着物が基底膜内に取り込まれるが，dense deposit は基底膜の緻密層内に移行し，さらに dense deposit が流れ去った（washed out）後の stage 4 では基底膜緻密層内に欠損像として残る（×7,000）．

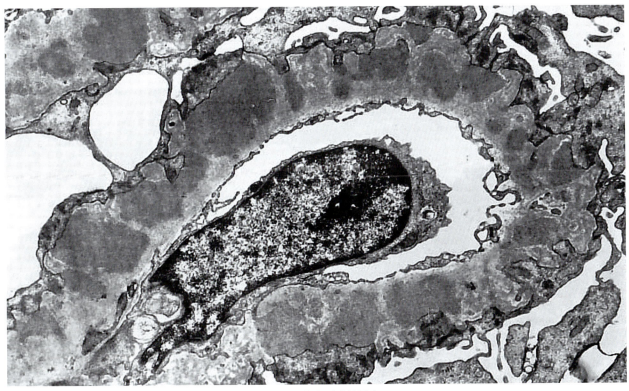

**図3-4 複合型膜性腎症**
膜性腎症 stage 1 と stage 3 が同時にみられる（×10,000）．

各論

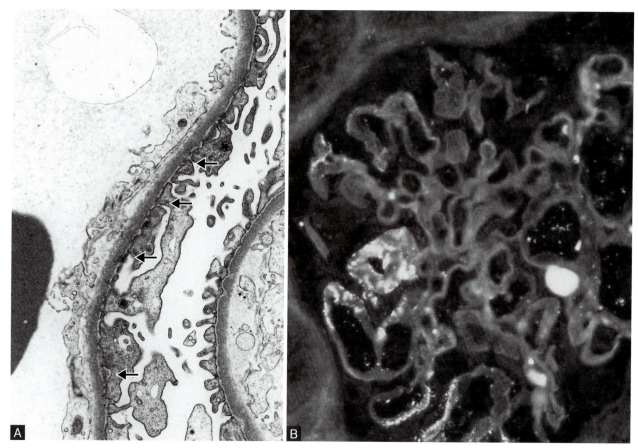

図3-5　ブシラミン誘発性膜性腎症
A：通常は早期に腎生検されstage 1で発見される．少量の上皮下沈着物（矢印）と足細胞脚突起消失が観察される（×5,000）．B：上皮下腔のわずかな沈着物は免疫蛍光染色でも証明される（抗ヒトIgG抗体による凍結切片免疫染色）．

　　二次性膜性腎症 secondary membranous nephropathyは，原因疾患の判明した膜性腎症をいうが，主としてループス腎炎をはじめとした膠原病関連の膜性腎症をいう．その際，電顕的には上皮下沈着物の分布と大きさが不均等である．そして，上皮下沈着物のほかに，内皮下沈着物，傍メサンギウム沈着物ならびにメサンギウム沈着物を伴う．進行すればメサンギウム細胞増多が目立つようになり，MPGN III型 Burkholder typeに移行する．一方，薬剤誘発性腎症（ペニシラミン，金製剤など）や悪性腫瘍関連腎症は原因が明確な点で一次性膜性腎症とはいえないが，IgGサブタイプの検索などから一次性膜性腎症に類似している．一次性膜性腎症において，mesangial ring（糸球体基底膜と連続したメサンギウム周辺領域の緻密層）にも膜性腎症の上皮直下に沈着物がみられるが，その反対側の緻密層直下に沈着する傍メサンギウム沈着物とは区別される（図3-6）．

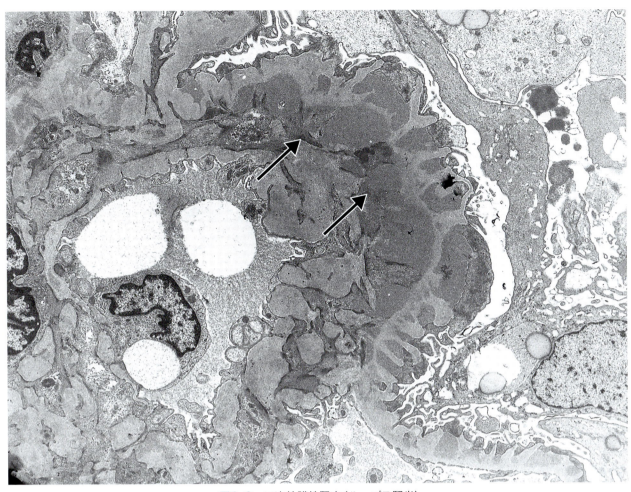

**図3-6　二次性膜性腎症（ループス腎炎）**
膜性腎症において糸球体末梢係蹄から mesangial ring（糸球体基底膜と連続したメサンギウム周辺領域の緻密層）にも上皮直下に沈着物がみられるが，その反対側の緻密層直下に沈着する傍メサンギウム沈着物とは区別される（矢印）．両方の沈着物を認めた場合，ループス腎炎などの二次性膜性腎症を疑う（×5,000）．

## 2 ループス腎炎

　　全身性エリテマトーデス systemic lupus erytematosus（**SLE**）に合併する腎病変を**ループス腎炎** lupus nephritis という．SLE は自己抗原，特に核膜，核成分に対する抗体の過剰産生による自己免疫疾患である．この免疫複合物が腎糸球体をはじめ種々の臓器に沈着し炎症性反応を引き起こす．光顕所見において，class I では正常糸球体であるが，蛍光抗体法でメサンギウム領域に免疫グロブリン immunoglobulin（Ig）・補体 complement（特に C1q）が沈着する病変をいう．class II は，メサンギウム細胞増多病変を伴い，管内性病変や，活動性・壊死性病変の伴わないものをいう．class III はメサンギウム細胞増多病変に加えて，巣状・分節状（50％以下）の活動性病変を伴う．class IV はびまん性（50％以上）に活動性病変を伴う．class V は膜性腎症型であるが，さらに，管内性病変や活動性病変が膜性ループス腎炎に追加されるものでは，その分布が巣状（＜50％）のものは class V＋III，びまん性（50％＜＝）のものは class V＋IV と分類される．class VI は**硬化性糸球体腎炎** sclerosing glomerulonephritis 型で，90％以上の糸球体硬化を認める症例を指す．治療により上記の class 分類が移行することがまれでない．

　　class 分類の class III と class IV において，active lesions（**活動性病変（A）**），active and chronic lesions（**活動性と慢性病変（A/C）**），chronic inactive lesions with glomerular scars（**慢性病変（C）**）の3つの亜型に分けられている．糸球体の活動性病変としては，管内性細胞増多（毛細血管内腔の狭小化があり，白血球浸潤の有無を問わない），核破砕 karyorrhexis，フィブリノイド壊死 fibrinoid necrosis，毛細管係蹄の破壊，半月体 crescent（細胞性，線維細胞性），内皮下沈着物（いわゆるワイヤー・ループ病変で光顕で観

察可能なもの），糸球体毛細血管係蹄の免疫凝固物（硝子血栓）があげられている．糸球体の慢性病変 chronic lesions としては，糸球体硬化 glomerular sclerosis（分節状・球状硬化），癒着 adhesion，線維性半月体 fibrous crescent があげられている．1995年版の WHO 分類では，尿細管や血管病変においても活動性病変 active lesions や硬化性病変 sclerosing lesion（2002年版では chronic lesions という表現に改められた）に入れていたが，今回の分類では触れられていない．現在は，2004年に呈示されたループス腎炎 ISN/RPS（2004）が国際的に主流であるが，最近，この分類の再評価が提唱されている[2,3]．

電顕的には，電子密度の高い沈着物が内皮下，上皮下，基底膜内，メサンギウム領域などに不規則に観察されるのが特徴的である（図3-7）．ループス腎炎 ClassⅤは膜性腎症に近いが，上皮下沈着物の大きさが不規則でメサンギウム領域にも沈着物がみられる（図3-8）．この沈着物内に見られる finger print（図3-9）とワイヤーループ病変 wire loop lesion（図3-10），そして，内皮細胞内の microtubular structure（図3-11）がループス腎炎に特徴的である．microtubular structure は virus like particle とも呼ばれ，必ずしもループス腎炎だけに特徴的ではなくインターフェロン投与の症例にも出現するといわれる．

ClassⅤの膜性腎症単独症例ないしは ClassⅤと ClassⅢ または ClassⅣとの合併症例において，上皮下沈着物と内皮下沈着物が免疫染色にて容易に区別できない場合に電顕は役立つ．ループス腎炎 class Ⅴは上皮下沈着物が主体で膜性腎症に類似しており（図3-12），ClassⅢは，ワイヤーループ病変による内皮下沈着物が主体である（図3-13）．免疫染色のうえでは，前者は糸球体末梢係蹄に顆粒状に染色され（図3-14），後者は糸球体末梢係蹄に非顆粒状非線状に染色される（図3-15）．糸球体末梢係蹄の非顆粒状パターンは，大部分は糖尿病性糸球体硬化症にみられる線状パターンであるが，ループス腎炎においては，内皮下沈着物に対応した糸球体末梢係蹄の非顆粒状非線状を想定しなければならない．免疫染色においてその鑑別は意外に容易ではなく，電顕的な鑑別診断が必要となる（図3-13と図3-15の比較）．

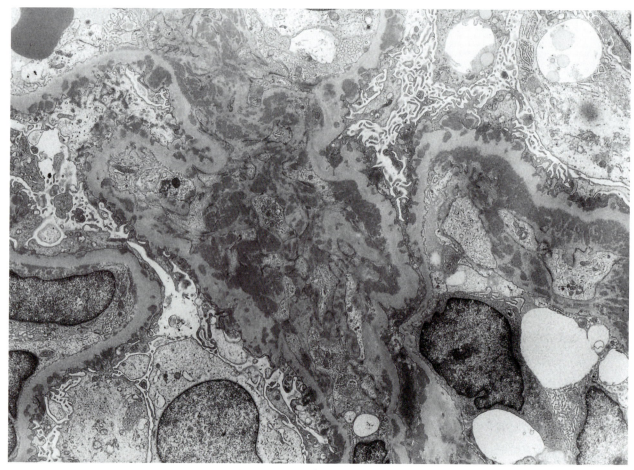

図3-7　ループス腎炎　電顕像
電子密度の高い沈着物が内皮下，上皮下，基底膜内，メサンギウム領域などに不規則に観察される（×3,000）．

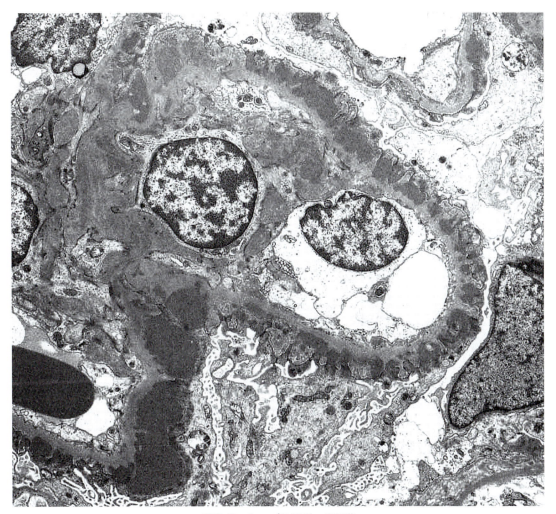

**図3-8 ループス腎炎 電顕像**
ループス腎炎classVは膜性腎症に近いが，上皮下沈着物の大きさが不規則でメサンギウム領域にも沈着物が観察される（×5,000）．

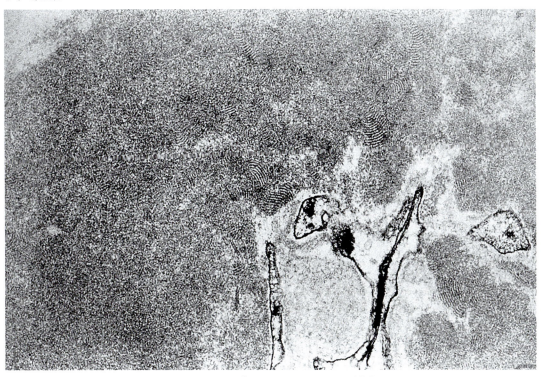

**図3-9 ループス腎炎のfinger print構造**
dense depositに指紋状の細線維構造がみられる（×15,000）．

各論

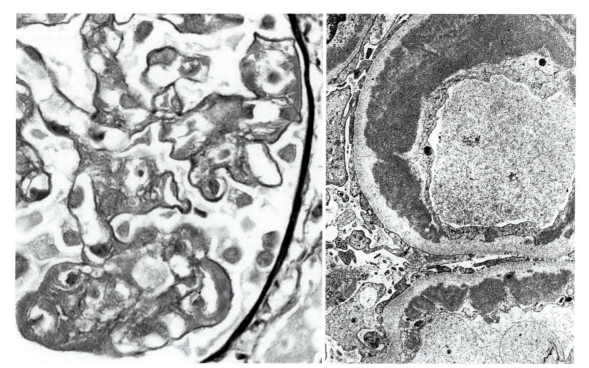

図3-10 ループス腎炎 ワイヤーループ病変
内皮下腔に塊状沈着物を認める［左 光顕 Masson 染色，右 電顕像（×5,000）］．

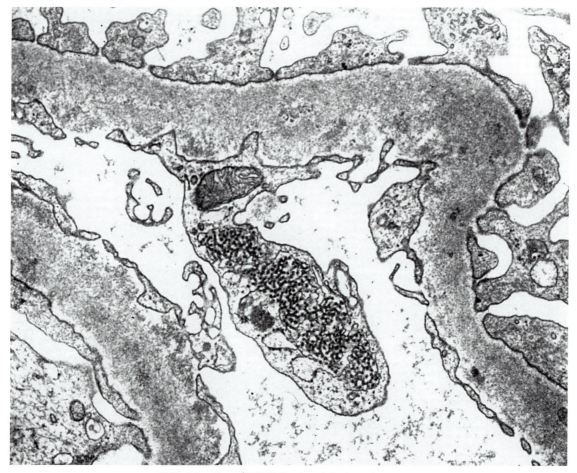

図3-11 ループス腎炎のmicrotubular structure
内皮細胞内にmicrotubular structureを認める．virus like particleともいわれる（×10,000）．

一般に上皮下沈着物は内皮下沈着物に比して治療反応性が悪く，沈着物が消失しにくい傾向にある．また，内皮細胞にみられる microtubular structure は，臨床的に SLE の診断基準を満たさない病期においてもループス腎炎に特徴的な所見とみなされる．血清学的にも臨床所見でも SLE と診断できない症例で C1q が優勢に沈着する症例においては，ループス腎炎特有の finger print 病変や microtubular structure がその鑑別診断に役立つ．

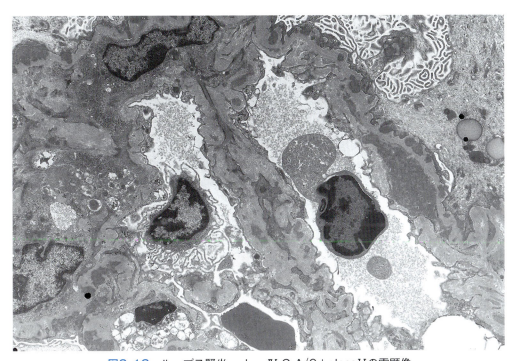

**図3-12　ループス腎炎　classⅣ G A/C＋classⅤの電顕像**
上皮下沈着物主体で内皮下沈着物は少量である（×3,000）．66歳女性．C3 41 mg/dL，C4 4 mg/dL，CH50＜12，抗DNA抗体298倍，尿蛋白 2.42 g/日，尿中赤血球5～9/HPF．

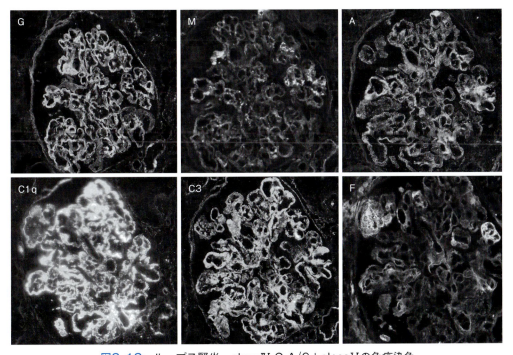

**図3-13　ループス腎炎　classⅣ G A/C＋classⅤの免疫染色**
図3-12の症例の免疫染色において，C1q優位でC3，IgG，IgAがメサンギウム領域ならびに糸球体末梢係蹄に陽性であるが，末梢係蹄が顆粒状である所見は，電顕的に上皮下沈着物に相応している（凍結切片，免疫染色）．

各 論

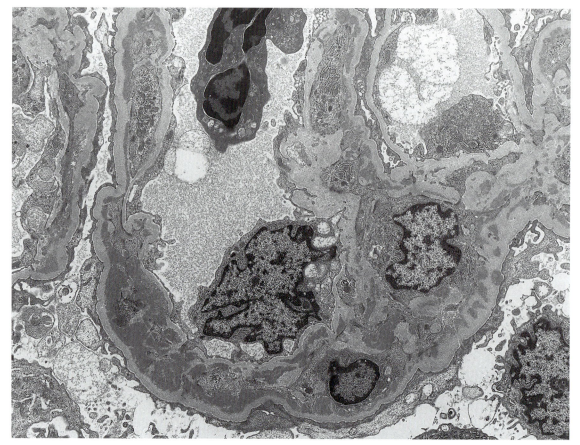

**図3-14 ループス腎炎 classⅣ G Aの電顕像**
内皮下沈着物主体で上皮下沈着物は少量である．42歳女性，C3 65 mg/dL, C4 9 mg/dL, CH50 19.6, 抗核抗体160倍, 尿蛋白0.56 g/日, 尿中赤血球5〜9/HPF (×5,000).

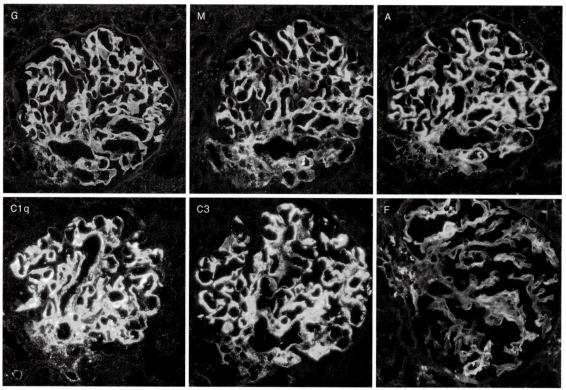

**図3-15 ループス腎炎 classⅣ G Aの免疫染色**
図3-14の症例の免疫染色において，C1q, IgG, IgA, IgMがメサンギウム領域ならびに糸球体末梢係蹄に同程度に陽性であるが，末梢係蹄が非顆粒状非線状である所見は，電顕的に内皮下沈着物に相応している（凍結切片，免疫染色）.

## トピックス 8　一次性膜性腎症と二次性膜性腎症の見分け方

　一次性膜性腎症とループス腎炎 WHO class Vのような二次性膜性腎症との鑑別では，既述したように，電顕的に上皮下沈着物を認めると同時に，内皮下沈着物やメサンギウム領域にも沈着物を認めれば二次性膜性腎症を疑う（図3-16）．さらに，上皮下沈着物の分布様式やその大きさが不均等であれば，膠原病関連腎炎やB型肝炎関連腎炎（特に成人症例）など二次性膜性腎症を疑うきっかけとなる．免疫染色でのC1q陽性，そしてIgG subtype（IgG1, IgG2, IgG3, IgG4）において，一次性膜性腎症はIgG4，IgG1優位，ループス腎炎はIgG3優位を示し，これらの免疫所見の知見の集積と上記の電顕的鑑別が一致するため，このような電顕的鑑別法は有効といえる．ただし，二次性（続発性）膜性腎症は，腎臓以外に原因を有し原因のわかった膜性腎症と定義され，ループス腎炎（膠原病関連），薬剤誘発性（抗リウマチ薬のペニシラミンや，金製剤），悪性腫瘍（消化管癌，リンパ腫）を含むが，上記の鑑別法では，ループス腎炎とB型肝炎（キャリア）だけが二次性（続発性）膜性腎症の特徴をもつ．一方，薬剤誘発（抗リウマチ薬）や悪性腫瘍（消化管癌，リンパ腫）関連膜性腎症は，むしろ一次性膜性腎症の特徴をとる[4,5]．

　糸球体基底膜の緻密層は，図にみられるように糸球体末梢係蹄からメサンギウム領域に連続している．糸球体基底膜の緻密層はメサンギウム領域においても連続して折り返しており糸球体基底膜に連続しているが，その領域はmesangial ringと呼ばれている．すなわち，糸球体基底膜の緻密層より尿腔側の上皮下領域とその反対側における毛細血管内腔側の内皮下腔ならびにメサンギウム領域との間で空間的に一線を画しており，それにより内皮下腔とメサンギウム領域は上皮下腔に対して閉鎖空間を形成しているといえる（図3-16）．この構造が糸球体における免疫複合体沈着の分布を理解するときの要となっており，その病態は一連の実験腎炎により示されてきた．すなわち，分子量の大きい免疫複合体を実験動

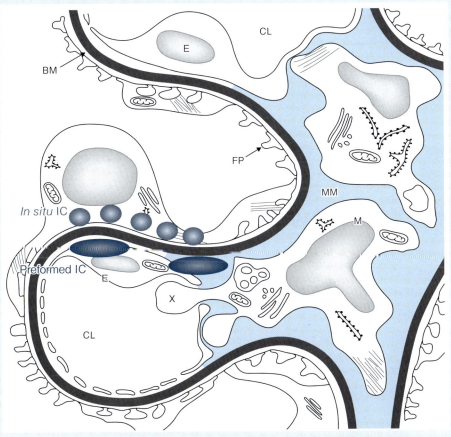

**図3-16　二次性膜性腎症における上皮下沈着物と内皮下沈着物のシェーマ**
二次性膜性腎症では，上皮下沈着物を認めると同時に内皮下沈着物やメサンギウム領域に沈着物を認める．上皮下沈着物は*in situ* immune complex formation，内皮下沈着物はpreformed immune complex formationといわれる．

物の全身循環に静注した場合，全身循環から糸球体に流入した免疫複合体は糸球体毛細血管係蹄の緻密層を通過できずに，まず，メサンギウム領域に沈着し，その投与量が多い場合は内皮下沈着物に連続的に進展する[6]．

ループス腎炎の場合を想定すると，すでに形成され全身を循環する免疫複合体 preformed circulating immune complex は，メサンギウム領域の沈着ならびに大量（塊状）の内皮下沈着物に進展して，いわゆるワイヤー・ループ病変を形成する．一方，上皮下沈着物は，次の実験腎炎モデルにより，その沈着機序が説明されてきた．In situ immune complex formation の機序が第1にあげられる．近位尿細管上皮の刷子縁抗原（Fx1A）を実験動物（ラット）に能動免疫して生じる能動型 Heymann 腎炎では，足細胞突起から上皮下腔に刷子縁抗原が移動して，それに対してその場（in situ）で刷子縁抗原に対する抗体が反応して免疫複合体が形成され，上皮下沈着物が形成される．すなわち，上皮下の免疫複合体は循環する血液由来ではなく，上皮下腔での場所で形成される[7,8]．

しかし，ヒトの膜性腎症では，その後，明らかにされた Heymann 抗原（gp330）が実験腎炎の場合のように上皮下腔に分泌され，抗体と結合するという形では同定されず，ヒト足細胞の coated pits 上の局在分子（megalin）が刷子縁抗原であるということが確認されるにとどまった[9]．

最近明らかになった phospholipase A2 receptor 抗原については，正常では足細胞に発現し，一次性膜性腎症においては，IgG4 と共局在を呈して上皮下沈着物を形成しており，同様な in situ immune complex formation の機序が想定されている[10]．

一方，塩基性抗原によるモデルも提唱された．すなわち，陽性に荷電して十分に分子量の小さい抗原が緻密層を通過して，上皮下腔に至りそこで陰性荷電の基底膜成分に定着し，続いて抗体が同部の抗原を認識して，上皮下腔領域で抗原抗体反応が成立する[11]．しかし，十分に分子量の小さい可溶性免疫複合体は，糸球体緻密層をも通過して上皮下沈着物を形成する可能性も否定されていない[12,13]．以上の知見から，次のことが推測できる．一次性膜性腎症と二次性膜性腎症（例えばループス腎炎などの膠原病関連膜性腎症）を区別する見方として，上皮下沈着物（その後基底膜内沈着物 intramembranous deposit に進展）だけを認める場合は一次性膜性腎症を想定し，上皮下沈着物の他に内皮下沈着物ないしはメサンギウム沈着物を同時に認めた場合には，全身からの免疫複合体が糸球体腎炎 glomerulonephritis（GN）の発症に関与したとして，二次性（続発性）膜性腎症と診断することができる．

## 3 膜性増殖性糸球体腎炎（MPGN）

Mesangiocapillary glomerulonephritis（MCGN）あるいは臨床的に低補体性糸球体腎炎 hypocomlementic glomerulonephritis（HCGN）とも呼ばれる．

光顕上，膜性増殖性糸球体腎炎 membranoproliferative glomerulonephritis（MPGN）に類似した形態像を呈する疾患群は多様である．その際，一次性 MPGN を二次性 MPGN（MPGN like lesion）と区別するために十分な臨床情報が必要となる一方，一次性 MPGN の形態的分類の理解が重要となる．そして，その形態的分類には電顕情報が必須である．

### ① 一次性 MPGN 疾患群の分類（図3-17）

MPGN の光顕上の特徴は，**糸球体基底膜の肥厚**（二重化または棘形成）と**メサンギウム細胞増多**が共存した糸球体病変である．それを修飾する病変として，半月体形成や癒着などの管外性病変 extracapillary lesion，内皮細胞の賦活やマクロファージ細胞などの炎症細胞が毛細血管内に浸潤して起こる急性管内性病変，そして，それらが混合した分節性病変が加わるが，これらの修飾性病変は MPGN の形態診断に必須条件ではない．

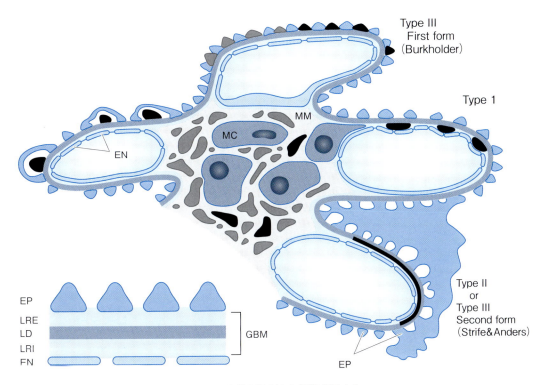

**図3-17** 一次性MPGNの分類を示すシェーマ

LRE：lamina rara externa，LD：lamina densa，LRI：lamina rara interna，EN：endothelium，MM：mesangial matrix，MC：mesangial cell，EP：epithelium

　一次性 MPGN においては，**メサンギウム細胞増多が必須条件**であるが，ときに追生検により治療後にメサンギウム細胞増多が目立たなくなる場合が確認される症例がある．したがって，メサンギウム細胞の毛細血管基底膜内への間入（mesangial interposition）により**糸球体基底膜が二重化**する病変が認められれば，メサンギウム細胞増多が目立たなくても MPGN I 型と診断することが多い．以前は，分類不能腎炎 unclassified gromerulonephritis と診断されていたが，糸球体基底膜の二重化は腎炎の形態分類の中でMPGN I 型しかみられないこと，治療の過程でメサンギウム細胞増多が寛解し糸球体基底膜の二重化だけが残る症例を経験することが理由である．一方，上皮下沈着物により糸球体基底膜が膜性腎症様に棘形成や点刻像の形態を呈するものを MPGN III 型 first form（Burkholder 型）に分類している．ループス腎炎にみることが多く，一次性 MPGN III 型はまれである[14]．

　さらに，MPGN I 型ならびに MPGN III 型と同様に光顕的にはメサンギウム細胞増多，電顕的にはメサンギウム基質に dense deposit がみられることを前提に，糸球体基底膜内に沈着物を認める疾患群がある．すなわち基底膜の緻密層に一致して連続的に高電子密度の線状沈着物がみられ，C3のみ陽性所見を呈する疾患は MPGN II 型と呼ばれていた．しかし，この**高電子密度沈着物 electron dense deposit は通常の免疫複合体の沈着物ではなく，基底膜中の糖タンパクの変性像**であることが明らかとなった[15]．また，この疾患群は必ずしも前述の MPGN の定義を満足しない形態像の症例，たとえば微小変化糸球体，メサンギウム増殖性糸球体腎炎 mesangial proliferative glomerulonephritis などを含んでいることもわかった[16]．また，lipodystrophy など全身性代謝性疾患を合併することから，1995年の WHO 分類改訂版では一次性糸球体腎炎ではなく，二次性糸球体腎炎の中の代謝性疾患に入れられ **dense deposit disease（DDD）**と呼ばれている[17,18]．

　一方，DDD とは別の疾患として，C3 優勢の糸球体への沈着があり，さらに，症例によっては免疫複合体が糸球体基底膜内に塊状に沈着する病型があり，それを MPGN III 型 second form（Strife and Anders 型）と呼んでいる[19〜21]．

　以上のメサンギウム細胞増多と糸球体基底膜異常を前提とした MPGN 病変の場に，急性管内性病変や

半月体などの管外性病変が附加され，MPGN 病変を多様化している．治療後は，管内性病変が巣状に，すなわち，限られた糸球体にのみ限局する病変に軽快し，**巣状膜性増殖性糸球体腎炎 focal MPGN** と診断されることがある[22]．

## ② MPGN I 型

MPGN I 型では，メサンギウム細胞増多の他に，糸球体基底膜の肥厚が PAS 染色ないし PAM 染色で二重化（splitting または double contour）として確認される（図3-18）．前述の MPGN I 型の診断に必須の基本像の他に，さらに修飾病変として，糸球体毛細血管係蹄内に炎症細胞浸潤が加わり，内皮細胞も賦活する急性管内性病変や半月体などの管外性病変が附加され，MPGN 様病変を多様化している．一方，分葉化 lobulation を特徴とする**分葉性糸球体腎炎** lobular glomerulonephritis と呼ばれる疾患群がある．メサンギウム領域にメサンギウム細胞増多や基質の増加を伴い管内性に炎症細胞が浸潤した結果，糸球体の分節 segment（小葉 lobule とも呼ぶ）が拡大して糸球体毛細血管内腔が狭小化して分葉化が目立つ．基底膜の二重化が明らかでない場合が多い．分葉性糸球体腎炎には 2 通りの組織型がある．一つは，著明な管内性病変がメサンギウム領域を巻き込み，その結果，分節（分葉）が目立つ型（図3-19）と，メサンギウム基質が小結節状に硬化し，そこに炎症が加わり分節（分葉）が目立つ型（図3-20）がある．どちらを分葉性糸球体腎炎と呼ぶかについて統一した見解はない．少なくとも，MPGN I 型には，糸球体基底膜の二重化が目立つ membranoproliferative glomerulonephritis の病型と分葉性糸球体腎炎が前景に出た mesangiocapillary glomerulonephritis の病型があるといえる[23]．

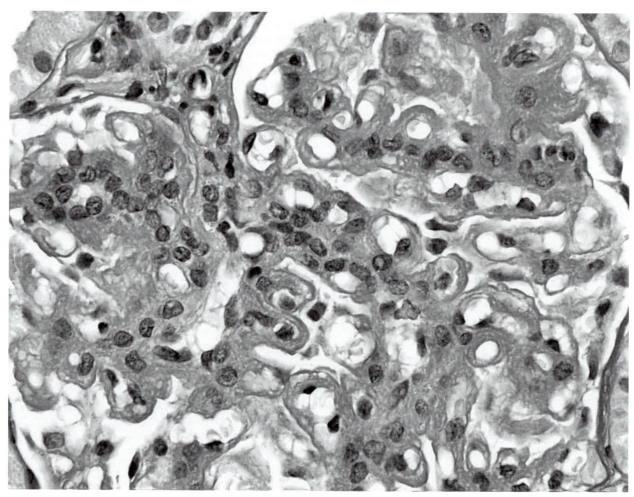

**図3-18　MPGN I 型の光顕所見**
メサンギウム細胞増多があり，糸球体基底膜の肥厚は PAS 染色で二重化（splitting または double contour）として確認される（PAS 染色）．

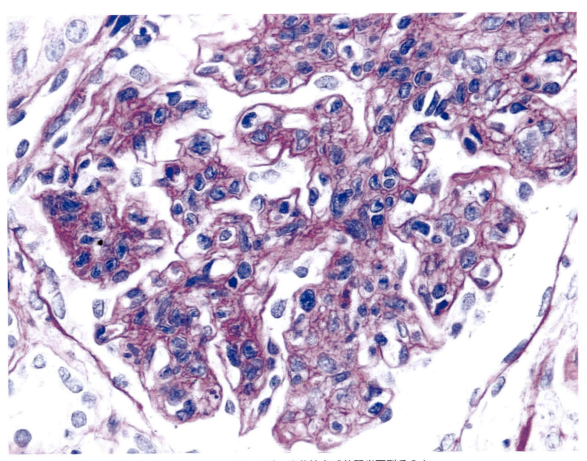

図3-19　MPGN I 型の分葉性糸球体腎炎亜型その1
著明な管内性病変がメサンギウム領域を巻き込み，その結果，分節（分葉）が目立つ亜型（PAS染色）．

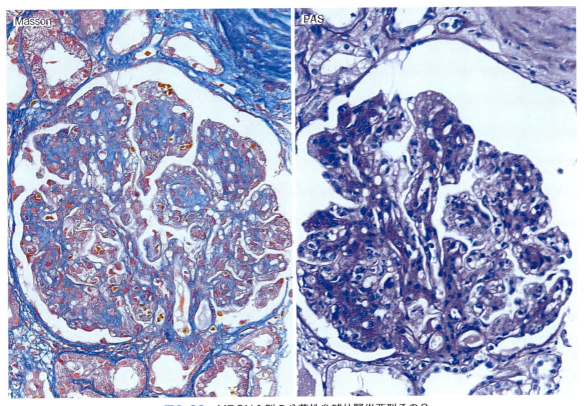

図3-20　MPGN I 型の分葉性糸球体腎炎亜型その2
メサンギウム基質が小結節状に硬化し，そこに炎症が加わり分節（分葉）が目立つ型．

### MPGN I 型の電顕像

　MPGN I 型の電顕的特徴は**メサンギウム間入**である．メサンギウム細胞は本来メサンギウム領域にあるが，さらに**メサンギウム細胞の細胞質が糸球体毛細血管係蹄の内皮下腔**（緻密層の内皮側）**に伸長**し，全周性に糸球体毛細血管係蹄をとりかこむ所見をメサンギウム間入という（図3-21）．これが光顕上の糸球体基底膜の全周性二重化に対応している．内皮下腔のメサンギウム細胞は細胞質膜（cytoplasmic membrane）に接して dense patch といわれるアクチンフィラメントを有していることで確認される．高電子密度沈着物 electron dense deposit（dense deposit）も内皮下腔内のメサンギウム細胞周囲の基質内に位置している．**MPGN I 型の電顕診断の重要な鑑別点は，緻密層が糸球体毛細血管係蹄において dense deposit に浸食されることなく温存されていることである**．これは，正確には電顕 PAM にて緻密層を染色することで証明される（後述）．また，間入したメサンギウム細胞と内皮細胞の間にも新生された基底膜がみられ，それらの間に dense deposit が見いだされる．この内皮側の新生基底膜が光顕上 PAS 染色や PAM 染色における糸球体基底膜の二重化の原因となっている．**MPGN I 型の dense deposit は，境界不明瞭**（ill-defined）で，ループス腎炎その他にみられる免疫複合体性の dense deposit とは異なるようにみえる（図3-22）．一次性 MPGN は免疫蛍光染色にて C3 が細顆粒状かつ優勢に染色される点で共通しているが，この電顕的に特徴的な dense deposit の分布に対応している（図3-23）．しかし，C3 の糸球体基底膜内での活性化の局在が免疫複合体に由来する dense deposit を意味しているのではない．同様のことが，溶連菌感染後急性糸球体腎炎 acute poststreptococcal glomerulonephritis（APSGN）において C3 の沈着分布が電顕で確認できる dense deposit の分布範囲に対応せず，より広い分布を示していることからもいえる．MPGN I 型では C1q は陰性であり，通常の免疫複合体性の dense deposit と異なる根拠ともなっている[24]．

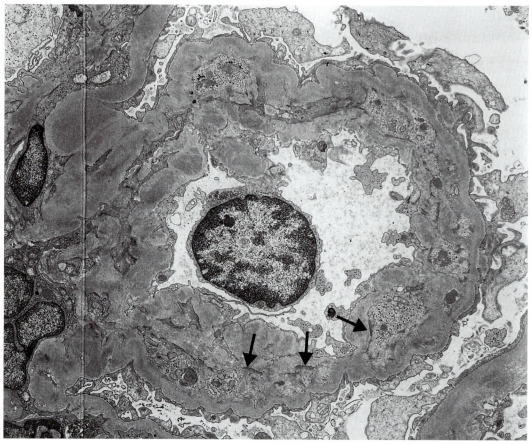

**図3-21　MPGN I 型の電顕像**
メサンギウム細胞は本来メサンギウム領域にあるが，さらに糸球体毛細血管係蹄の内皮下腔の緻密層直下に位置し，全周性に分布している所見をメサンギウム間入という．これが光顕上の糸球体基底膜の全周性二重化に対応している．内皮下腔のメサンギウム細胞は細胞質膜 cytoplasmic membrane に接して dense patch といわれるアクチンフィラメントを有していることで識別される（矢印）（×5,000）．

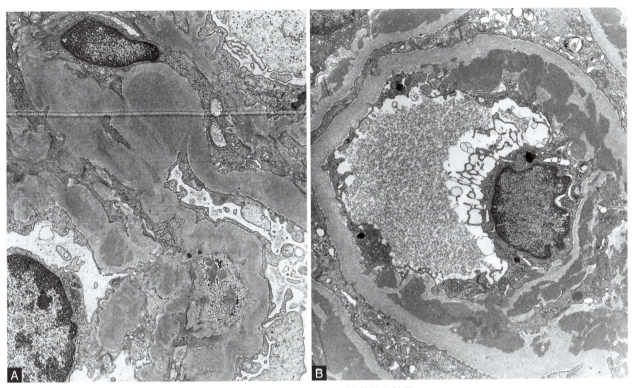

図3-22　MPGN I 型の沈着物の特徴
A：一次性MPGN I 型のdense depositは，糸球体基底膜中に分布するが，境界不明瞭ill-defined（×5,000）．
B：ループス腎炎その他にみられる免疫複合体性のdense depositとは異なる（×5,000）．

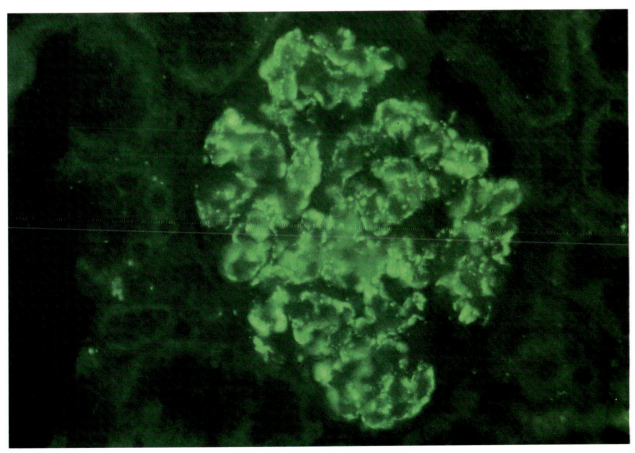

図3-23　MPGN I 型の免疫所見
抗ヒトC3抗体が糸球体末梢係蹄とメサンギウム領域に顆粒状に沈着している（FITCラベル抗ヒトC3抗体を用いた凍結切片免疫蛍光染色）．C3が他の免疫グロブリン補体に比して優勢に染色される．

## ③ 膜性増殖性糸球体腎炎Ⅱ型，デンスデポジット病（DDD）

　dense deposit の大半は免疫複合体沈着物であるが，DDD（dense deposit disease）の場合，糸球体基底膜の変性によってdense deposit 様病変を呈する．この特有の高電子密度沈着物は糸球体基底膜の緻密層に連続性に認められ，continuous intramembranous dense deposit と呼ばれる．**つながったソーセージ様形態** linked sausage appearance（図3-24A）を呈する[25,26]．この高電子密度沈着物は傍メサンギウム領域やボウマン嚢基底膜，そして尿細管基底膜 tubular basement membrane（TBM）にもみられ，**C3が同領域に陽性**となる．また，時間が経つと dense deposit が糸球体基底膜の **lamina densa の内側に認められることもある**（図3-24B）．**光顕における糸球体基底膜のリボン状肥厚に対応している**[27]（図3-25）．免疫蛍光所見では，C3が糸球体毛細血管係蹄壁に沿って陽性で，メサンギウム領域では**周辺域 mesangial ring に陽性**を示す（図3-26）．プロペルジンの沈着が証明できるが，IgGなど免疫グロブリンは原則として陰性である．しかし，症例によってはC3とともにIgG，IgMが陽性の症例もあるが，その際，後述のMPGNⅢ型 second form との鑑別が問題となる[27]．

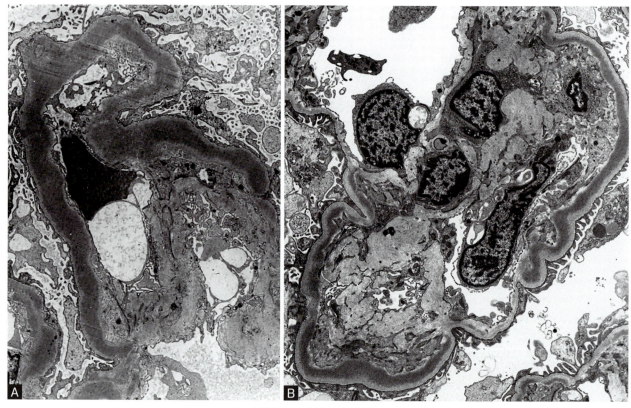

**図3-24　DDDの電顕像**
A：糸球体基底膜の変性によってdense deposit 様病変を呈するこの特有の高電子密度沈着物は糸球体基底膜の緻密層に連続性に認められ，continuous intramembranous dense deposit と呼ばれる．つながったソーセージ様形態を呈する（×5,000）．この高電子密度沈着物は傍メサンギウム領域や，ボウマン嚢基底膜やTBMにもみられ，C3が同領域に陽性である．B：時間が経つと dense deposit が糸球体基底膜の緻密層の内側に認められることもある（×5,000）．光顕像における糸球体基底膜のリボン状肥厚に対応している．

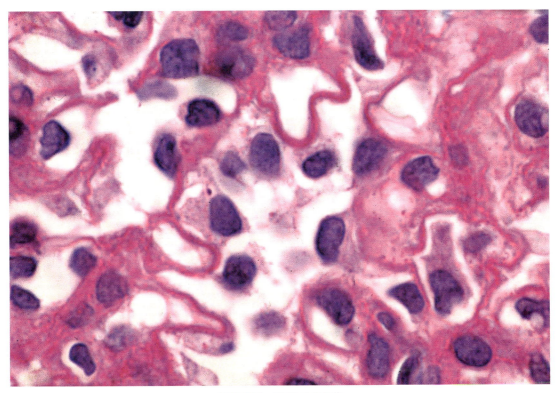

図3-25　DDDの光顕像
糸球体毛細血管係蹄基底膜がリボン状に肥厚している（PAS染色）．

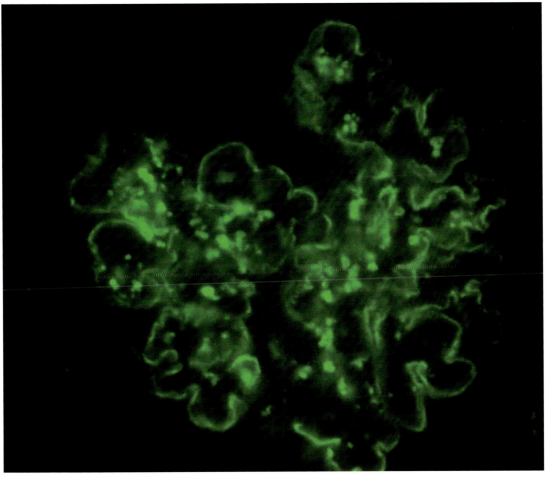

図3-26　DDDの免疫染色
糸球体毛細血管係蹄基底膜は，抗ヒトC3抗体に陽性を示し，一重に染色される．また，メサンギウム領域では，mesangial ringの領域に陽性を示す．

## 各論

DDDの診断根拠となる電顕の形態像は上記の典型像ばかりではなく，急性活動性病変の強い症例では**Hump**がみられる（図3-27）．また，不規則に肥厚した糸球体基底膜では，DDDの特徴である intramembranous continuous dense deposit の連続性が途絶え，**MPGN Ⅲ型の second form**（Strife and Anders type）**に類似する**（図3-28）．IgG沈着の合併については基本的に無いとされるが，文献上は，C3の他に免疫グロブリンの共局在もみられる[16,26,27]．

その理由の一つとして，MPGN Ⅲ型の second form（Strife and Anders type）との形態的鑑別が十分でなく，文献にみられる症例には同疾患が含まれている可能性もあり，今後の課題である．

最近では，早期に腎生検される症例が増え，その組織診断が，MPGNではなく，微小変化 minor glomerular abnormality，メサンギウム増殖性糸球体腎炎 mesangial proliferative glomerulonephritis，管内増殖性糸球体腎炎 endocapillary glomerulonephritis と診断される症例が増加して，形態的にMPGN Ⅱ型の枠に封じ込めることが難しくなってきている[16,28]．これらのことから，診断名としてDDDという用語が用いられ，MPGN Ⅱ型は，DDDの一つの亜型とみなされている[16]．さらに，DDDが，加齢黄斑変性症 age-related macular degeneration や部分的脂肪異栄養症 partial lipodystrophy に併発し，いずれの病態も補体の alternative pathway の抑制系に障害があり，それによる脂質代謝障害であることが明らかとなった[18]．また，DDDは，MPGN Ⅰ型やⅢ型のように電顕的にみられる高電子密度沈着物が免疫複合体ではなく，緻密層における**糖脂質関与の変性**であることが以前から証明されている[15]．

このような理由から，DDDを全身疾患を伴う二次性（続発性）代謝性糸球体病変の項目にいれた根拠は理解できる．一方，Heptinstall の教科書（第6版 2007）では，依然として，MPGN Ⅱ型の記載がなされている[29]．

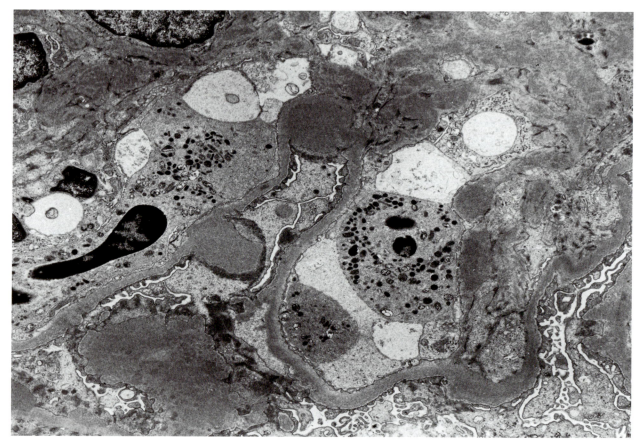

**図3-27　DDDの電顕像　形成**
急性病変を伴うDDDではhumpを認める．本来のcontinuous intramembranous dense depositも断絶している（×5,000）．

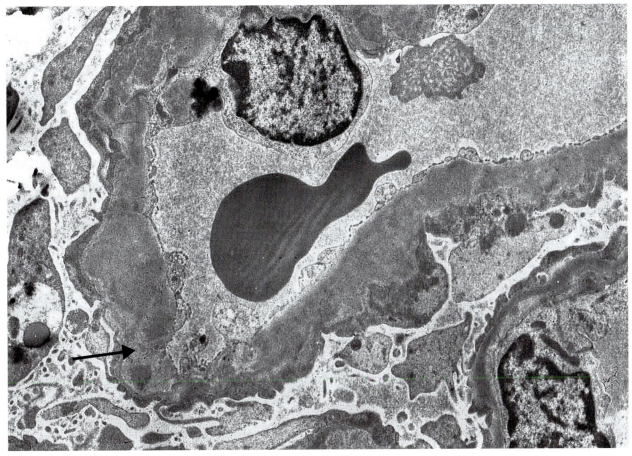

**図3-28 DDDの電顕像**
不規則に肥厚した糸球体基底膜では，DDDの特徴であるintramemebranous continuous dense depositの連続性が途絶え（矢印），MPGN Ⅲ型のsecond form (Strife and Anders type)に類似する（×5,000）．

　光顕上は，糸球体のメサンギウム領域の拡大とメサンギウム細胞増多，毛細血管壁のPAS陽性のリボン状肥厚や二重化rail road truckを呈し，それらの特徴をもってMPGN Ⅱ型と診断される．DDDは，臨床病理学的には，MPGN Ⅰ型，Ⅲ型と同様に，蛋白尿，血尿と持続性低補体血症を伴い，形態的にはメサンギウム細胞増多と糸球体基底膜のリボン状肥厚を呈する古典的症例も含まれているため，MPGNを Ⅰ型，Ⅱ型，Ⅲ型として相対的に扱う根拠がいまだ残されている[25～27,30]．

### ④ MPGN Ⅲ型 (first form, Burkholder type)

MPGN Ⅲ型 first form では，メサンギウム細胞増多とともに，**免疫複合体型の上皮下沈着物**がみられ，光顕 PAM 染色において，点刻像 bubbling あるいは棘 spike を形成し，それにより毛細血管壁が肥厚する (図3-29A). ところにより double contour を示すこともある. 提唱者の名前から **Burkholder type** とも呼ばれる[14].

この病型の大部分は二次性 MPGN で，**多くはループス腎炎**である. 上皮下沈着物免疫複合体では，びまん性・全節性 (diffuse global) に分布するが，係蹄ごとにその沈着物の大きさや分布が不均等である. また，上皮下沈着物が主体であるが，内皮下沈着物やメサンギウム基質領域での沈着物も認める. これらの所見は，成人症例においては，**一次性膜性腎症**から**二次性膜性腎症** (ループス腎炎Ⅴ型あるいはⅣ型) **を区別する根拠となる**. IgG と C3 が糸球体基底膜へ顆粒状に沈着するが IgG の糸球体末梢係蹄への沈着性は MPGN1 型に比して強い (図3-29B). その他の免疫グロブリンと補体は，IgG，C3 に比して劣勢であるが，C1q が強く染色されればループス腎炎を疑う根拠となる. C1q の陽性は膠原病関連腎症を示唆するが，血清学的にループス腎炎の診断に至らず，C1q 腎症の範疇に入れられる症例もある[31].

糸球体毛細血管係蹄の上皮下に高電子密度沈着物を認め，その分布や沈着物の大きさがやや不均等であるが，それが二次性 MPGN を疑う根拠とはならない (図3-30). 一方，メサンギウム基質には同様の高電子密度沈着物を認める. 少量でも認められれば，成人の場合，一次性膜性腎症から区別する根拠となる. しかし，小児の一次性膜性腎症にはメサンギウム領域に沈着物を認める症例もある. 上皮下沈着物は，びまん性・全節性に分布するが，係蹄ごとに沈着性が不均等である. また，上皮下沈着物の他に内皮下沈着物を認めることもある. これらの所見も，二次性 MPGN (例えばループス腎炎Ⅴ型) を示唆する根拠とはならない. むしろ一律に spike 形成を伴う MPGN は二次性 MPGN (ループス腎炎) にみることが多く，一次性 MPGN Ⅲ型 first form はまれとされる.

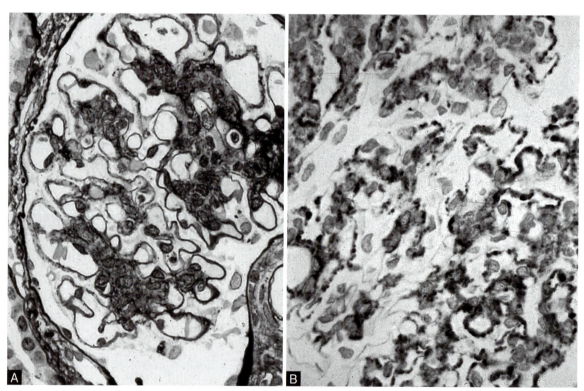

**図3-29** MPGN Ⅲ型 (first form)
A：光顕所見. メサンギウム細胞増多とともに，免疫複合体型の上皮下沈着物により棘 (spike) を形成して，毛細血管壁が肥厚している (PAM 染色). B：免疫所見. 糸球体末梢係蹄ならびにメサンギウム領域に IgG が顆粒状に陽性で，免疫複合体性腎炎を示唆している (抗ヒト IgG 抗体を使用したパラフィン切片酵素抗体法).

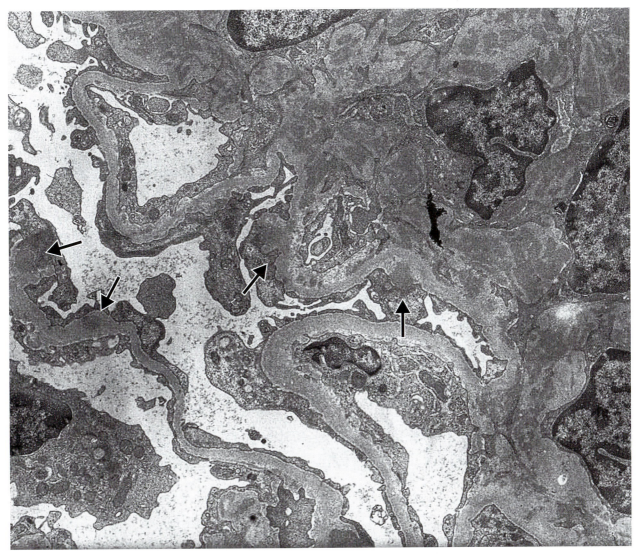

図3-30　一次性MPGNⅢ型（first form）電顕所見
図3-29と同一症例．糸球体毛細血管係蹄の上皮下に高電子密度沈着物を認め，その分布や沈着物の大きさがやや不均等である．メサンギウム基質には同様の高電子密度沈着物を認める（×5,000）．

## ⑤ MPGNⅢ型（second form，Streife and Anders type）

　　MPGNⅢ型 second form の光顕像は，メサンギウム細胞増多と糸球体基底膜の二重化を認め，一見，MPGNⅠ型に類似している（図3-31）．しかし，糸球体基底膜の二重化だけでなく，**二重化した平行の基底膜間をはしご状に銀線維が基底膜を分割している所見**（ladder formation）を認める．その理由は，糸球体基底膜の二重化がメサンギウム間入によるものではなく，不均等に分布する基底膜内沈着物の存在に対応した所見であるためである．報告者の名前から Streife and Anders type と呼ばれる[19〜21]．

　　電顕的には，**基底膜の緻密層内に塊状かつ多量の沈着物をみるもので，その上皮側の基底膜の外透明層 lamina rara externa が保存されていることが診断の根拠**となる（図3-32）．その理由は，膜性腎症のstage 3 も沈着物の主体が緻密層内であるが，上皮下沈着物から基底膜内沈着物に移行してきたもので，領域的に上皮下沈着物が残ることが多く，外透明層の連続性が絶たれる．同様に MPGNⅢ型の first form の沈着物も時間が経つと基底膜内に移行する一方，上皮下沈着物が残存するため外透明層の連続性が絶たれる．しかし，MPGNⅢ型 second form では，dense deposit は緻密層内から始まるといわれ，外透明層が一様に保存されていることで MPGNⅢ型の first form から鑑別される．また，MPGNⅢ型 second form では，外透明層の連続性が証明され，その糸球体基底膜内の連続性沈着物は，DDD の典型像である

各論

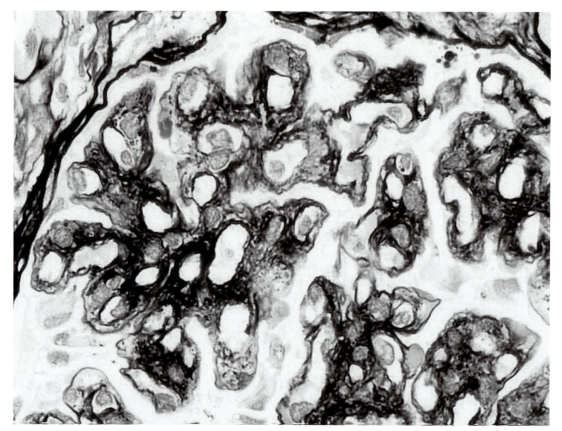

**図3-31　MPGN Ⅲ型（second form）の光顕所見**
メサンギウム細胞増多と糸球体基底膜の二重化を認め，一見，MPGN Ⅰ型と類似している．しかし，基底膜の二重化だけでなく，平行に二重化した基底膜間をはしご状 ladder formation に銀線維が分割している所見を認める（PAM 染色）．

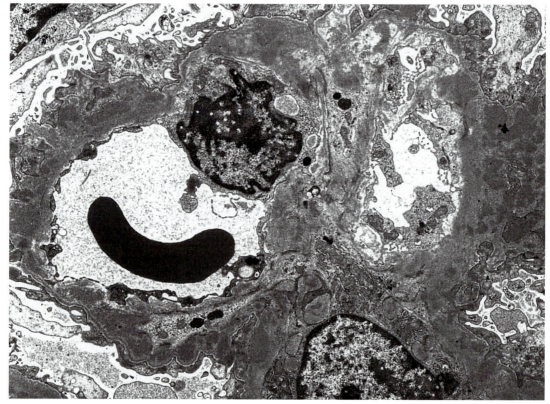

**図3-32　MPGN Ⅲ型（second form）電顕所見その1（図3-31の症例）**
糸球体基底膜の緻密層内に多量の沈着物が塊状にみられ，その上皮側の外透明層が保存されている（×5,000）．

continuous intramembranous dense deposit とは区別される（図3-33）．電子染色の濃度ではDDDのほうが高く，緻密層内沈着物の厚さが一様である．しかし，DDDにおいて，dense deposit が分断されてくる症例との形態的区別が難しい場合がある（図3-28参照）．免疫染色においても，DDDがC3単独陽性であるのに比して，MPGN Ⅲ型，second form では，C3の他に免疫グロブリンの沈着を合併する症例がある（図3-34）．

　電顕PAMで緻密層の破壊 disruption があり，外透明層の連続性が証明され，それゆえ沈着物が糸球体基底膜の緻密層内に局在していることが証明されることにより，MPGN Ⅲ型 second form と診断される[21]（図3-35）．さらに，一部の基底膜内やメサンギウム基質内で，PAM陽性領域と沈着物が混合して染色されている場所がある．これもMPGN Ⅲ型 second form の特徴のように思える．原則的には，その沈着物は，DDDの典型像の場合のように continuous intramembranous dense deposit ではない．しかし，通常の電顕写真においては，dense deposit disease のMPGN Ⅱ型において，dense deposit が分断されてくる症例との形態的区別が難しい場合がある．免疫染色においてもDDDは原則的にC3以外の免疫複合体は陰性であるが，陽性の場合もあるのでその鑑別を困難にしている[19〜21,32]．

　糸球体毛細血管係蹄ならびにメサンギウム領域にIgGとC3が陽性となることがある．IgGの糸球体基底膜への沈着性は，MPGN Ⅰ型に比して強い．その他の免疫グロブリンと補体は，IgGとC3に比して劣勢であるが陽性である．このようにMPGN Ⅲ型 second form は，免疫複合体腎炎なのか C3 glomerulopathy なのかの結論は出ていない．

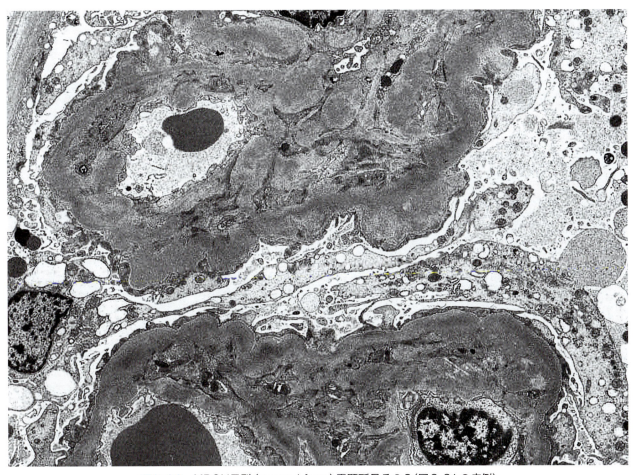

**図3-33　MPGN Ⅲ型（second form）電顕所見その2（図3-31の症例）**
基底膜内に境界不明瞭な多量の沈着物が塊状にみられ，メサンギウム間入を伴う．その上皮側の外透明層が保存されている（×5,000）．

各 論

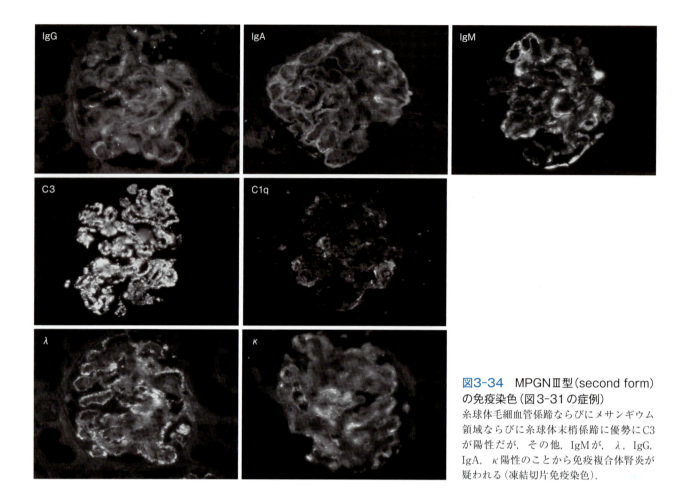

図3-34 MPGNⅢ型（second form）の免疫染色（図3-31の症例）
糸球体毛細血管係蹄ならびにメサンギウム領域ならびに糸球体末梢係蹄に優勢にC3が陽性だが，その他，IgMが，λ，IgG，IgA，κ陽性のことから免疫複合体腎炎が疑われる（凍結切片免疫染色）．

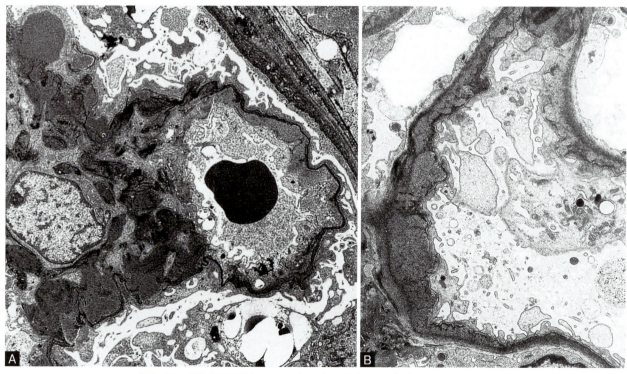

図3-35 MPGNⅢ型（second form）の電顕PAM像（図3-31の症例）
A：緻密層が破壊されているが，上皮側が保存されている．左上はHumpを形成．電顕PAMでlamina rara externaの連続性が証明され，沈着物が糸球体基底膜の緻密層内に局在している（×3,000）．
B：沈着物が糸球体基底膜の緻密層内に局在して，それによりPAM陽性の基底膜を破壊している．一方，外透明層直下の緻密層の連続性が観察される（×5,000）．

### ⑥ 一次性MPGNの鑑別診断のまとめと今後の課題(表3-1)

　光顕上，MPGN I 型とMPGN Ⅲ型 second form は糸球体基底膜が二重化を呈することで鑑別できないが，電顕において**緻密層の破壊がなく，dense deposit が内皮下腔に認められ，メサンギウム間入を認める疾患を MPGN I 型**，**緻密層の破壊を伴い dense deposit が糸球体基底膜の緻密層内にあるものを MPGN Ⅲ型 second form** としている．MPGN Ⅱ型（DDD）も緻密層の破壊はないが，緻密層内の continuous intramembranous dense deposit は，通常の電顕像ならびに電顕 PAM でも特有の染色性を示す形態像を呈し，その存在は独立している．免疫染色にて，C3 だけが優勢に染色される場合も DDD を疑う根拠となる[16]．DDD 以外の MPGN I 型，Ⅲ型は，C3 の他に，IgG，IgM，IgA が染色される場合が多い[23]．**MPGN Ⅲ型 second form は，電顕的に糸球体基底膜の緻密層に高電子密度沈着物がみられ DDD と類似しているが，免疫複合体が沈着する症例を経験する**[21]．一方，MPGN Ⅱ型も，症例によって C3 以外の免疫複合体が証明されることがある[27]．この点で，MPGN Ⅱ型と MPGN Ⅲ型 second form の鑑別が今後問題となり，症例の集積が望まれる．MPGN I 型と MPGN Ⅲ型 first form との鑑別では，沈着物の場所が問題となる．MPGN I 型は上皮下沈着物は一切呈さず，糸球体基底膜は保存されている．一方，**MPGN Ⅲ型 first form はメサンギム基質内 dense deposit に加えて上皮下沈着物が主体**であるが，内皮下沈着物を認める症例もある．大半がループス腎炎などの二次性 MPGN であるが，一次性 MPGN Ⅲ型 first form に内皮下沈着物がどの程度出現するかは今後の検討を待つ．

表3-1 一次性 MPGN の鑑別診断

|  | MPGN I | MPGN Ⅱ (DDD) | MPGN Ⅲ 1st form (Burkholder) | MPGN Ⅲ 2nd form (Streife & Anders) |
|---|---|---|---|---|
| LM (GBM) | Double contour (PAM) | Ribbon-like (PAS) or double contour | Spike & bubbling (PAM) | Double contour (PAM) |
| IF | C3 dominant | C3 isolated | Igs and C3 | C3 and Igs (?) |
| EM (U/Pb) | Subendothelial | Intramembranous | Epimembranous | Intramembranous or subendothelial |
| EM-PAM | GBM intact | Enhancement of GBM No GBM disruption | Spike | GBM disruption |

---

**トピックス 9　C3 glomerulopathy と MPGN**

　DDD の発症機序に関連して，補体活性化経路の alternative 経路が活性化される病態の解析が進んでいる．以前から alternative 経路の変換酵素である C3bBb に対する自己抗体である C3 nephritic factor (C3NeF) が陽性となることがいわれているが，C3NeF に対する抗体が検出されたり，Factor H 遺伝子変異あるいは多型のある補体制御タンパクがみられる症例も報告されている．このように，DDD は遺伝子レベルで補体成分の異常と関連をもっていることが明かとなった[18,33,34]．

　一方，2010 年代となり，補体活性経路の観点から MPGN が再分類されて **C3 glomerulopathy** の概念が提唱された．すなわち，上記の MPGN I 型や MPGN Ⅲ型にも C3 が単独に染色される一群があり，それを **C3 glomerulonephritis** と呼び，DDD とあわせて包括的に C3 glomerulopathy の概念が提唱された[35,36]．C3 glomerulonephritis には，Idiopathic C3 glomerulonephritis[37]，Familial MPGN typeⅢ[38,39]，CFHR5 nephropathy (familial C3 glomerulonephritis/heterozygous mutation in CFHR5)[40]，atypical HUS 関連糸球体症が含まれる[41]．

　補体の活性経路は，補体の classical pathway と alternative pathway で区別される[42]．前者は抗原と複合体を形成した免疫グロブリン抗体が C1 複合体と結合し，この経路が関与した場合には C3 以外に IgG などの免疫グロブリンが染色

される．後者は抗原抗体の免疫複合体を介さず C3 から活性化される経路であり，この経路の異常によって起こる糸球体腎炎は C3 のみが強く染色され，他の免疫グロブリンは陰性であることが特徴で，これを C3 glomerulopathy という概念でまとめられている．C3 glomerulopathy は概念的に DDD と C3 glomerulonephritis に分かれることになる[35, 36, 43]（図3-36）．

　しかし，この分類において MPGN Ⅲ型は，MPGN Ⅲ型 first form（Burkholder 型）を念頭にしており，MPGN Ⅲ型 first form（Burkholder 型）が膠原病関連の免疫複合体腎炎が多いことを顧慮すると，C3 glomerulopathy からはずれ，その結果，DDD を除いた C3 glomerulonephritis と MPGN Ⅲ型 second form（Anders & Strife 型）との異動に焦点があたるが，十分に説明されていない．少なくとも MPGN Ⅲ型 second form（Anders & Strife 型）の中に C3 単独陽性症例ではなく，IgG や IgA の陽性症例がみられる点で，C3 glomerulonephritis とは同義ではない．さらに，IgM の共局在症例においては，ネフローゼ症候群の症例において非特異的にメサンギウム領域の滲出性病変にも陽性のことがしばしばあり，C3 単独陽性に免疫複合体型沈着物が付加された症例とは異なる．また，家族性 C3 glomerulopathy 以外の孤発例において，MPGN Ⅰ型の中に，どの程度 C3 単独症例が含まれるのかもわかっていない．以上，C3 glomerulopathy から，DDD を除いた C3 glomerulonephritis が，まだ，概念上の疾患であり，その実態は不明のままである．

　近年，MPGN の補体系の異常による病態を反映して，Eculizumab という抗 C5 モノクローナル抗体による新たな治療が期待されており[44, 45]，その治療前後での病理学的検討もなされつつある．免疫染色における C3，C5b-9 の染色性は，治療後もほとんど変化がなく，また電顕的にも deposit の著明な改善は認められていない．しかし，管内性細胞増多や好中球浸潤の減少を大半の症例に認めており，これが治療前後での病理学的な治療効果判定になる可能性を報告している．興味深いことに，治療後の免疫染色では，新たに Eculizumab 自体の沈着と考えられる単クローン性 IgG κ が C3，C5b-9 部位に沈着し，あたかも単クローン性免疫グロブリン沈着症のような形態をとっていたことがわかった[46]．

　これまでの腎組織の形態学的な要素が強かった分類に，さらにそこに補体の関与という病態を前面に出した，より臨床的な分類へと近づいたといえる．

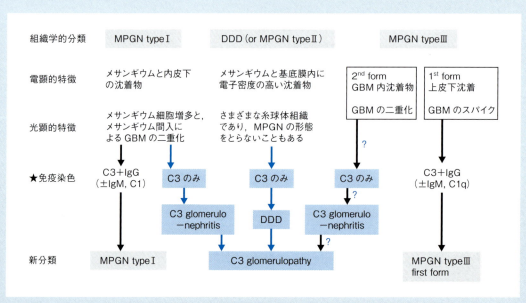

図3-36　C3 glomerulopathy と MPGN 分類との関係

## トピックス 10　電顕 PAM の効用

　膜性腎症 stage 3 や MPGN Ⅲ型 first form では，基底膜内沈着物がみられるが，上皮下沈着物が次第に基底膜内に移行するため**外透明層** lamina rara externa が所々で消失し，**外透明層直下の PAM 陽性基底膜の連続性も断絶している**（図3-37）．一方，dense deposit disease や MPGN Ⅲ型 second form では，基底膜内の緻密層から病変が始まるため**外透明層が保たれ，その保存が電顕 PAM 染色により証明される**（図3-38）．正常糸球体においては毛細血管係蹄の緻密層が染色され，メサンギウム基質の PAM 陽性領域とともに緻密層が破壊されていないことがわかる（図3-39）．
　一次性 MPGN Ⅰ型では，メサンギウム領域から**内皮下腔**に沈着物を形成するが糸球体基底膜は保存され，**メサンギウム間入** mesangial interposition **を伴う**．この内皮下沈着物は，上皮下沈着物のように stage が進んで沈着物が基底膜内に移行することはない．しかし，メサンギウム間入により内皮側の基底膜が新生された場合には，一見，内皮下沈着物が基底膜内に存在するようにみえる．基底膜内沈着物は，本来の緻密層中に存在する沈着物をいい，上記の内皮側の基底膜が新生された場合の内皮下沈着物は緻密層内に位置するように見えるが，本来の緻密層は破壊されることなく存在する．一方，MPGN type 3, second form (Streife and Anders) 型では，**沈着物は基底膜内から始まり**，電顕 PAM により基底膜緻密層の破壊の様子が明らかとなる（図3-40）．
　また，電顕 PAM はⅢ型膠原線維を染め出し，膠原線維糸球体症の診断にも用いられる（後述）．

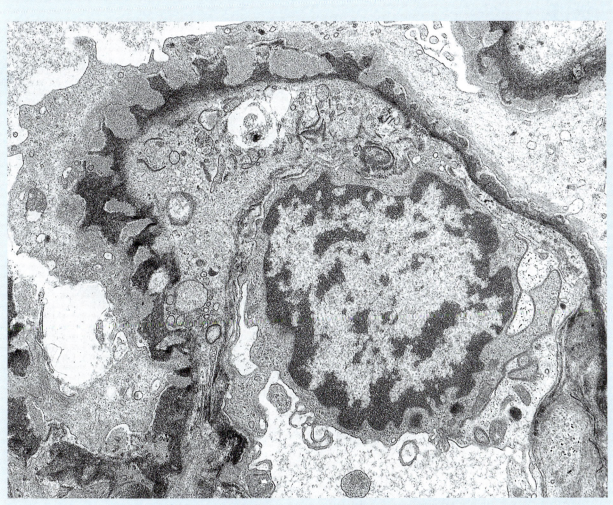

**図3-37　膜性増殖性糸球体腎炎Ⅲ型 first form 電顕PAM**
上皮下沈着物が次第に基底膜内に移行するため外透明層が所々で消失し，外透明層直下のPAM陽性基底膜の連続性も断絶している（×5,000）．

各論

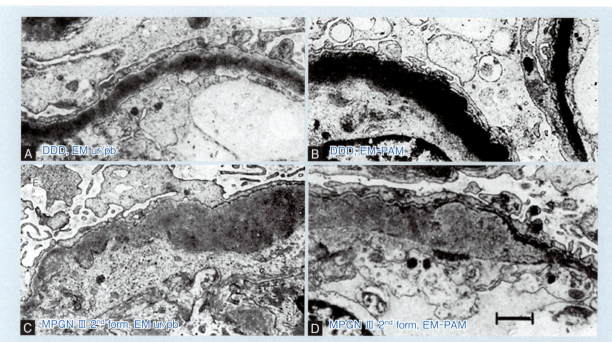

**図3-38** 電顕PAMによるdense deposit diseaseと膜性増殖性糸球体腎炎Ⅲ型second formの比較
電顕PAM染色によりDDDとMPGNⅢ型second formでは，双方とも基底膜内の緻密層にdense depositがみられ外透明層が保たれることが証明される．MPGNⅢ型second formでは緻密層が破壊されているが，外透明層直下のPAM陽性緻密層の連続性は保たれている．通常の塩化鉛，ウランの二重染色では，そのdensityからDDDとMPGNⅢ型second formは区別される．
（文献21）より）

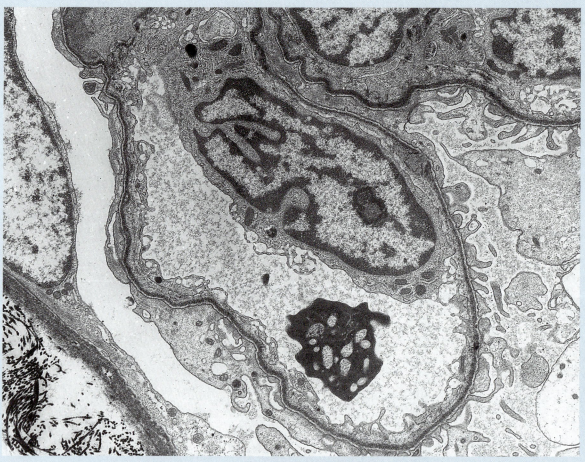

**図3-39** 正常糸球体の電顕PAM
正常糸球体においては糸球体毛細血管係蹄の緻密層が染色され，メサンギウム基質のPAM陽性領域とともに緻密層が破壊されていないことがわかる．左下の膠原線維（Ⅰ型collagen線維）はPAM陽性を示している（×5,000）．

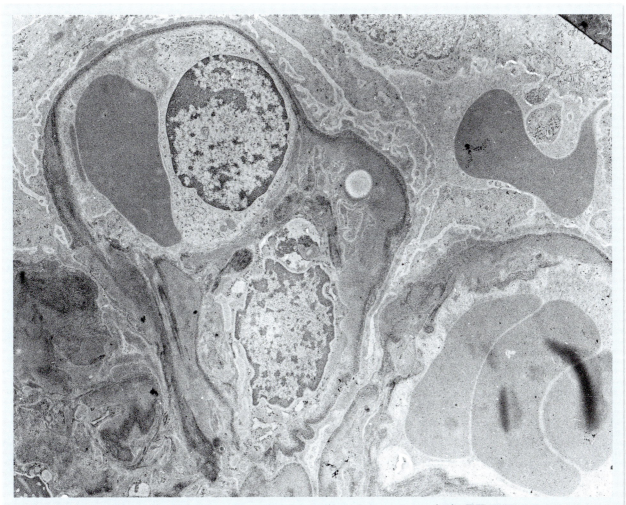

**図3-40** MPGN type 3, second form (Streife and Anders) 型の電顕PAM
沈着物は基底膜内から始まり，電顕PAMにより基底膜緻密層の破壊disruptionの様子が明らかとなる (×5,000).

## 4　二次性MPGN疾患群，MPGN様病変

　一次性MPGNから鑑別を必要とする二次性（続発性）MPGNの疾患群として，膠原病関連腎炎や感染症（溶連菌感染後急性糸球体腎炎，白色ブドウ球菌によるシャント腎炎 shunt nephritis，HCV型・HBV型肝炎ウイルスやパルボウイルス関連腎炎，日本住血吸虫症関連腎炎）などに伴う免疫複合体型，抗リン脂質抗体症候群 anti-phospholipid antibody syndrome や HUS/TTP などの血栓性微小血管症 thrombotic microangiopathy に伴う血栓性内皮傷害型，そして，クリオグロブリン血症 cryoglobulinemia や単クローン性γグロブリン血症などパラプロテイン血症 paraproteinemia に関連した糸球体沈着症型があげられる[47]．

　その他，ヘロイン中毒，悪性リンパ腫，放射線照射などでも類似病変（MPGN-like lesion）がみられる．これらのMPGN様病変は，病理形態的にその光顕像，免疫染色，電顕所見のそれぞれの特徴から，ある程度鑑別が可能であるが，臨床情報が鑑別の有力な手がかりとなる．

## ① 免疫複合体型

### 一次性 MPGN とループス腎炎Ⅳ型との鑑別

まず，免疫蛍光染色にて，C1q (C4) を含むすべての免疫グロブリンと補体が陽性となる場合はループス腎炎を疑う．一方，C3 優位あるいは単独の陽性所見の場合は一次性 MPGN が疑われる．その際，hump にも C3 が陽性となる．電顕像においては，内皮細胞の細胞質内に microtubular structure (図3-11) やメサンギウム基質内に finger print 構造 (図3-9) をもつ高電子密度沈着物があればループス腎炎が疑われる．内皮下沈着物が wire loop 病変として多量の場合 (図3-10) や上皮下沈着物ならびにメサンギウム基質内の沈着物が不規則な分布様式で沈着する場合 (図3-6) もループス腎炎を疑う．一方，一次性 MPGN の電顕像では，高電子密度沈着物は免疫複合体のものとは異なり，境界が不鮮明 (off-defined) で，その分布がメサンギウム基質から基底膜内緻密層にかけてみられ，メサンギウム細胞間入がその周囲の基質の増生を伴いながら基底膜の緻密層に接した内皮下腔に位置している (図3-21)．

メサンギウム細胞増多を伴うループス腎炎Ⅴ型は，旧分類 (1995年改訂版)[1] では Vb であったが，新分類ではⅤ型に含まれ，一次性 MPGN Ⅲ型，first form (Burkholder 型) との鑑別が問題となる．電顕像において，上皮下沈着物が斉一の場合は区別がつかないが，ループス腎炎では沈着物の大きさや分布が不均等のことが多く，内皮下沈着物が目立つ場合は鑑別診断の根拠となる．電顕にて鑑別がつかなくても免疫蛍光染色にて C1q や C4 が優勢で陽性になればループス腎炎を疑うことができる．

## ② 感染症型

感染症関連腎炎も MPGN 様病変を呈する．β溶連菌感染によるびまん性管内増殖性糸球体腎炎の進行型では，毛細血管管腔が内皮の賦活や炎症細胞浸潤を伴う急性病変によって閉塞する所見がみられるが，さらに，メサンギウム領域にも炎症がひろがると，光顕的に糸球体毛細血管係蹄の分葉化構造が進み，いわゆる分葉性糸球体腎炎 lobular glomerulonephritis の様相を呈する (図3-19)．電顕的に dense deposit は比較的少量で，メサンギウム領域から糸球体末梢係蹄にかけて dense deposit disease にみられるような基底膜内沈着物を認めることもある (図3-41)．次にブドウ球菌による感染性糸球体腎炎，特に MRSA 関連腎炎も MPGN 様病変をとることがある．免疫蛍光染色で IgA 優位の沈着があればメチシリン抵抗性黄色ブドウ球菌感染 (MRSA) 関連腎炎 methicillin resistant *Staphylococcus aureus* (MRSA) -related glomerulonephritis が強く疑われる (図3-42)．電顕的には IgA 腎症の様な傍メサンギウムに限局した沈着物は大量には認められない (図3-43)．C 型肝炎ウイルス (HCV) 関連腎炎では，クリオグロブリン血症性糸球体腎炎 cryoglobulinemic glomerulonephritis との関連が深く，MPGN 様病変に加えて，塊状の内皮下沈着物か，あるいは毛細血管管腔内にクリオグロブリン血栓がみられると鑑別できる (後述)．B 型肝炎 (HBV) 関連腎炎では，電顕的に上皮下沈着物やメサンギウム沈着物が広汎かつ不規則にみられ，MPGN Ⅲ型類似の所見をとる (図3-44)．また，免疫蛍光染色にて IgA 優位の沈着を示すことが多い (図3-45)．

以上，免疫複合体型の MPGN 様病変は，臨床的に低補体血症を呈することが多く，その点では，一次性 MPGN と類似しているが，自己抗体の発現や，菌体外毒素，抗ウイルス抗体，そして，血清中のクリオグロブリンの証明などの臨床情報によりあらかじめ二次性 MPGN の診断を予測することが可能である．

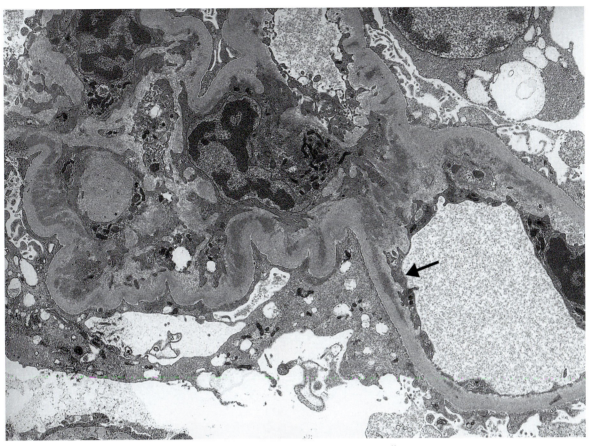

**図3-41 急性溶連菌感染後腎炎の電顕像**
メサンギウム領域からメサンギウム領域に近い糸球体基底膜内にintramemebranous continuous dense depositを認める（矢印）（×3,000）.

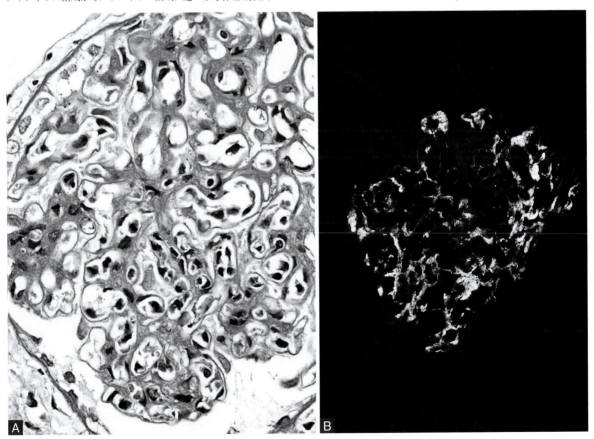

**図3-42 MRSA腎炎の光顕像と免疫染色**
管内増殖性糸球体腎炎endocapillary proliferative glomerulonephritisを呈し（A：PAS染色）IgAがメサンギウム領域に陽性（B：抗ヒトIgA抗体による凍結切片免疫染色）.

各論

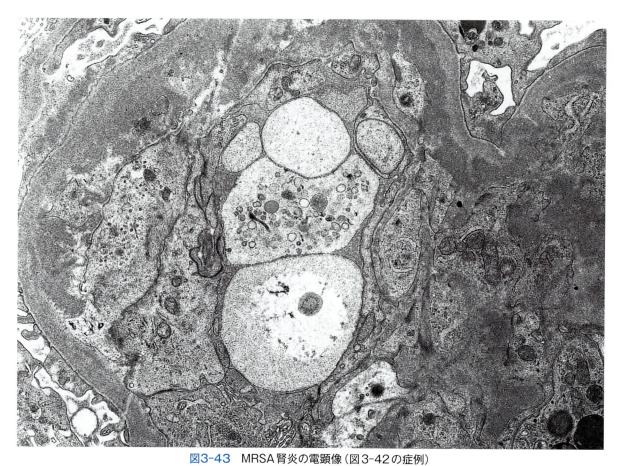

**図3-43** MRSA腎炎の電顕像（図3-42の症例）
メサンギウム領域にdense depositを認めるが，IgA腎症のdense depositのように半球状沈着物に進展せず，沈着性も淡い（×5,000）.

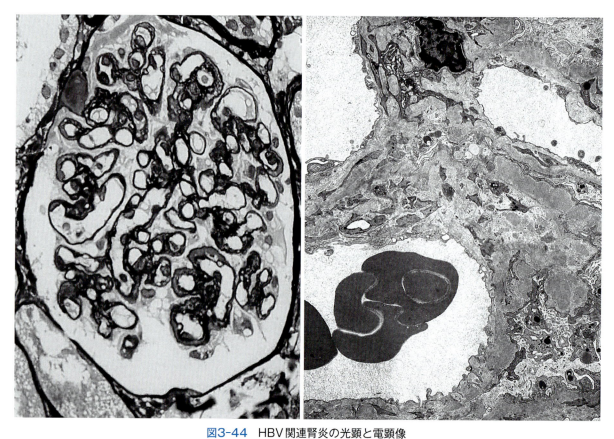

**図3-44** HBV関連腎炎の光顕と電顕像
HBVのhealthy carrierの症例．メサンギウム領域と糸球体基底膜に不規則で多量のdense depositを認める（×3,000）.

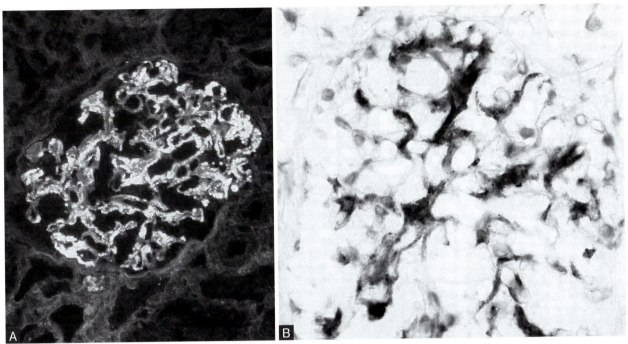

図3-45 HBV関連腎炎の免疫染色（図3-44の症例）
抗ヒトIgA抗体染色ではIgAはメサンギウム領域と糸球体末梢係蹄に陽性を示すが（A），抗ヒトHVBs抗体の免疫染色ではHVB抗原はメサンギウム領域に局在する（B）（凍結切片免疫染色）．

### ③ 内皮傷害型

　免疫複合体の沈着はなく，血漿成分が血管内から内皮下腔へ浸入するため基底膜が二重化するもので，メサンギウム細胞の基底膜内への間入によるものではない（後述）．**蛍光免疫染色では，IgMが主として毛細血管末梢に陽性，その他の免疫グロブリンと補体は原則的に陰性となる**．電顕所見においても，**内皮下腔が浮腫性に開大し，高電子密度沈着物はみられない**．TTPやHUSによる血栓性微小血栓症では，溶血や血小板減少，急性腎不全 acute kidney injury（AKI）などの臨床所見があり，低補体血症 hypocomplementemia がみられないことにより一次性MPGN I 型から鑑別される．抗リン脂質抗体症候群やPOEMSも低補体血症がなく，糸球体毛細血管末梢にIgG，C3が陰性の点で共通している（後述）．鑑別には，β2GP1，ループスアンチコアグラント，そして，VEGFなどの臨床情報の有無が優先されるが，**抗リン脂質抗体症候群では，特有の細動脈病変や糸球体嚢胞（glomerular cyst）の形成，そして，綿毛状fluffyの血栓形成**により形態的に鑑別される．**慢性肝疾患に伴う内皮下浮腫**では，血漿成分が内皮下に侵入して凝固する．そしてメサンギウム間入を伴う（図3-46）．

### ④ パラプロテイン血症関連腎症

　光顕像では，基本的に一次性MPGNと区別がつかない．電顕において，クリオグロブリン血症性腎炎，単クローンγグロブリン沈着症，イムノタクトイド腎症はそれぞれ特有の超微細線維構造をもつ所見により鑑別されるが，詳しくは後述する．

各論

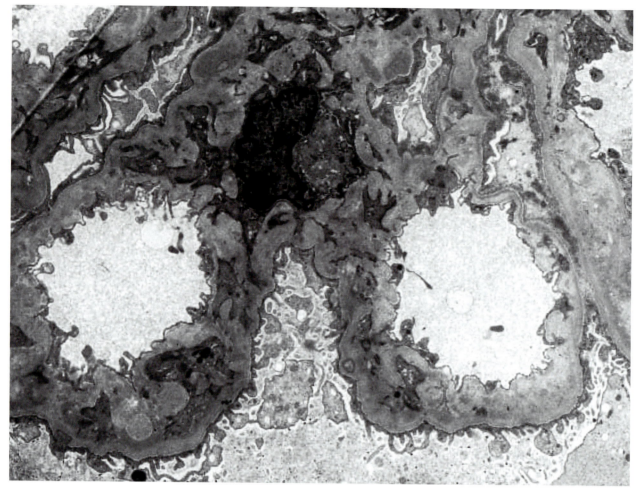

図3-46 慢性肝疾患に伴う内皮下浮腫とメサンギウム間入
内皮下腔が開大し，滲入した血漿成分が凝固し，メサンギウム間入を伴う（×3,000）.

## 5 IgA 腎症

　IgA 腎症は，臨床的に大半は**慢性腎炎症候群** chronic nephritic syndrome を呈し自覚なしに進行するが，ときに**急性腎炎症候群**の症状を呈する．したがって，初診時ならびに腎生検時の病期はさまざまである．腎生検により確定診断がなされるが，さらに，積極的治療の対象となる活動性病変と予後を決定する慢性病変に関して，それらを総合的に定量評価することが治療方針の選択に参考となる．そのため，これらの病変の多様性を臨床病理学的見地から整理したのが組織分類である．厚生労働省・腎臓学会合同による**組織学的重症度分類**[48]と**国際臨床病理分類**（**Oxford 分類**）が 2009 年に完成し[49]，それにより，IgA 腎症の病理組織学的スペクトラムが整理され，病変の臨床的意味が明らかにされつつある．

　IgA 腎症の病変は多彩であるが，共通する特徴的病変として，傍メサンギウム領域に PAS 染色陽性，Masson 染色で赤染し，PAM 染色にて傍メサンギウム領域の基底膜の直下に位置することが確認できる沈着物が特徴的であり，**半球状沈着物** hemispheric nodule と呼ばれる（図3-47）．IgA はメサンギウム領域に沈着し，メサンギウム細胞増多を誘発するため，日常的には，メサンギウム細胞増多とその分布様式によって，微少変化群 minor glomerular abnormality，巣状メサンギウム増殖性糸球体腎炎 focal proliferative glomerulonephritis，びまん性メサンギウム増殖性糸球体腎炎 diffuse proliferative glomerulonephritis に分類される．さらに，管内性細胞増多 intracapillary hypercellularity の病変として糸球体毛細管係蹄内のマクロファージ浸潤，管外性病変として半月体形成（細胞性，線維細胞性）などの**活動性病変**を伴うことがある．まれに，MPGN 病変を呈することもある．これらの病変が進行すると **chronicity**（慢

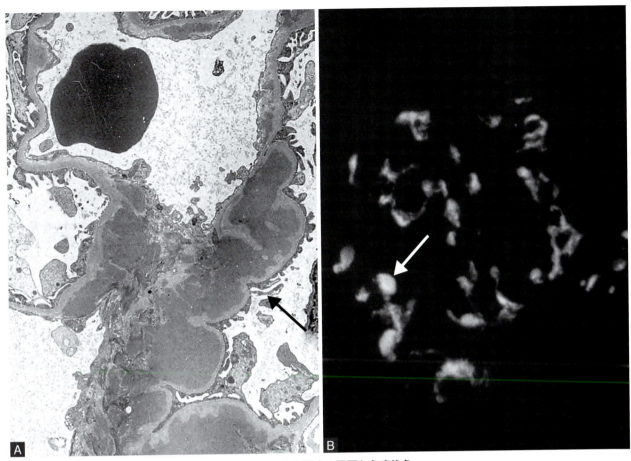

図3-47　IgA腎症の電顕と免疫染色
A：傍メサンギウム領域に多量の沈着物を認める（×5,000），B：免疫染色にて半球状沈着物を認める（抗ヒトIgA抗体　蛍光染色）．

性化）が増し，糸球体はメサンギウム基質の増加，毛細血管係蹄の虚脱，糸球体ボウマン嚢周囲の線維化 periglomerular fibrosis，癒着ないしは線維性半月体の形成などを経由して球状硬化に進展する．そして，硬化糸球体が多くなると，それに付属していた尿細管も萎縮し，腎臓内のネフロンの減少ならびに荒廃と間質の線維化が進行する．臨床的には腎機能低下を招来し，保存期を経て透析や移植の適応となる．

　免疫染色により，糸球体の傍メサンギウム領域に IgA 優勢のびまん性沈着を示す所見は IgA 腎症の診断根拠となる．IgA 腎症は IgA が優位に沈着することが前提となっており，IgA 沈着と同等かあるいは劣勢に C3，IgM，IgG が同時に沈着 co-localize することが多い．IgG 沈着の合併は約 20％から 30％程度にみられる．C1q の沈着はまれであり，強く染色されればループス腎炎が疑われる．

　IgA 腎症での IgA の沈着は diffuse global な分布を示すのが特徴である．また，1個の糸球体の沈着場所を，mesangial pattern（メサンギウム基質に陽性）と peripheral pattern（糸球体末梢毛細管係蹄に陽性）に分けることができるが，IgA 腎症においては圧倒的にメサンギウム基質への沈着が多い．さらに mesangial pattern は，paramesangial（傍メサンギウム領域）への沈着とメサンギウム基質への沈着 axial（軸性）に分類することができる．IgA 腎症では，IgA の沈着は初期には傍メサンギウム paramesangium 領域（図3-48）が一般的であり，のちに半球状沈着物に進展するが，沈着がさらに進行すると軸性の沈着パターンを合併する．糸球体が硬化して血流がない場所には IgA は染色されない．光顕上，癒着部位にて巣状分節状糸球体硬化症 focal segmental glomerulosclerosis（FSGS）様病変をとることがあり，FSGS との鑑別診断には免疫染色ならびに電顕が有用である．

　電顕像において傍メサンギウム領域に電子密度の高い沈着物が確認され IgA 腎症の診断根拠となる．

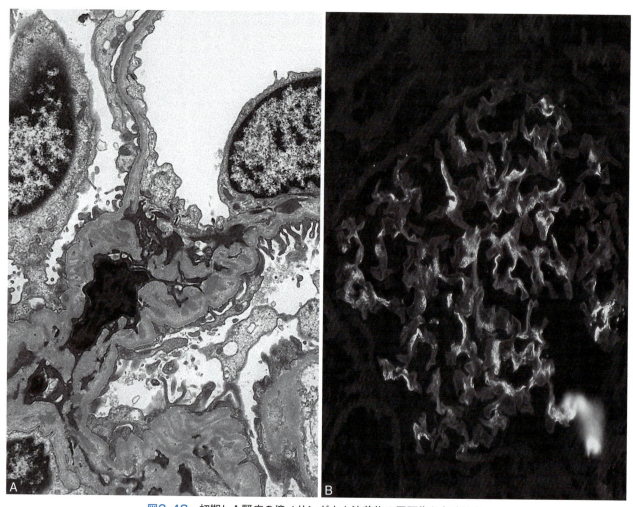

**図3-48 初期IgA腎症の傍メサンギウム沈着物の電顕像と免疫染色**
A：初期のIgAの沈着は傍メサンギウム領域から始まる（×3,000）．B：免疫染色では一見末梢型パターンと混同する．しかし，染色性パターンは傍メサンギウムパターンであり，末梢型のパターンとは異なる（抗ヒトIgA抗体凍結切片免疫染色）．

傍メサンギウム領域とは，メサンギウム領域の周辺に位置し，糸球体基底膜につながるメサンギウム領域の緻密層（mesangial ring）直下に位置し，メサンギウム細胞の細胞質周囲までのメサンギウム基質の領域をいう．IgA腎症の初期のIgA沈着はここから始まる．しかし，病変が進行すると本来のメサンギウム基質に沈着物が広がり軸性パターンをとる．傍メサンギウム領域のdense depositが必ず初期にみられ，それがメサンギウム基質ないしはまれに内皮下腔に進展する．傍メサンギウム領域のdense depositの特徴を参考にすれば，IgA腎症に合併するアルポート症候群 Alport's syndrome，糖尿病性糸球体硬化症，MCNSなど幾多の疾患との合併症例を診断できる．

IgA腎症では，メサンギウム基質に融解像lysisを認めることがあり病像のactivityを示している[50]．また，IgA腎症が光顕的にMPGN様病変を呈したとき，本来のMPGN型IgA腎症か，動脈硬化性虚血に伴う内皮傷害に由来するMPGN様病変の合併かの診断の鑑別に電顕が有用である（図3-49）．前者はネフローゼ症候群を呈し，後者は呈さないことが多い．IgA腎症の診断は主として免疫染色によってなされ電顕診断を待つことがないが，まれに，光顕像が進行性でないにも関わらず蛋白尿が顕著な症例に出会う．その場合，微小変化型ネフローゼ症候群の合併（図3-49）ないしは毛細血管係蹄壁にIgAが沈着する末梢型IgA腎症（図3-50）が鑑別診断としてあがる．

IgA腎症において基底膜の菲薄化が分節性にみられることがある．菲薄基底膜病の合併の場合は基底膜の菲薄化が全節性にみられる．一方，IgA腎症が否定されたのち，糸球体毛細血管係蹄に分節状に基底膜の菲薄化がみられ，血尿の原因となる症例が意外と多い．分節性菲薄基底膜病の疾患概念が今後注目され

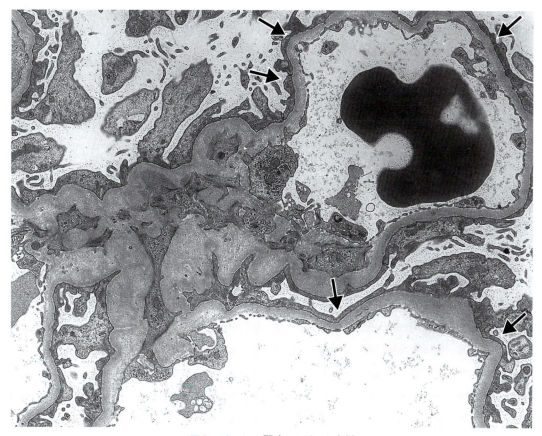

**図3-49　IgA腎症のMCNS合併**
足細胞脚突起の消失が広汎で微小変化型ネフローゼ症候群の所見を認め，さらに傍メサンギウム沈着を伴うIgA腎症の症例（×5,000）．

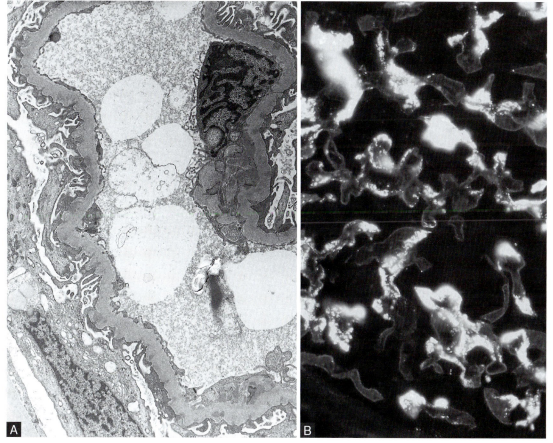

**図3-50　IgA腎症の上皮下沈着物と免疫染色**
A：IgAが糸球体末梢係蹄の上皮下に沈着する（×5,000）．IgA血管炎に多いパターンである．B：免疫染色にてメサンギウム領域の沈着に合併して糸球体末梢係蹄に顆粒状パターンを呈する（抗ヒトIgA抗体免疫染色，凍結切片）．

各論

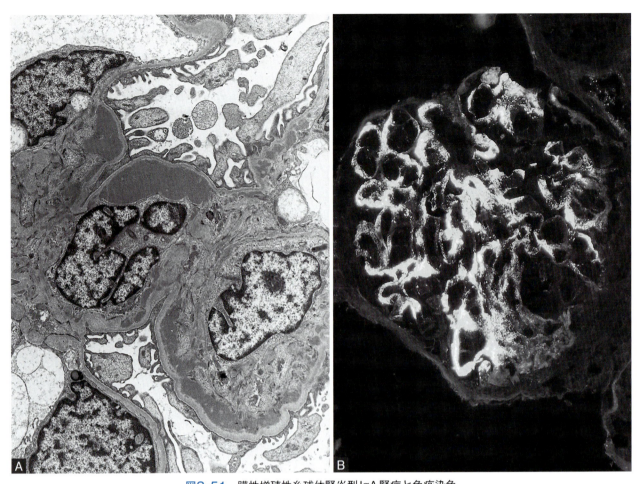

図3-51　膜性増殖性糸球体腎炎型IgA腎症と免疫染色
A：IgAの沈着は傍メサンギウムから内皮下沈着に及びメサンギウム間入を伴う（×3,000）．B：免疫染色ではメサンギウム＋末梢パターンをとる（抗ヒトIgA抗体免疫染色）．

る．巣状分節性糸球体硬化症では滲出性病変が凝固してIgMの沈着を主体に同様な傍メサンギウム沈着物を認める．傍メサンギウム領域にはこのように血漿成分の滲出性病変との鑑別が難しいことがある．免疫染色にてIgMとC3のみが染色されうることで鑑別される．

### ① IgA腎症の膜性増殖性糸球体腎炎型

症例によってはメサンギウム間入を伴い，光顕にてMPGN様病変を呈することがある（図3-51）．管内性細胞増多病変を合併することもあり，慢性病変が少ないにもかかわらず蛋白尿が顕著な場合が多い．治療後に典型的なメサンギウム増殖性腎炎に移行する．動脈硬化の目立つ成人のIgA腎症症例には，糸球体基底膜の二重化が目立つ症例があり，MPGN様病変と診断される．しかし，**IgA腎症のMPGN型にみられるIgAの糸球体毛細血管係蹄内皮下沈着から生じるMPGN病変と動脈硬化に伴う内皮障害に由来するMPGN様病変とは区別されなければならない**．IgAの免疫染色と電顕が決め手となる．また，B型・C型肝炎合併症例においてもこのようなIgA沈着症を呈するので鑑別を要する．**糸球体毛細血管係蹄の上皮下に沈着する末梢型IgA腎症も存在する**（図3-50）．すなわち毛細血管係蹄壁にIgAが沈着する末梢型IgA腎症においても，上皮下沈着物を認め，通常のIgA腎症に比して脚突起消失が広汎な症例（図3-50）と，毛細血管末梢係蹄内皮下に高電子密度沈着物を認める症例に分かれる（図3-51）．光顕的にはいずれの場合もMPGNを呈する．前者の所見はIgA血管炎（紫斑病性糸球体腎炎）にもみられ超微形態が類似している．PAM染色で上皮側に不規則な棘形成あるいは虫喰い様病変moth eaten appearanceを伴うが，場所によっては基底膜の二重化も示す．一方，内皮下腔にIgAが塊状に沈着する症例があり，原発性の場合は小児に多い[51]（図3-52）．

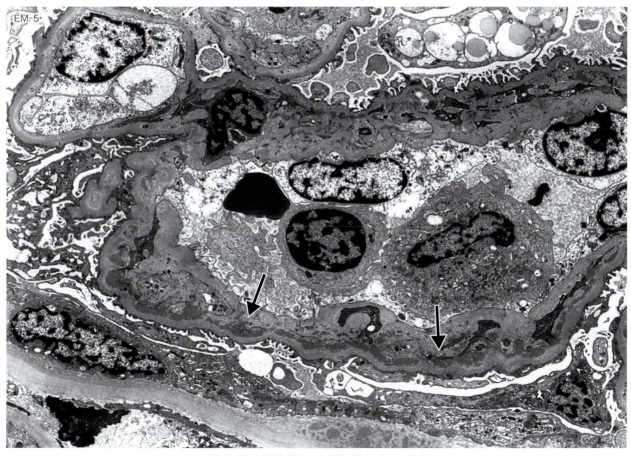

**図3-52　膜性増殖性糸球体腎炎型IgA腎症**
IgAの沈着は内皮下沈着が糸球体末梢係蹄にループ状にみられ，メサンギウム間入を伴う（×5,000）．

## ② 鑑別診断

### a. IgA血管炎［紫斑病性腎炎 Henoch-Schoenlein purpura nephritis（HSPN）］

　IgA優位の糸球体沈着があり病理形態的にはIgA腎症に酷似している．臨床的に皮膚の紫斑の既往のあるなしにより鑑別診断される．IgA血管炎は，再発はあるものの基本的にはself-limittingな疾患であり，発症年齢が小児においては8歳をピークに10歳以前に多く（IgA腎症のピークは12歳前後），成人においては50〜60歳代にもう一つのピークをもつ点（IgA腎症は40〜50歳にピーク），そして皮膚での紫斑や腹痛などの全身性アレルギー性血管炎の症状を呈する点においてIgA腎症とは区別される．IgA腎症は，一般に再発性，進行性であるため臨床病理学的鑑別が重要となる．病理形態だけではIgA血管炎とIgA腎症の鑑別は難しいが，IgA血管炎では，巣状分節状に糸球体毛細血管係蹄に血管炎や血管壊死の所見が目立つ傾向にある．

### b. 巣状分節性糸球体硬化症

　光顕診断において巣状分節性糸球体硬化症との鑑別が難しい症例に遭遇する．癒着性病変の部位に分節性硬化・硝子化を呈し，糸球体のメサンギウム細胞増多が目立たない症例（特に治療後）がそれに該当する．免疫染色によりIgA陰性を確認し診断が確定する．また，FSGSは電顕的に足細胞脚突起の消失が広範である．

### c. いわゆるnon-IgAメサンギウム増殖性糸球体腎炎

　メサンギウム増殖性腎炎であるが，IgAがメサンギウム領域に優勢に沈着しない症例を指す．しかし，この疾患群は単一疾患ではない．免疫グロブリンが陰性かIgM，C3が陽性で，蛋白尿が高度にみられる症例をdiffuse mesangial hypercellularityという．感染後腎炎（管内増殖性糸球体腎炎）あるいはMPGNの回復期subsiding stageでもメサンギウム細胞増多があり，C3がメサンギウム領域に優勢に沈着する．

### d. IgA沈着症

　感染症の中にIgA沈着が糸球体に目立つ疾患群がある．肝炎関連腎症とMRSA関連腎症があげられる．HCV感染はクリオグロブリン血症性糸球体腎炎を誘発するが，HBV感染（特にhealthy carrierの症例）においてIgAがメサンギウム領域ならびに糸球体毛細血管基底膜に大量に沈着してMPGN様病変を呈する（図3-45）．沈着場所はメサンギウム基質から内皮下腔が多い．胆汁うっ滞が著明な肝硬変症や原発性胆汁性肝硬変にもIgA優位の糸球体沈着がある．この場合には血尿が出にくいといわれている．MRSA関連腎症もIgA優位の沈着を示す（図3-42,43）．免疫染色ならびに電顕所見においても，沈着場所が傍メサンギウム領域に一致せず，比較的少量で典型的IgA腎症とは区別される．

### e. IgA腎症に合併する疾患群

　IgA腎症は頻度の高い疾患だけに，他の頻度の高い一次性疾患，例えばMCNSや膜性腎症，糖尿病に合併しても不思議ではない．IgA腎症は慢性疾患であるため，治療後にIgA腎症の症状だけが残る場合が多い．

**参考文献**

1) Yoshimoto K, Yokoyama H, Wada T, et al.：Pathologic findings of initial biopsies reflect the outcomes of membranous nephropathy. Kidney Int 65：148-153, 2004.
2) Weening JJ, D'Agati VD, Schwartz MM, et al.：The classification of glomerulonephritis in systemic lupus erythematosus revisited. Kidney Int 65：521-530, 2004.
3) Wilhelmus S, Alpers CE, Cook HT, et al.：The Revisited Classification of GN in SLE at 10 Years：Time to Re-Evaluate Histopathologic Lesions. J Am Soc Nephrol 26：2938-2946, 2015.
4) Ohtani H, Wakui H, Komatsuda A, et al.：Distribution of glomerular IgG subclass deposits in malignancy-associated membranous nephropathy. Nephrol Dial Transplant 19：574-579, 2004.
5) Nagahama K, Matsushita H, Hara M, et al.：Bucillamine induces membranous glomerulonephritis. Am J Kidney Dis 39：706-712, 2002.
6) Batsford SR, Rohrbach R, Vogt A：Size restriction in the glomerular capillary wall：importance of lamina densa.

Kidney Int 31：710-717, 1987.
7) Couser WG, Salant DJ：In situ immune complex formation and glomerular injury. Kidney Int 17：1-13, 1980.
8) Kerjaschki D, Farquhar MG：The pathogenic antigen of Heymann nephritis is a membrane glycoprotein of the renal proximal tubule brush border. Proc Natl Acad Sci U S A 79：5557-5561, 1982.
9) Kerjaschki D：Megalin/GP330 and pathogenetic concepts of membranous glomerulopathy (MGN). Kidney Blood Press Res 23：163-166, 2000.
10) Beck LH Jr, Bonegio RG, Lambeau G, et al.：M-type phospholipase A2 receptor as target antigen in idiopathic membranous nephropathy. N Engl J Med 361：11-21, 2009.
11) Vogt A, Rohrbach R, Shimizu F, et al.：Interaction of cationized antigen with rat glomerular basement membrane：in situ immune complex formation. Kidney Int 22：27-35, 1982.
12) Mannik M, Striker GE：Removal of glomerular deposits of immune complexes in mice by administration of excess antigen. Lab Invest 42：483-489, 1980.
13) Mannik M, Agodoa LY, David KA：Rearrangement of immune complexes in glomeruli leads to persistence and development of electron-dense deposits. J Exp Med 157：1516-1528, 1983.
14) Burkholder PM, Marchand A, Krueger RP：Mixed membranous and proliferative glomerulonephritis. A correlative light, immunofluorescence, and electron microscopic study. Lab Invest 23：459-479, 1970.
15) Galle P, Mahieu P：Electron dense alteration of kidney basement membranes：A renal lesion specific of a systemic disease. Am J Med 58：749-764, 1975.
16) Walker PD, Ferrario F, Joh K, et al.：Dense deposit disease is not a membranoproliferative glomerulonephritis. Mod Pathol 20：605-616, 2007.
17) Word Health Organization：Renal Disease Classification and Atlas of Glomerular Diseases. 2nd ed. (Churg J, Bernstein J, Glassock RJ, eds.), Igaku-Shoin, 1995.
18) Appel GB, Cook HT, Hageman G, et al.：Membranoproliferative glomerulonephritis type Ⅱ (dense deposit disease)：an update. J Am Soc Nephrol 16：1392-1403, 2005.
19) Strife CF, McEriery PT, McAdams AJ, et al.：Membranoproliferative glomerulonephritis with disruption of the glomerular basement membrane. Clin Nephrol 7：65-72, 1977.
20) Strife CF, Jackson EC, McAdams AJ：Type Ⅲ membranoproliferative glomerulonephritis：long-term clinical and morphologic evaluation. Clin Nephrol 21：323-334, 1984.
21) Anders D, Agricola B, Sippel M, et al.：Basement membrane changes in membranoproliferative glomerulonephritis. Ⅱ. Characterization of a third type by silver impregnation of ultra thin sections. Virchows Arch A Pathol Anat Histol. 376：1-19, 1977.
22) Taguchi T, Bohle A：Evaluation of change with time of glomerular morphology in membranoproliferative glomerulonephritis：a serial biopsy study of 33 cases. Clin Nephrol 31：297-306, 1989.
23) 城 謙輔：一次性膜性増殖性糸球体腎炎Ⅰ型, Ⅲ型. Nephrology Frontier 7：57-63, 2008.
24) Sethi S, Fervenza FC：Membranoproliferative glomerulonephritis - a new look at an old entity. N Engl J Med 366：1119-1131, 2012.
25) Habib R, Gubler MC, Loirat C, et al.：Dense deposit disease：a variant of membranoproliferative glomerulonephritis. Kidney Int 7：204-215, 1975.
26) Sibley RK, Kim Y：Dense intramembranous deposit disease：new pathologic features. Kidney Int 25：660-670, 1984.
27) Joh K, Aizawa S, Matsuyama N, et al.：Morphologic variations of dense deposit disease：light and electron microscopic, immunohistochemical and clinical findings in 10 patients. Acta Pathol Jpn 43：552-565, 1993.
28) Aita K, Ito S, Tanabe K, et al.：Early recurrence of dense deposit disease with marked endocapillary proliferation after renal transplantation. Pathol Int 56：101-109, 2006.
29) Zhou XJ, Silva FG：Membranoproliferative Glomerulonephritis. Heptinstall's Pathology of the Kidney (6th ed.), Jennnete JC, Olson JL, Schwartz MM, et al. (eds.), pp253-319, Lippincct Williams & Wilkins, 2007.
30) 城 謙輔：デンスデポジット病と膜性増殖性糸球体腎炎Ⅱ型. Nephrology Frontier 7：42-45, 2008.
31) Sherman A, Furness P, Feehally J：Distinguishing C1q nephropathy from lupus nephritis. Nephrol Dial Transplant 19：1420-1426, 2004.
32) 阿部 文, 川村哲也, 宇都宮保典, ほか：小児に発症し9年の経過で緩徐にネフローゼ症候群に至った膜性増殖性腎炎 (MPGN) type Ⅲ second formの1例. 腎と透析 50：569-578, 2001.
33) Andrésdóttir MB：Recommendations for the diagnosis and treatment of dense deposit disease. Nat Clin Pract Nephrol 4：68-69, 2008.
34) Sethi S, Fervenza FC, Zhang Y, et al.：Atypical postinfectious glomerulonephritis is associated with abnormalities in the alternative pathway of complement. Kidney Int 83：293-299, 2013.
35) Sethi S, Nester CM, Smith RJ：Membranoproliferative glomerulonephritis and C3 glomerulopathy：resolving the confusion. Kidney Int 81：434-441, 2012.
36) D'Agati VD, Bomback AS：C3 glomerulopathy：what's in a name？ Kidney Int 82：379-381, 2012.
37) Levy M, Gubler MC, Sich M, et al.：Immunopathology of membranoproliferative glomerulonephritis with subendothelial deposits (type Ⅰ MPGN). Clin Immunol Immunopathol 10：477-492, 1978.

38) Neary JJ, Conlon PJ, Croke D, et al.：Linkage of a gene causing familial membranoproliferative glomerulonephritis type Ⅲ to chromosome 1. J Am Soc Nephrol 13：2052-2057, 2002.
39) Neary J, Dorman A, Campbell E, et al.：Familial membranoproliferative glomerulonephritis type Ⅲ. Am J Kidney Dis 40：E1, 2002.
40) Fakhouri F, Fakhouri F, Frémeaux-Bacchi V, et al.：C3 glomerulopathy：a new classification. Nat Rev Nephrol 6：494-499, 2010.
41) Servais A, Frémeaux-Bacchi V, Lequintrec M, et al.：Primary glomerulonephritis with isolated C3 deposits：a new entity which shares common genetic risk factors with haemolytic uraemic syndrome. J Med Genet 44：193-199, 2007.
42) Sethi S, Fervenza FC：Membranoproliferative glomerulonephritis --a new look at an old entity. N Engl J Med 366：1119-1131, 2012.
43) Daina E, Noris M, Remuzzi G：Eculizumab in a patient with dense-deposit disease. N Engl J Med 366：1161-1163, 2012.
44) Vivarelli M, Pasini A, Emma F：Eculizumab for the treatment of dense-deposit disease. N Engl J Med 366：1163-1165, 2012.
45) Radharkrishnan S, Lunn A, Kirschfink M, et al.：Eculizumab and refractory membanoproliferative glomerulonephritis. N Engl J Med 366：1165-1166, 2012.
46) Herlitz LC, Bomback AS, Markowitz GS, et al.：Pathology after eculizumab in dense deposit disease and C3 GN. J Am Soc Nephrol 23：1229-1237, 2012.
47) Rennke HG：Secondary membranoproliferative glomerulonephritis. Kidney Int 47：643-656, 1995.
48) Kawamura T, Joh K, Okonogi H, et al.：A histologic classification of IgA nephropathy for prediting long-term prognosis：emphasis on end-stage renal disease. J Nephrol 26：350-357, 2013.
49) Cattran DC, Coppo R, Cook HT, et al.：The Oxford classification of IgA nephropathy：rationale, clinicopathological correlations, and classification. Kidney Int 76：534-545, 2009.
50) Shigematsu H：A histopathological approach to the progression of IgA Nephritis. Med Electron Microsc 26：1-11, 1993.
51) Kurosu A, Oka N, Hamaguchi T, et al.：Infantile immunoglobulin A nephropathy showing features of membranoproliferative glomerulonephritis. Tohoku J Exp Med 228：253-258, 2012.

# 4 遺伝性疾患（アルポート症候群とその類縁疾患を除く）

遺伝的負荷をもつ疾患では，ミトコンドリア異常症，Fabry 病や糖原病などのリソソーム蓄積症，脂質代謝の先天的異常に伴うリポプロテイン腎症や LCAT 病，ネフロン癆（NPH）/髄質嚢胞症（MCKD）を包括した概念でとらえる尿細管上皮の先天的繊毛病 ciliopathy，III 型 collagen 線維が糸球体に沈着する爪膝蓋骨症候群や膠原線維糸球体症，そして，遺伝的負荷をもつネフローゼ症候群関連疾患があげられる．いずれの疾患も，電顕的に鑑別診断される．

## 1 ミトコンドリア異常症

ミトコンドリア異常症 mitochondria cytopathy は腎臓にも発現し，**巣状分節性硬化症や尿細管性アシドーシス** renal tubular acidosis **（RTA）を呈する**[1]．

表現型としては，**CPEO/KSS**（Chronic progressive external ophthalmoplegia/Kerns-Sayre syndrome），**MELAS**（mitochindrial myopathy, encephalopathy, lactic acidosis and stroke-like episodes），そして，

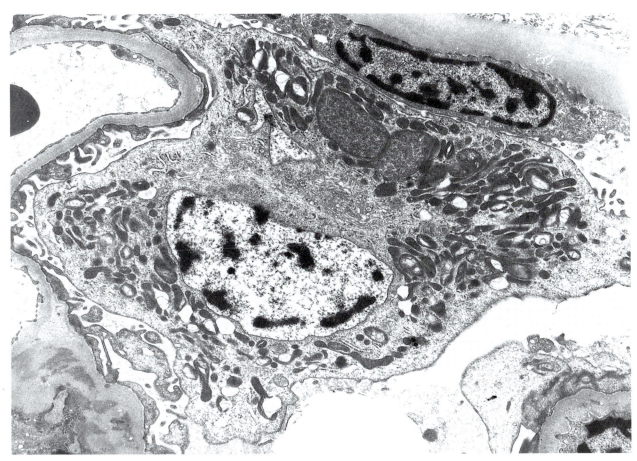

図4-1　異常ミトコンドリアの足細胞内出現

ミトコンドリア異常症により巣状分節性糸球体硬化症を呈した A3243G 点変異の MELAS 症例で，足細胞細胞質内に異常ミトコンドリアの集積を認める（×5,000）．

MERRF（myoclonus epilepsy assocaited with ragged-red fibers）の三大病型に大別される．ミトコンドリア DNA 異常では，A3243G 点変異が最も代表的で，MELAS，CPEO/KSS にみられ，また，難聴と糖尿病 diabetes mellitus（DM）を伴う腎症の症例も報告されている[2]．

電顕により最終診断がなされる．巣状分節性糸球体硬化症の症例では，足細胞の細胞質内に**異常ミトコンドリア**の集積を認める（図4-1）．尿細管上皮細胞 renal tubular cell にも巨大で異様なミトコンドリアが **heteroplasmy** の状態で混在する（図4-2）．異常ミトコンドリアが細胞ごとに密度が異なり，RTA や腎機能低下を誘導する．抗ミトコンドリア抗体にて異常ミトコンドリアの分布を知ることができるが，ファンコーニ症候群のときに近位尿細管に異常ミトコンドリアの分布が多いとは限らない．細動脈の平滑筋にも異常ミトコンドリアの集簇を認めることがある（図4-3）．いずれの場合も，**異常な巨大ミトコンドリアは，遺伝子異常に伴う機能不全に対する代償的な巨大化で**，その程度は症例によって異なる．また，異常ミトコンドリアのみられる臓器や組織も症例によってさまざまであるので，限られた範囲の電顕的検索で診断が確定しないことがある[3]．

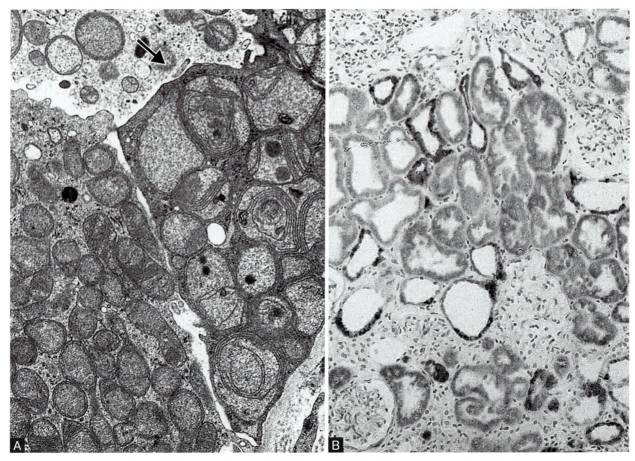

**図4-2　異常ミトコンドリアの尿細管上皮内の出現，抗ミトコンドリア抗体陽性像**
A：ミトコンドリア異常症における異常形態の巨大ミトコンドリアの尿細管上皮内集積がみられる（×10,000）．B：抗ミトコンドリア抗体より，ミトコンドリアの上皮間での不均等な分布が確認できる（パラフィン切片免疫組織化学による抗ヒトミトコンドリア抗体陽性像）．

4 遺伝性疾患（アルポート症候群とその類縁疾患を除く）

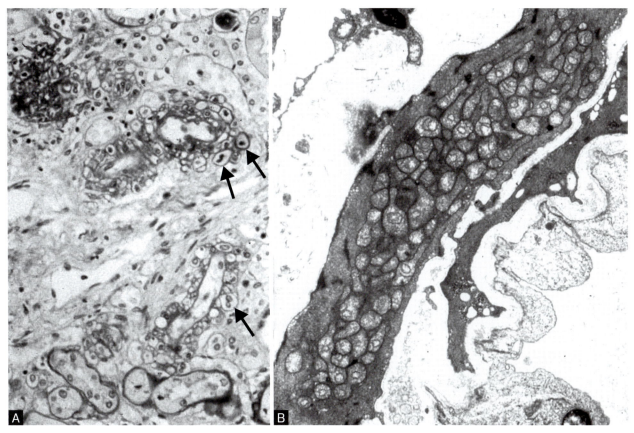

図4-3 異常ミトコンドリアが細動脈壁の平滑筋に出現（MELAS症例）
A：PAS染色にて異常ミトコンドリアの集積した平滑筋細胞が腫大，空胞化する（矢印）．B：平滑筋細胞内に異常ミトコンドリアの集積を認める（×5,000）．

（B：文献3）より）

## 2 先天性リソソーム異常症

### ① リン脂質沈着症（Fabry病）

**X染色体伴性遺伝形式**（遺伝子座 Xq22）で，リソソームに存在する加水分解酵素の**α-ガラクトシダーゼA活性の欠損**によりセラミドトリヘキソシドを中心としたスフィンゴ糖脂質が全身の組織に蓄積する病気である．男性で症状が顕著となるが女性の保因者でも症状を呈することがある．光顕において，糸球体足細胞が**微細空胞**により**泡沫様に腫大**する（図4-4）．電顕的に糸球体上皮細胞内にオスミウム好染性で同心円層状の zebra body を認めることで診断される．同様の変化が内皮細胞およびメサンギウム細胞にもみられる．尿細管上皮や小動脈中膜から内皮にも蓄積する[4,5]（図4-5）．

各論

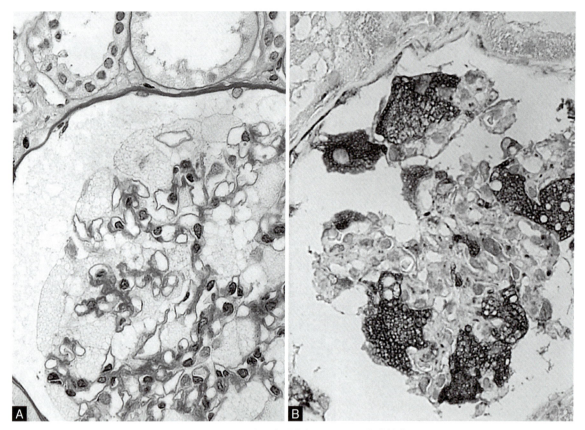

**図4-4 Fabry病の光顕像とvimentin免疫染色**
A：糸球体足細胞の泡沫化（PAS染色）．B：足細胞にvimentinが陽性で泡沫化が目立つ（抗ヒトvimentin抗体免疫組織化学染色）．

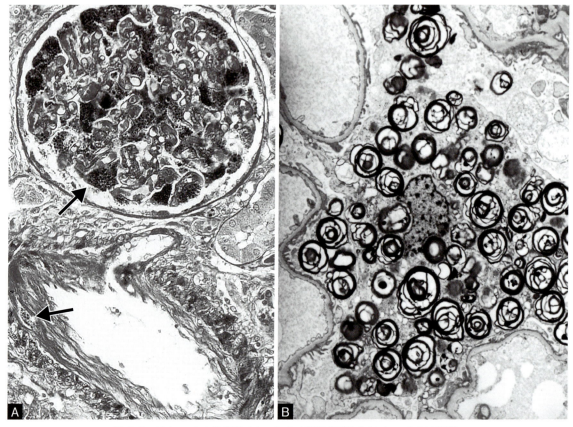

**図4-5 Fabry病の光顕像（オスミウム酸処理後）とFabry病の電顕像**
オスミウム酸に染色された顆粒が主として足細胞胞体内に集積するが，内皮やメサンギウム細胞，そして，動脈壁や尿細管上皮内にもみられる．糸球体上皮細胞内にオスミウム好染性で同心円層状のzebra body（リソソーム内に50 Åの周期をもった同心円層状のリン脂質蓄積）を認める（×3,000）．

## ② 糖脂質沈着症（Gaucher病）

Gaucher病は糖脂質が蓄積するスフィンゴリピドーシスの一つである．グルコセレブロシダーゼ（別名 β-グルコシダーゼ）遺伝子変異によりグルコセレブロシダーゼ活性が低下あるいは欠損した結果，生体膜の構成成分であるスフィンゴ脂質の分解過程でその基質である**グルコセレブロシドが体中のマクロファージのリソソームに蓄積**し，図に示すように光顕的にPAS陽性，電顕的に**ちりめんしわ状**の超微形態を呈する．**常染色体劣性遺伝**に分類される[6]（図4-6）．

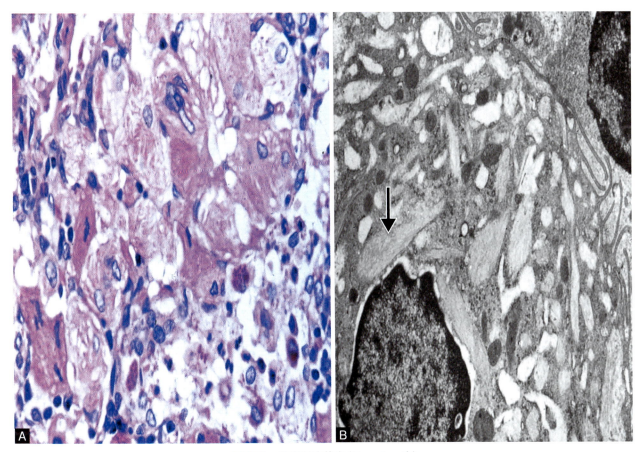

**図4-6　糖脂質沈着症（Gaucher病）**
A：グルコセレブロシドが体中のマクロファージのリソソームに蓄積する（PAS陽性）．B：電顕的に細胞質内沈着物はちりめんしわ状の超微形態を呈する（×5,000）．

### ③ ガラクトシアリドーシス

　本症の原因は，**リソソーム性保護タンパク質／カテプシンA（PPCA）の活性低下にある**．PPCAの異常により，**リソソーム性シアリダーゼ**の活性化が起こらず，非還元末端にシアル酸残基をもつオリゴ糖や糖タンパク質および糖脂質が分解されずに細胞内に蓄積する．**常染色体劣性遺伝形式を**とる．腎糸球体では，足細胞やメサンギウム細胞に非分解産物が蓄積し，空胞や脂肪滴様変化を呈する[7]（図4-7）．

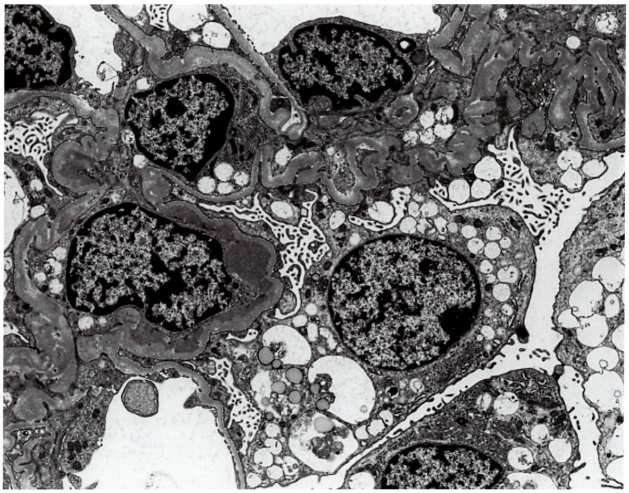

**図4-7　ガラクトシアリドーシスの電顕像**
腎糸球体では，主として足細胞，一部にメサンギウム細胞に蓄積し，空胞や脂肪滴様変化を呈する．本症例はIgA腎症を合併し，傍メサンギウム沈着物を認める（×3,000）．

## ④ リポタンパク代謝異常症

**リポタンパク代謝異常症 lipoprotein glomerulopathy** は1989年Saitoらによって初めて報告された[8]．
リポタンパクが糸球体毛細血管係蹄内に血栓状に沈着する病理像と血中アポEの高値を特徴とする先天的リポタンパク異常症で，**ステロイド抵抗性のネフローゼ症候群** nephrotic syndrome を呈し腎不全に至る．血尿は通常認められない．**血漿 IDL やアポ E が高値で，Ⅲ型高脂血症類似**の臨床像を呈する．アポE Sendai をはじめこれまでに15のアポE遺伝子の変異が発見されている．拡大した糸球体毛細血管係蹄の管腔内に特異なリポタンパク血栓が観察される（図4-8）．血栓は不飽和脂肪酸を含むトリグリセリドが主体といわれる．腎症の病理組織学的特徴および臨床症状・治療経過に関して，既知のアポE遺伝子間で差異はないと認識されている．糸球体には泡沫細胞浸潤は原則として認められないが，アポE Tokyo・Maedashi の遺伝子異常をもち家族性高脂血症（アポE2/E3）を呈した症例では，糸球体内に泡沫細胞浸潤のある症例も報告されている[9]（図4-9）．

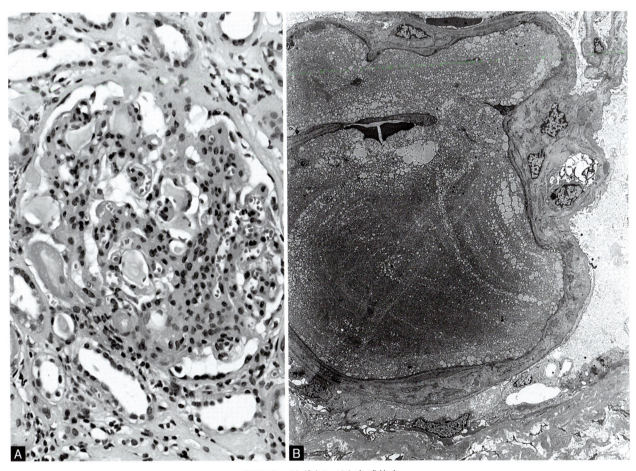

**図4-8　リポタンパク糸球体症**
38歳男性，アポE Sendai E2/E3，ネフローゼ症候群，総コレステロール279mg/dL，トリグリセリド380mg/dL．A：光顕では，拡大した糸球体毛細血管係蹄の管腔内に特異なリポタンパク血栓が観察される．メサンギウム細胞増多を伴うが泡沫細胞はみられない（HE染色）．B：電顕像では，細かい脂肪滴を含む無構造物質が糸球体毛細血管腔を充満している（×3,000）．

各論

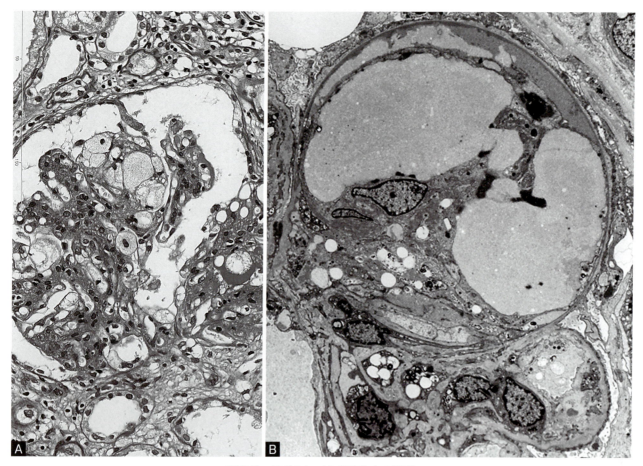

**図4-9 リポタンパク糸球体症の亜型**
25歳男性アポE Tokyo/Maebashi E2/?の遺伝子異常をもちネフローゼ症候群を呈した症例アポE 14.6 mg/dL．A：光顕的にはメサンギウム細胞増多と泡沫細胞浸潤を伴う．B：電顕的には，リポタンパク血栓の他にメサンギウム領域の脂肪滴ならびに泡沫細胞浸潤を認める（×3,000）．

（文献9より）

### ⑤ レシチン・コレステロール・アシルトランスフェラーゼ欠乏症（LCAT病）

遊離コレステロールのエステル化に関与するlecithin cholesterol acyltransferase（LCAT）が**先天的に欠損する常染色体劣性の遺伝性疾患**である．血漿総コレステロールにおけるエステル化コレステロールの割合が30％以下に低下し，電顕的に糸球体内皮下，上皮下，メサンギウム領域に著明な脂肪滴や空胞や特有の構造物の沈着を散見する[10〜12]（図4-10）．最近，自己抗体による後天性LCAT病の症例も発表されている[13]．

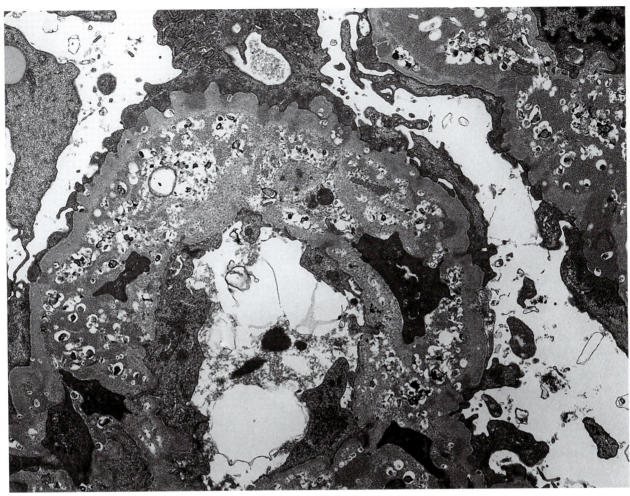

**図4-10 LCAT腎症の電顕像**
62歳男性，ネフローゼ症候群を呈し，血清総コレステロール値116 mg/dL，LCAT Activity 5 nmol/hr以下，電顕的に内皮下腔にメサンギウム間入を伴い，著明な脂肪滴の沈着を認める．脂肪滴中に好オスミウム沈着を含んでいる．さらに上皮下と内皮下腔にelectron dense depositも認める（×5,000）．

（東北大学　佐藤　博先生のご提供）

## 3　家族性若年性ネフロン癆

　家族性若年性ネフロン癆 familial juvenile nephronophthisis は病初期には尿濃縮力低下，多尿多飲，貧血があり，漸次慢性腎不全に進展する．**常染色体劣勢遺伝形式**をとる．網膜色素変性を伴うことがある．両側の腎は小さく萎縮性で，髄質と皮質の境界領域に多数の嚢胞を認める．組織学的には遠位尿細管 distal tuble から集合管が小嚢胞状に拡張し，尿細管基底膜 tubular basement membrane（TBM）はジグザグ状の輪郭を示す．島興状に拡張した尿細管群の間の間質には線維化を伴う（図4-11, 12）．リンパ球，形質細胞の浸潤は巣状に軽度みられる．平均13歳で末期腎不全となる疾患群ではNPH1の責任遺伝子（NPHP1）が2q13に存在し，この遺伝子産物を nephronocystin という．また，乳児期に腎不全となる疾患群の責任遺伝子はNPH2（9q22-31），19歳ぐらいで腎不全となる疾患群の責任遺伝子はNPH3（3q21-22），そして，現在，ネフロン癆の責任遺伝子はNPHP13まで報告されている．一方，成人発症で髄質を中心とした多発性嚢胞を呈する疾患を**髄質嚢胞腎** medullary cystic kidney disease（MCKD）という．**常染色体優勢遺伝**をとる．50歳以降発症のものをMCKD1, 20歳から50歳に発症のものをMCKD2と呼んでいる．臨床症状がNPHと類似しているため，**NPH/MCKD complex**として取り扱われてきた[14,15]．

各論

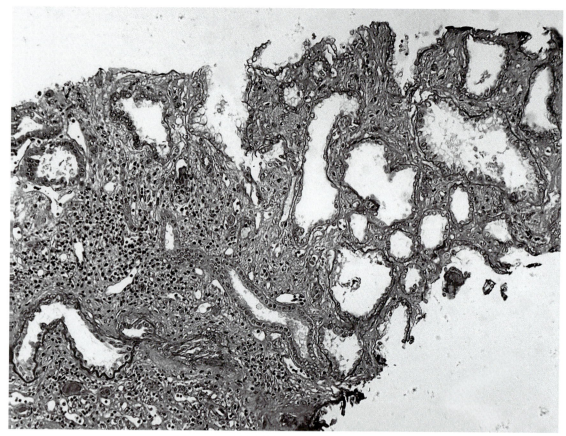

**図4-11 家族性若年性ネフロン癆の光顕像**
光顕的には遠位尿細管から集合管にかけて拡張により小囊胞を形成し，それをとり囲む周囲間質の線維化を伴う．尿細管基底膜はジグザク状に蛇行する（PAS染色）．

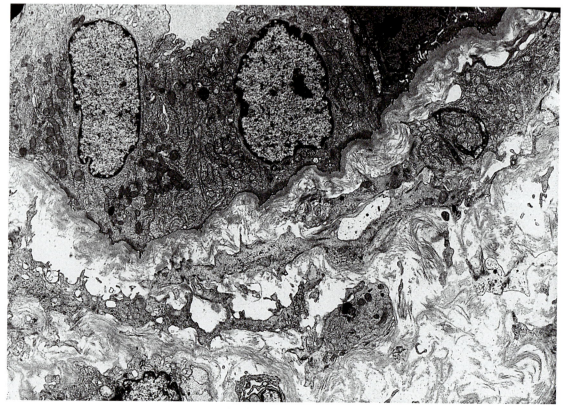

**図4-12 家族性若年性ネフロン癆の電顕像**
遠位尿細管は拡張，菲薄化し，尿細管基底膜はジグザク状に蛇行する．その周囲の線維芽細胞は賦活している（×3,000）．

## 4 爪・膝蓋骨症候群，膠原線維性糸球体症

　爪・膝蓋骨症候群 nail-patella syndrome は爪形成不全，膝蓋骨の低形成あるいは無形成，腸骨の角状突起 iliac horn，肘関節の異形成を4主徴とする遺伝性疾患である．しばしば腎症を発症し，末期腎不全に進行する．常染色体優性遺伝でLMX1B遺伝子変異といわれる．腎症状は最初はないが，次第に蛋白尿が増強し，ネフローゼ症候群に進展する．電顕的には，糸球体基底膜 glomerular basement membrane 緻密層 lamina densa 内とメサンギウム基質 mesangial matrix 内に膠原線維の沈着がみられることで診断される[16]（図4-13）．

　辺縁疾患として，爪，膝，肘の所見がなく，糸球体基底膜の緻密層の内皮下腔面に膠原線維の沈着がある膠原線維性糸球体症 collagenofibrotic glomerulonephropathy が報告されている．Ⅲ型 collagen 線維が緻密層内に増生する場合は爪膝蓋骨症候群，内皮下腔に増生する場合は膠原線維性糸球体症と診断される．後者において 60 nm の周期性の縞模様を呈する膠原線維が内皮下腔に増生するが，緻密層にはみられない．電顕PAMでその分布の詳細を知ることができる（図4-14）．光顕にても糸球体基底膜に膠原線維の存在を疑うことができるが（図4-15），免疫染色にてⅢ型コラーゲンが糸球体基底膜に陽性を示す．正常の糸球体には膠原線維はない．血尿はまれで，ネフローゼ症候群に進展し，慢性腎不全に移行する．血清中の Type Ⅲ procollagen peptide（N末端）が高値を示す[17〜19]．

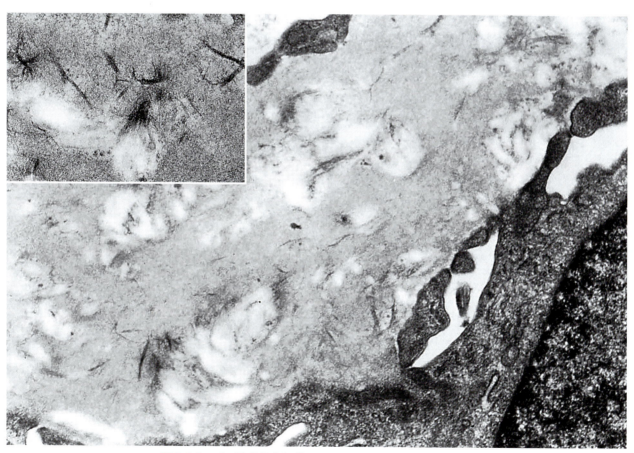

**図4-13　爪・膝蓋骨症候群 nail-patella syndrome の電顕像**
糸球体基底膜緻密層内に collagen 線維が存在することにより，electron lucent に見える．それに接して細線維構造も認める（Inset）（×10,000）．

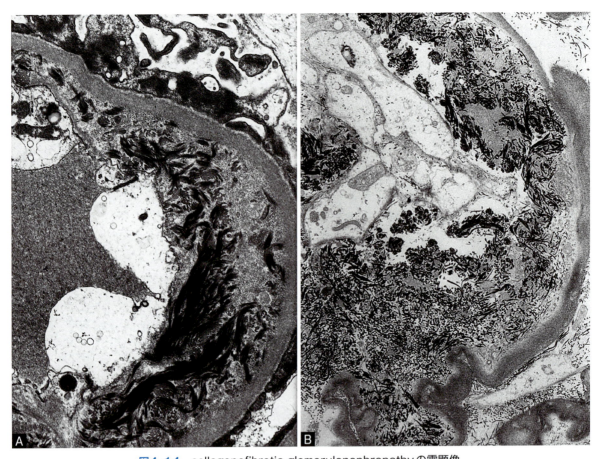

**図4-14 collagenofibrotic glomerulonephropathyの電顕像**
A：内皮下腔からメサンギウム領域にかけて膠原線維が広汎に沈着する．この線維は60 nmの周期性をもつ縞構造を呈し，束状の集まりをなし，らせん状の構造をとる（spiralled collagen）．B：この線維は電顕PAM染色に陽性を呈する（×5,000）．

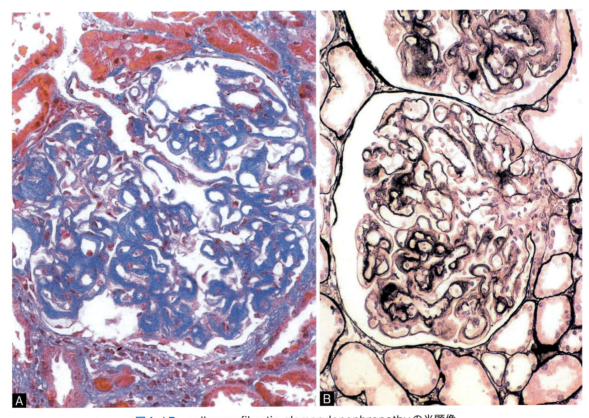

**図4-15 collagenofibrotic glomerulonephropathyの光顕像**
Masson染色にて糸球体基底膜は青染され膠原線維の存在を疑う．PAM染色にてPAM陽性の輪郭は糸球体毛細血管内腔を縁取るようにみられ，Ⅲ型膠原線維が内皮下腔に存在することが疑われる．

## 5 先天性ネフローゼ症候群，フィンランド型

生下時から，あるいは生後3ヵ月以内にネフローゼ症候群を発症し（congenital onset），常染色体劣性遺伝の形式をとる．予後は不良で1年以内に腎不全あるいは合併症で死亡する．母親の血清と胎児期中期の羊水中のα-フェトタンパク濃度を測定することにより診断できる．胎盤が大きい特徴がある．組織学的に，メサンギウム細胞増多は軽いが，電顕的に足細胞脚突起の消失と基底膜の菲薄化を認める．尿細管の拡張が目立ち小囊胞状の集合体を呈し，硝子円柱を含むため microcystic disease と呼ばれる．未熟糸球体が多い．経過とともにメサンギウム細胞増多はびまん性かつ顕著となり，分節性硬化あるいは全節性硬化糸球体も目立ち，間質の線維化も高度となる．

## 6 びまん性メサンギウム硬化症

生後3ヵ月以後にネフローゼ症候群を発症する（infantile onset）．初期にはメサンギウム細胞の増多があり電顕的に足細胞脚突起の消失と基底膜の菲薄化を認める．進展するとメサンギウム領域が結節状を呈する（図4-16, 17）．尿細管の拡張とタンパク円柱がみられるものもある．末期は広範な糸球体の全節性硬化を示す[20]．WT1遺伝子異常があると，Wilms腫瘍を伴う Denys-Drash 症候群を発症する．

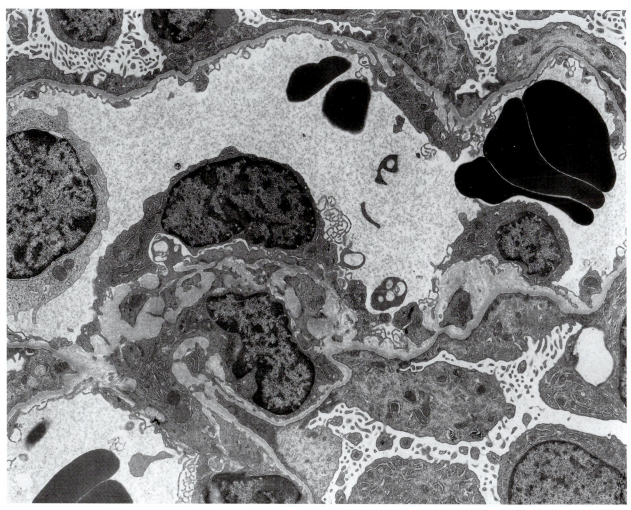

図4-16　びまん性メサンギウム硬化症の初期の電顕像

生後6ヵ月時のステロイド抵抗性ネフローゼ症候群の時期の電顕像．足細胞脚突起の消失は広汎で villous transformation を伴う．足細胞の幼若性が目立つ．糸球体基底膜は全節性に菲薄化を認める（×3,000）．

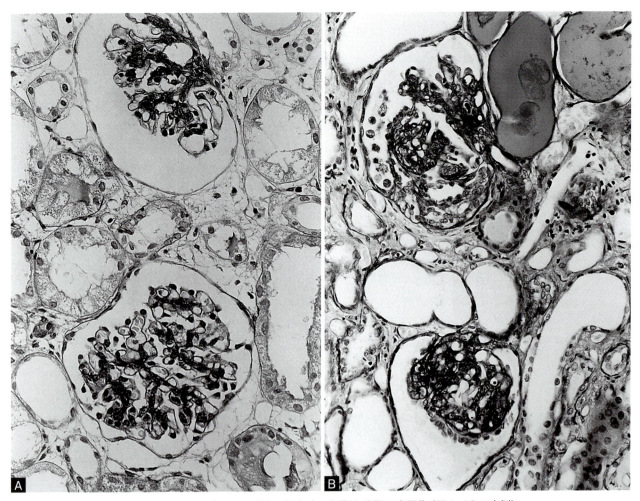

**図4-17 びまん性メサンギウム硬化症の初期と後期の光顕像（図4-16の症例）**
A：生後6ヵ月時のステロイド抵抗性ネフローゼ症候群を呈する初期には，軽度のメサンギウム細胞増多を伴い，足細胞は幼若性を示す．
B：生後9ヵ月時の解剖時には糸球体はメサンギウムの結節性硬化を示す．

（文献20）より）

**文献**

1) Emma F, Bertini E, Salviati L, et al.：Renal involvement in mitochondrial cytopathies. Pediatr Nephrol 27：539-550, 2012.
2) Hotta O, Inoue CN, Miyabayashi S, et al.：Clinical and pathologic features of focal segmental glomerulosclerosis with mitochondrial tRNALeu(UUR) gene mutation. Kidney Int 59：1236-1243, 2001.
3) Mochizuki H, Joh K, Kawame H, et al.：Mitochondrial encephalopathies preceded by de-Toni-Debré-Fanconi syndrome or focal segmental glomerulosclerosis. Clin Nephrol 46：347-352, 1996.
4) Waldek S, Feriozzi S. Fabry nephropathy：a review – how can we optimize the management of Fabry nephropathy? BMC Nephrol 15：72, 2014.
5) 城　謙輔，服部元史：腎障害における脂質関与の形態的証明．Nephrology Frontier 2：34-44, 2003.
6) Merscher S, Fornoni A：Podocyte pathology and nephropathy-sphingolipids in glomerular diseases. Front Endocrinol(Lausanne) 5：127, 2014.
7) Koike K, Hamaguchi T, Kitamura H, et al.：Galactosialidosis associated with IgA nephropathy：Morphological study of renal biopsy Pathol Int 58：295-299, 2008.
8) Saito T, Matsunaga A, Oikawa S：Impact of lipoprotein glomerulopathy on the relationship between lipids and renal disease. Am J Kidney Dis 47：199-211, 2006.
9) Takasaki S, Maeda K, Joh K, et al.：Macrophage infiltration into the glomeruli in lipoprotein glomerulopathy. Case Rep Nephrol Dial 5：204-212, 2015.
10) Strøm EH, Sund S, Reier-Nilsen M, et al.：Cholesterol Acyltransferase(LCAT) Deficiency：renal lesions with early graft recurrence. Ultrastruct Pathol 35：139-145, 2011.

11) Shoji K, Morita H, Ishigaki Y, et al.：Lecithin-cholesterol acyltransferase(LCAT) deficiency without mutations in the coding sequence：a case report and literature review. Clin Nephrol 76：323-328, 2011.
12) Sato H, Ito S, Akiu N：A case of nephrotic syndrome with lecithin cholesterol acyltransferase deficiency that was improved by steroid therapy. Therapeutic Research 23：1329-1330, 2002.
13) Takahashi S, Hiromura K, Tsukida M, et al.：Nephrotic syndrome caused by immune-mediated acquired LCAT deficiency. J Am Soc Nephrol 24：1305-1312, 2013.
14) Hildebrandt F, Jungers P, Robino C, et al.：Nephronophthisis, medullary cystic disease and medullary sponge kidney disease. Diseases of the kidney and urinary tract, Schrie RW(ed), pp521-546, Lippincott William & Wilkins, 2001.
15) Wolf MT, Hildebrandt F：Nephronophthisis. Pediatr Nephrol 26：181-194, 2011.
16) Bongers EM, Gubler MC, Knoers NV：Nail-patella syndrome. Overview on clinical and molecular findings. Pediatr Nephrol 17：703-712, 2002.
17) Ikeda K, Yokoyama H, Tomosugi N, et al.：Primary glomerular fibrosis：a new nephropathy caused by diffuse intra-glomerular increase in atypical type III collagen fibers. Clin Nephrol 33：155-159, 1990.
18) Alchi B, Nishi S, Narita I, et al.：Collagenofibrotic glomerulopathy：clinicopathologic overview of a rare glomerular disease. Am J Kidney Dis 49：499-506, 2007.
19) Arakawa M, Yamanaka N：Collagenofibrotic glomerulonephropathy：A new type of primary glomerulonephropathy revealing massive collagen deposition in the renal glomerulus. Nishimura Co., Ltd. Niigata, 1991.
20) Joh K, Kanetsuna Y, Ishikawa Y, et al.：Diffuse mesangial sclerosis associated with Kawasaki disease：an analysis of $\alpha$ chains($\alpha 1$-$\alpha 6$) of human type IV collagen in the renal basement membrane. Virchows Archiv 430：489-494, 1997.

# 5 造血器異常関連腎症
## （パラプロテイン腎沈着症）

　近年，単クローン性γグロブリン血症 monoclonal gammopathy（MG）に伴う腎障害が注目されている．MG 関連腎障害の広がりは，単クローン性免疫グロブリン沈着症に基づくネフローゼ症候群のみならず，円柱腎症による腎機能不全，そして，近位尿細管への軽鎖沈着に基づくファンコーニ症候群に及ぶ．病理診断には，単クローン性免疫グロブリン沈着症を証明する手段として，IgG，IgA，そして，軽鎖のサブタイプの沈着を免疫診断することが重要であるが，その後の鑑別診断は電顕の超微形態像によってなされる．

## A 導入

### ■ 免疫グロブリン関連タンパク沈着症の成立条件

　免疫グロブリン分子あるいはその断片の過剰な産生によって特徴づけられる臨床的病態を**タンパク異常血症 dysproteinemia** と呼ぶ．免疫グロブリン分子あるいはその断片は**パラプロテイン**とも呼ばれ，血清や尿中に出現する場合は，**パラプロテイン血症 paraproteinemia** とも呼ばれる．パラプロテイン血症の存在下では，パラプロテインが腎に沈着することが多く，腎障害との関連が注目される．さらに，**dysproteinemia の病態**は，形質細胞や B リンパ球の単クローン性増殖によって起こるため，臨床病理学的に着目しなければならないもう一つの臓器として骨髄やリンパ網内系臓器があげられる．事実，dysproteinemia の病態において，骨髄に形質細胞腫，形質細胞異常症 plasma cell dyscrasia，そして慢性リンパ性白血病などのリンパ増殖性疾患が組織学的，細胞学的にしばしば証明される．このように，腎，血中（尿中），骨髄の3つの異なる器官において，それぞれの器官に関連する疾患の診断がなされる（図5-1）．パラプロテイン血症は，血清中のパラプロテインの性状により診断される名称であり，腎臓における**パラプロテイン腎沈着症**としての診断名，あるいは骨髄やリンパ組織での造血器異常の診断名と混乱しないようにしなければならない．しかし，上記の3器官での疾患が，これまでの知見の集積から関連づけられているが，解離する症例もしばしばみられる．特に，腎組織へのパラプロテインの沈着にはその沈着部位での局所の条件があるといわれ，腎沈着症の病態には未知の領域が残されている[1,2]．

### ① 腎の疾患群

　この疾患群は造血器異常関連腎症に位置し，その鑑別診断には電顕が役に立つ．確定診断のために，パラプロテイン検出のための血清，尿中の免疫電気泳動や合併疾患の有無，そして，骨髄の検索などの臨床情報を待つまでの間に，病理からの暫定的な報告として，主診断としては**糸球体沈着症 glomerular deposition disease** という暫時的な診断名が用いられる．一方，さらに尿細管 renal tubule への沈着においては，**軽鎖円柱腎症 light chain cast nephropathy** と**軽鎖ファンコーニ症候群 light chain Fanconi syndrome** があげられる．これらの疾患では尿細管上皮 renal tubular epithelium 内や尿細管円柱にも単クローン性免疫グロブリン沈着が観察される（図5-2）．そして，**糸球体沈着症の大部分は，糸球体内細胞**

A：腎沈着症
1. AL AH amyloidosis
2. MIDD (monoclonal immunoglobulin deposition disease)
   a. LCDD (light chain deposition disease)
   b. LHCDD (light and heavy chain deposition disease)
   c. HCDD (heavy chain deposition disease)
3. Proliferative glomerulonephritis with monoclonal immunoglobulin deposits (PGNMID)
4. Fibrillary glomerulonephritis, Immunotactoid glomerulopathy (FGN/IT)
5. Cryoglobulinemic glomerulonephritis
6. Light chain cast nephropathy
7. Light chain Fanconi syndrome (Light chain proximal tubulopathy)

B：血清（尿中）
1. Monoclonal gammopathy（軽鎖症，重鎖症，軽鎖重鎖症），Bence Jones タンパク
2. Waldenströms macroglobulinemia (monoclonal IgM)
3. Cryoglobulinemia
4. Polyclonal hyper γ globulinemia（Castleman 病，Sjögren 症候群）
5. Crow Fukase syndrome (POEMS)

C：骨髄
1. Myeloma（症候性骨髄腫：臓器障害あり，SCr＞2.0 mg/dL）
2. Smoldering multiple myeloma（くすぶり型多発性骨髄腫）
3. Monoclonal gammopathy with unknown significance (MGUS)
4. Chronic lymphocytic leukemia，リンパ形質細胞性リンパ腫
5. 骨硬化型骨髄腫（POEMS）

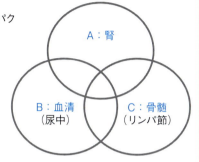

図5-1　パラプロテイン血症関連疾患群の分類

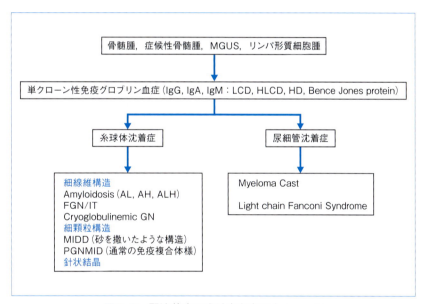

図5-2　腎沈着症の成り立ちを示すシェーマ

**外基質に電顕的に高電子密度沈着物** electron dense deposit **を認め，細線維構造** organized deposit **を呈することが多い**．糸球体内細胞外基質に細線維構造を呈する疾患群の鑑別診断を行うために，Korbet らは細線維沈着性糸球体症 fibrillary glomerulopathies の疾患概念を提唱したが，現在はその役目を十分果した感がある[3]．すなわち，アミロイドーシス，diabetic fibrillosis, collagenofibrotic glomerulonephropathy などの免疫グロブリン沈着に関連しない疾患は，それぞれの疾患概念がはっきりしており，臨床情報が十分であれば，大抵の場合は鑑別診断に迷うことはない．したがって，残りの免疫グロブリン関連タンパク沈着症であるクリオグロブリン血症 cryoglobulinemia（以下 CG 血症と略す），単クローン性免疫グロブリン沈着症 monoclonal immunoglobulin deposition disease（MIDD），そして 原発性イムノタクトイド糸球体症 immunotactoid glomerulopathy/細線維性糸球体腎炎 fibrillary glomerulonephritis（以下 IT/FGN と略す）の疾患群における鑑別が残る（図5-3）．

## 各論

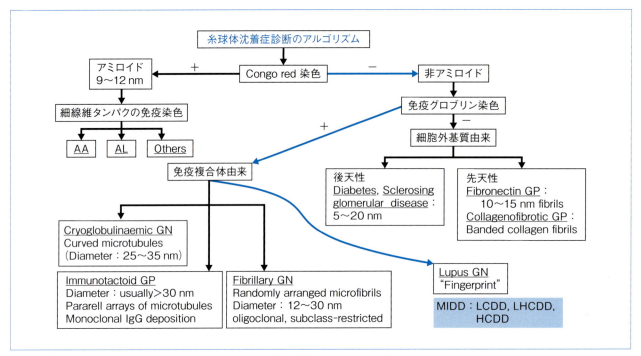

図5-3 糸球体沈着症の診断アルゴリズム

**表5-1 単クローン性免疫グロブリン沈着症の分類**

| |
|---|
| **糸球体沈着症** |
| 1. 細線維構造をもつ疾患群 |
| 　　AL Amyloidosis（L鎖沈着によるアミロイドーシス） |
| 　　細線維沈着性糸球体症（fibrillary glomerulopathies） |
| 　　　イムノタクトイド腎症（immunotactoid glomerulopathy） |
| 　　　細線維性腎炎（fibrillary glomerulonephritis） |
| 　　　Ⅰ型クリオグロブリン血症性糸球体腎炎 |
| 2. 細顆粒構造をもつ疾患群 |
| 　**狭義のMIDD（Randall型MIDD）** |
| 　　軽鎖沈着症（light chain deposition disease） |
| 　　軽鎖重鎖沈着症（light and heavy chain deposition disease） |
| 　　重鎖沈着症（heavy chain deposition disease） |
| 　**PGNMID（proliferative glomerulonephritis with monoclonal IgG deposits）** |
| 3. 結晶構造をもつ疾患群 |
| **尿細管沈着症** |
| 　　軽鎖円柱腎症（light chain cast nephropathy） |
| 　　軽鎖ファンコーニ症候群（light chain Fanconi syndrome） |

　この広義のMIDDは，おおまかに細線維構造をもつ疾患群，細顆粒構造をもつ疾患群，そして，結晶構造をもつ疾患群に分かれる（図5-2，表5-1）．

　第1に細線維構造をもつ疾患群として，ALアミロイドーシス（L鎖沈着によるアミロイドーシス）と一連の細線維沈着性糸球体症（イムノタクトイド糸球体症 immunotactoid glomerulopathyと細線維性腎炎（FGN））などの原発性疾患，そして，Ⅰ型グロブリン血症性糸球体腎炎があげられる．

　第2の細顆粒構造をもつ疾患群として，狭義のRandall型MIDDがあげられる．この疾患は，Randallによって1976年に提唱された[4,5]．そして，第3のMIDDとして proliferative glomerulonephritis with monoclonal IgG deposits（PGNMID）が登場した．この疾患群は，単クローン性のIgGサブタイプと単クローン性の軽鎖が染色され，超微形態的には，非細線維性・非細顆粒状で通常の免疫複合体性沈着物に類似した無構造な沈着物がメサンギウム領域に認められ，メサンギウム細胞増多や管内性細胞増多を伴う疾患群である[6〜8]．

## ② 血中（尿中）での異常

血清においてMタンパクが検出されることにより，**単クローン性γグロブリン血症** monoclonal gammopathy（MG）が診断される．Mタンパクとは，単クローン性に増殖した形質細胞から分泌されるタンパク質で，単クローン性 monoclonality の均一性を示す．骨髄で形質細胞腫 plasmacytoma がみられない場合は，**benign monoclonal gammopathy（良性Mタンパク血症）あるいは monoclonal gammopathy with unknown significance（MGUS）**と呼ばれる．その monoclonality を構成するタンパク質が重鎖と軽鎖の結合体の場合は，MGと呼ばれるが，重鎖あるいは軽鎖の単独の場合は，それぞれ，重鎖症 heavy chain disease あるいは軽鎖症 light chain disease と診断される．また，軽鎖が二量体で尿中に検出される場合はベンスジョーズタンパク Bence Jones protein と呼ばれる．一方，IgM の monoclonality が証明される場合は，ワルデンシュトレーム **マクログロブリン血症 Waldenströms macroglobulinemia** と呼ばれ，マクログロブリンを産生する背景としてB細胞リンパ腫が発見されることが多い．また，血中や尿中の異常タンパクが生化学的性状により寒冷下で凝集する場合には，クリオグロブリン血症と呼ばれる．シェーグレン症候群 Sjögren syndrome には多クローン性高γグロブリン血症を伴うが，γグロブリンの構造が正常であり，通常糸球体沈着症は起こらない．

## ③ 骨髄の異常

パラプロテインを産生する**形質細胞異常症**が注目される．骨髄での**形質細胞腫**（骨髄形質細胞＞30％）は，MGを誘発することが多い．一方，骨髄で形質細胞腫がみられない場合（骨髄形質細胞＜10％）は，良性単クローン性γグロブリン血症あるいは MGUS と呼ばれる[9]．

骨髄の形質細胞が10〜30％の場合は**くすぶり型多発性骨髄腫 smoldering multiple myeloma** と呼ばれ，上記のパラプロテイン血症を誘導する．さらに，B細胞リンパ腫における腫瘍性の plasmacytoid lymphocyte からもパラプロテインは産生される．**慢性骨髄性リンパ球性白血病**もパラプロテイン血症に関連した骨髄異常の一つであるが，わが国は欧米に比して頻度が少ない．

# B 各 論

## 1 腎アミロイドーシス

アミロイドーシス amyloidosis とは，**アミロイドタンパク** amyloid protein が細胞間基質 intercellular matrix に沈着し，全身諸臓器に機能障害をきたす疾患である．そのアミロイドタンパクとは，アミロイド細線維の集積で，①コンゴーレッド Congo red 染色や thioflavin T 染色陽性，②偏光顕微鏡下で緑色複屈折性を認め，③電子顕微鏡下で幅8〜12 nm，長さ50〜1,000 nm の一対のねじれた細線維構造を呈し，④X線回折で逆平行βシート構造を示し，⑤各種の溶媒に難溶性である，などの特徴を有する．腎臓はその沈着頻度の高い臓器の一つで，**アミロイド腎症**と呼ばれる．

### ① 光顕所見

腎生検による診断率が高い．沈着するアミロイドはエオジン好性，PAS染色にて淡紫紅色を呈する．コンゴーレッド，ダイロン染色が陽性，偏光顕微鏡下で緑色の偏光を呈し，それにより同定される（図5-4A）．過マンガン酸（$KMnO_4$）処理により，AAタンパクではアミロイドの染色性が減弱し，ALタンパクでは抵抗性を示す．一般に**AAタンパク**は糸球体内メサンギウム領域を中心に結節状に沈着する傾向

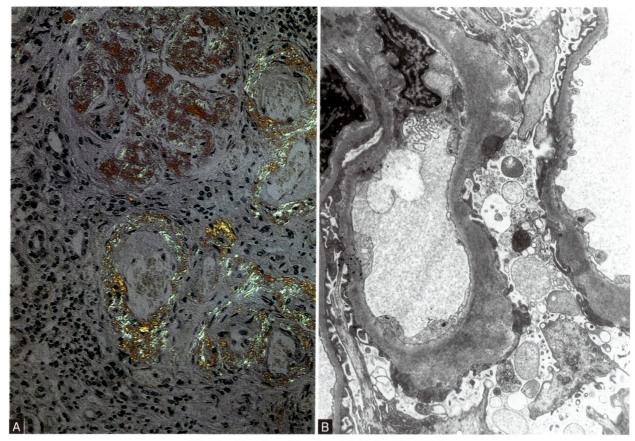

図5-4　ALアミロイドーシスの光顕像，電顕弱拡像
A：Congo red染色に偏光をかけるとアップルグリーンの蛍光を発する．B：糸球体基底膜(GBM)へのアミロイド沈着により，上皮側にスピキュラを形成(×5,000).

にある(mesangial nodular type)．一方，**AL タンパク**は，メサンギウム基質 mesangial matrix とともに糸球体毛細血管壁 capillary wall（糸球体基底膜周囲）をも侵し(mesangiocapillary type)，ネフローゼ症候群 nephrotic syndrome を呈することが多い（図5-4B）．糸球体毛細血管係蹄基底膜の外側にアミロイドが沈着した場合(perimembranous type)には，いわゆる**スピキュラ** spicula がPAM染色にて確認できる．アミロイドが血管極から細小動脈壁へ沈着する場合(hilar type)は，続発性アミロイドーシスの症例に多く，したがってAAタイプが多い．間質や尿細管基底膜 tubular basement membrane (TBM) への沈着が主体のアミロイドーシスもある．AAアミロイドーシスでは，パラフィン切片で重鎖が擬陽性となり注意を要する．

## ② 電顕所見

メサンギウム領域，糸球体基底膜上皮側，内皮側，血管壁，尿細管基底膜内に**8～10 nmの細線維幅をもち30～1,000 nmの長さのアミロイド細線維**を認める．**細線維は分岐せず(nonbranching)，交叉する**（図5-5A）．メサンギウム領域への沈着において方向は不特定(random arrangement)であるが，上皮下においては，糸球体基底膜が"スパイク状"に尿腔側に突出し，その中に沈着するアミロイド細線維は平行に配列(parallel arrays)する．この所見は光顕上，PAM染色のスピキュラに対応する（図5-5B）．

## 2 クリオグロブリン血症

クリオグロブリン cryoglobulin (CG)とは，空腹時に採取した血液を37℃下で凝固させたのち，血清に分離し，血清を冷所(4℃)で放置して，48時間から72時間後に試験管内に沈殿したもの(クリオクリット)をいい，再度それを暖めると溶解する物質の総称である．CG血症性血管炎はCG血症の50～60%に

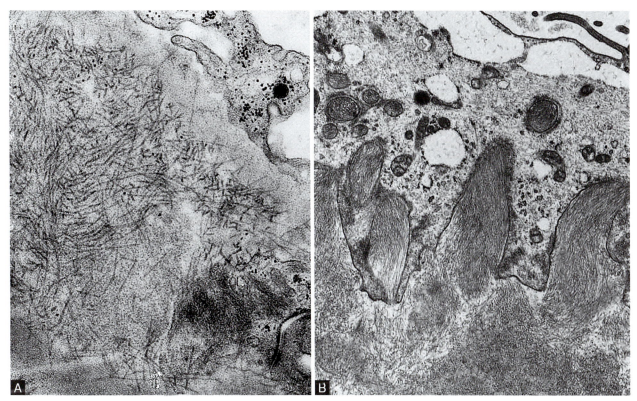

**図5-5 ALアミロイドーシスの電顕強拡大像**
A：糸球体基底膜内に9 nmの線維幅の細線維が不特定方向に分布し（×15,000），B：また，上皮側にスピキュラ（棘）を形成している（×10,000）．

みられ，Chapel Hill 分類では，小動脈血管炎の項に分類される．小血管，特に，糸球体毛細血管 glomerular capillary，細動脈 arteriole，小静脈が侵される[10]．超微形態的に細線維構造を有する免疫複合体型糸球体沈着症の鑑別診断において最初に必ずあげられるのがこの CG 血症性血管炎である[11]．1974年 Brouet らは，この CG の性状を分析し，免疫グロブリン分子の組成により次の3群に分類した[12]．**Ⅰ型では，単クローン性免疫グロブリン（Mタンパク）自身が寒冷沈澱する**．単クローン性 IgG と単クローン性 IgG の結合型が一般的であるが，IgM と IgM の結合型もある．この結合は免疫グロブリン immunoglobulin（Ig）の生化学的性状による結合で抗原抗体反応ではない．したがって，リウマトイド活性は陰性である．背景となる疾患では，単クローン性 IgG または IgM を産生する B リンパ球系の悪性腫瘍（悪性リンパ腫，慢性リンパ性白血病），Waldenström's macroglobulinemia，良性単クローン性γグロブリン血症などがあげられる．**Ⅱ型は混合型免疫グロブリンより成立し，多クローン性 IgG と単クローン性免疫グロブリン（90%の症例において IgM κ型）が主成分で，リウマトイド因子活性を呈する**．前者の多クローン性 IgG は，IgG 自体が IgM リウマトイド因子 rheumatoid factor（以下 RF と略す）の抗原として，さらにウイルスなどの抗体としての役割をもつ．1990年以降，後者の本態性混合型 CG 血症には，高率に HCV，HBV，Epstein-Barr virus（EBV）などのウイルス感染症が合併していることがわかってきた．HCV 抗体陽性患者の60〜80%にⅡ型 CG 血症を認め，その35〜60%に糸球体腎炎 glomerulonephritis（GN）が認められる．**Ⅲ型では，多クローン性 IgG と多クローン性免疫グロブリンが主成分**で，ループス腎炎 lupus nephritis など合併し，CG 以外の免疫複合体の関与があるためその特徴像がつかみにくい．

　**腎では免疫複合体沈着型糸球体腎炎と細動脈血管炎を起こす**．光顕所見では，主病変は糸球体にあり，80%の症例は膜性増殖性糸球体腎炎 membranoproliferative glomerulonephritis（MPGN）（分葉性糸球体腎炎）の形態像をとる．CG 血症性糸球体腎炎の特徴は，1）白血球，主として単球，多核球の浸潤による管内性細胞増多，2）毛細血管係蹄の内腔に管腔内血栓 intraluminal thrombi と呼ばれる非結晶性，好エ

各論

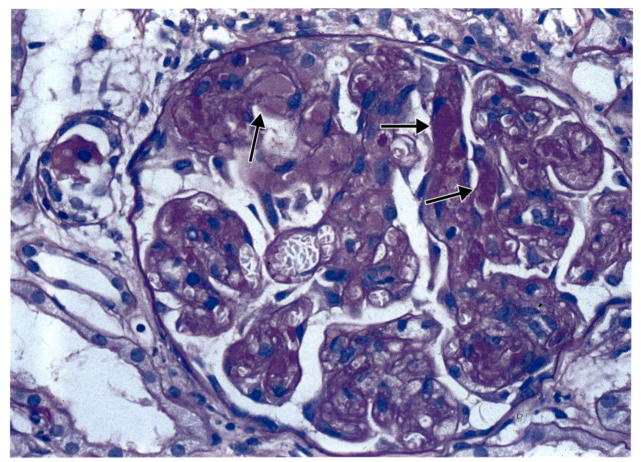

図5-6　クリオグロブリン血症性糸球体腎炎の光顕像
管内増殖性病変を示し，毛細血管係蹄の内腔に，管腔内血栓intraluminal thrombiと呼ばれる非結晶性，好エオジン性，PAS陽性，コンゴーレッド陰性の塊状沈澱物を認め，糸球体基底膜は二重化を示す（矢印）．

オジン性，PAS陽性，コンゴーレッド陰性の塊状沈澱物を認め，3) 糸球体基底膜は二重化を示す（図5-6）．蛍光所見では，糸球体へ沈着する免疫グロブリンは，血清中のCGの成分と一致する．すなわち，IgM，IgGが主体で内皮下の沈着物に陽性を示し，C3cとC1qの沈着を伴う．フィブリノーゲンは約30％に陽性である[13,14]（図5-7）．

電顕所見において，Ⅱ型CG血症性血管炎では，糸球体内毛細血管係蹄の内腔，通常，内皮下に高電子密度沈着物がみられ，ときに巨大な塊状の沈着物が内腔を閉塞することがある（図5-8）．メサンギウム領域や上皮下への沈着はまれである．急性期には，マクロファージが浸潤し，内皮下や毛細管係蹄内腔の非結晶あるいは結晶性沈澱物と接触し，それらの変性物を貪食する．このdense depositは，**長さ100～180 nm，幅が約20 nmの弯曲した構造物が対をなしてcylinder様構造を形成する**（図5-9）．このような典型像の他に，CGの超微形態は，その構成されるIgの生化学的性質によって異なる．Ⅰ型の単クローン性IgG型CG血症の場合は8 nmで直線状に平行の配列した細線維を呈することがあり，さらに，症例によっては，輪状（ring, anular），finger print，microtubular，microfibrillarと多彩で，その直径も8～62 nmと幅広い[15〜18]．

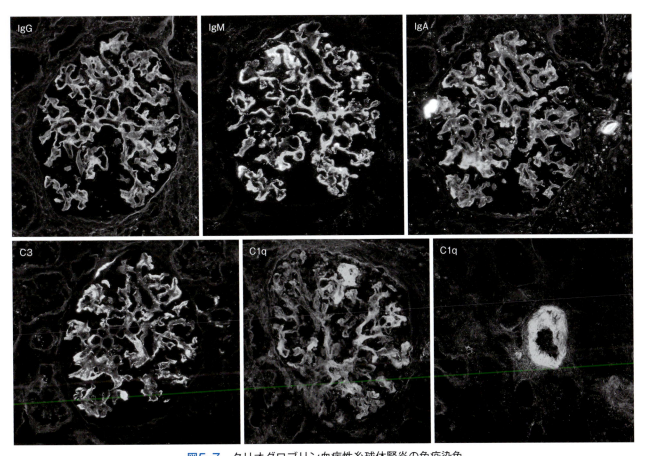

**図5-7 クリオグロブリン血症性糸球体腎炎の免疫染色**
クリオグロブリン血症性腎炎ではIgG, IgAの他にIgMとC1qが相対的に目立つ．本症例ではC1qが動脈壁に陽性であった．

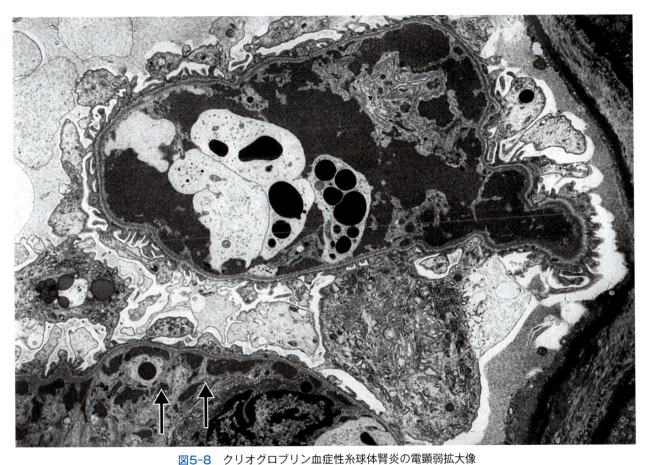

**図5-8 クリオグロブリン血症性糸球体腎炎の電顕弱拡大像**
毛細血管管腔内に免疫複合体性塞栓intraluminal thrombiを形成する．同時に内皮下沈着物もみられる（矢印）（×3,000）．

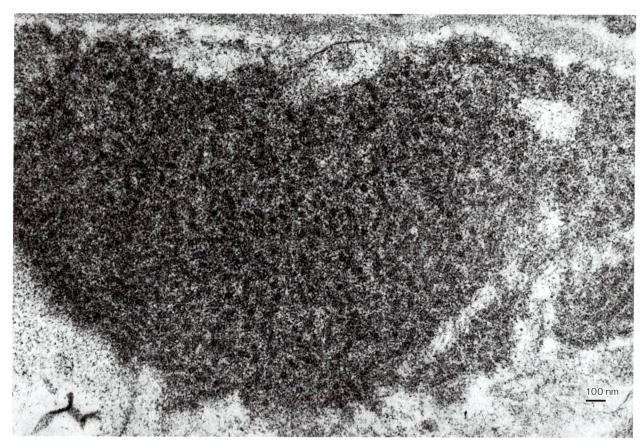

**図5-9　クリオグロブリン血症性糸球体腎炎の電顕強拡大像**
長さ100〜180 nm，幅が約20 nmの弯曲した構造物が対をなしてcylinder様構造を形成する．

## 3 イムノタクトイド糸球体症と細線維性糸球体腎炎

　イムノタクトイド糸球体症 immunotactoid glomerulopathy（IT）は，糸球体内の細胞外基質に電顕的にアミロイド様の細線維性構造をもつ沈着物を認めるが，コンゴーレッドあるいは thioflavin T が陰性で，免疫グロブリンないしはその断片成分や補体 complement が陽性を呈する性質をもつ[19,20]．続いて1992年に Alpers らは，この糸球体疾患の細線維性構造を non-branching fibrillary structure と microtubular structure に区別し，これらを異なった2つの疾患群，すなわち前者を**細線維性糸球体腎炎** fibrillary glomerulonephritis（**FGN**），後者を狭義の **immunotactoid (microtubular) glomerulopathy (IT)** として扱うことを提唱し，頻度と予後の点からその形態的区別の有用性が広まったため，現在この分類が受け入れられている[21,22]．好発年齢は，FGN と IT の両者ともに中高年齢にある．性差は明らかでない．尿所見では両者ともに血尿（顕微鏡的血尿），蛋白尿 proteinuria を呈し，半数以上にネフローゼ症候群を呈する．高血圧を合併することがある．低補体血症 hypocomplementemia はまれである．合併症としては，IT を中心にリンパ球増殖性疾患 lymphoproliferative disorder との関連が注目されている．

### ① 光顕所見

　糸球体のメサンギウム領域の拡大，メサンギウム細胞増多および糸球体毛細血管係蹄壁の肥厚が認められる（図5-10）．FGN と IT に光顕上の明確な区別はなく膜性増殖性糸球体腎炎型60％，膜性腎炎型25％，メサンギウム増殖性腎炎型15％の頻度である．進行した症例においては半月体形成ならびに硬化糸球体を認める．沈着物は，アミロイド染色が陰性で，PAS陽性，PAM染色では黒色ではなく褐色調を呈する．

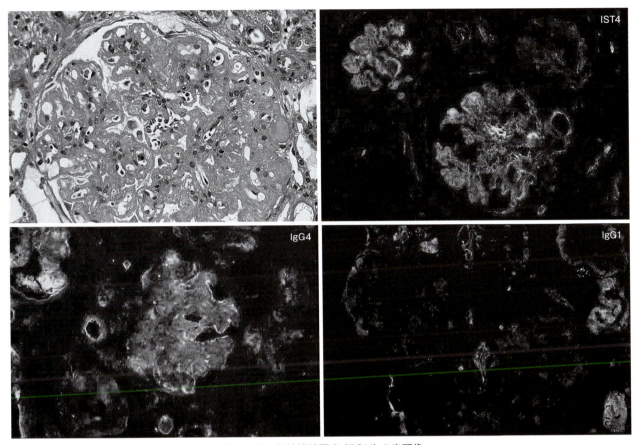

**図5-10 細線維性腎炎(FGN)の光顕像**
74歳男性．ステロイド不応性ネフローゼ症候群．光顕像はMPGN病変．免疫染色では，IgG4のみ陽性．IST4(抗血清フィブロネクチンと組織由来フィブロネクチン抗体)陽性．

### ② 蛍光所見

　FGN/IT を総括するとIgG, C3, C1q, κ鎖が80%以上と高頻度でIgM, C4は50〜60%, IgA が約30%と少ない．FGN においては IgG4 が過半数で，C3, κ鎖の合併率が高い(図5-10)．IT では，原発性の大部分が monoclonal な免疫グロブリンの沈着(大部分が IgG4)であるのに対して，続発性(クリオグロブリン血症や monoclonal gammopathy)の IT では polyclonal な免疫グロブリンの沈着である．一方，FGN では monoclonal 沈着の報告もあるが，大部分が oligoclonal (IgG1 または IgG4) な Ig 沈着であることがわかってきた．

### ③ 電顕所見

　電顕所見によって初めて FGN と IT は区別される．FGN では，fibrillary structure あるいは granular filamentous structure を示し，アミロイド細線維 amyloid fibril によく似ているが，細線維の幅がアミロイド細線維(8〜10 nm)よりやや太く，幅が平均15〜25 nm といわれる．これらの細線維がそれぞれ不特定方向を向き(randomized arrangement)，ときに交叉するが分岐(branching)はないといわれる(図5-11)．一方，IT においては，electron lucent な central core ないし hollow を伴い microtubular structure，あるいは microlamellar structure を示す．細線維の幅は平均32〜50 nm で，数本ずつまとまりをもって一定方向に間隔を保って平行に配列する所見(orderly あるいは organized arrangement)を認める(図5-12)．

　IT は microtubular structure で organized arrangement を示し(図5-13)，FGN は fibrillar structure で randomized arrangement を呈し，その線維幅と配列の一致率は90%以上であり，以上の点から病理形態的区別は可能である．IT には，microlamellar structure や異なったサイズの小管状構造も報告されている[23](図5-14)．

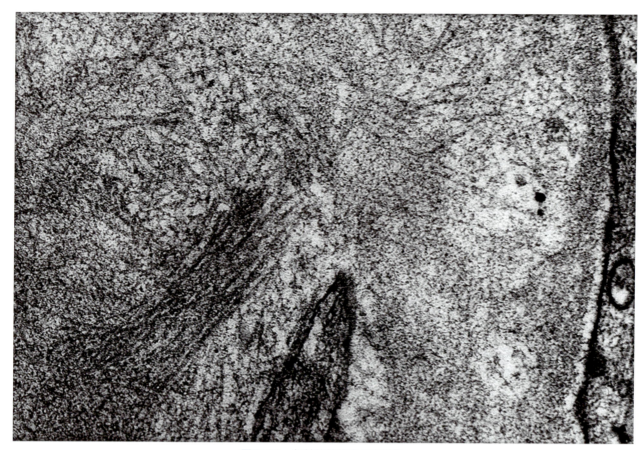

**図5-11　細線維性腎炎の電顕像**
fibrillary structureを示し，アミロイド細線維amyloid fibrilによく似ているが，細線維の幅がアミロイド細線維（8～10 nm）よりやや太く，幅が平均15～25 nmといわれる．これらの細線維がそれぞれ不特定方向を向き（randomized arrangement），ときに交叉するが分岐（branching）はない．

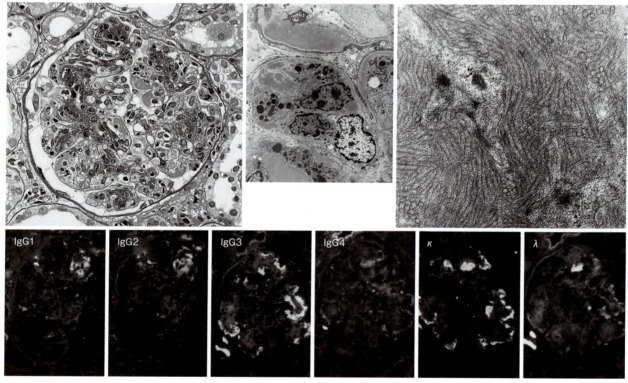

**図5-12　イムノタクトイド腎症の光顕，電顕像**
electron lucentなcentral coreないしはhollowを伴いmicrotubular structureあるいは，microlamellar structureを示す．細線維の幅は50 nmで，数本ずつまとまりをもって一定方向に間隔を保って平行に配列する所見（orderlyあるいはorganized arrangement）を認める．光顕では急性活動性病変を伴い膜性増殖性糸球体腎炎様病変を呈する．免疫染色ではIgG3 κ型の単クローン性沈着を示し，補体結合の面から急性活動性病変の根拠となっている．

5 造血器異常関連腎症（パラプロテイン腎沈着症）

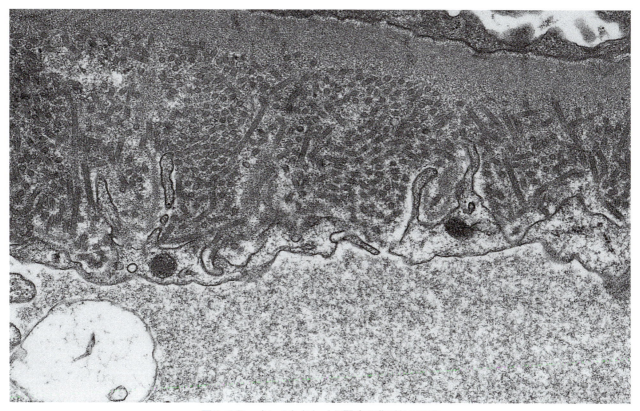

**図5-13 イムノタクトイド腎症の典型的電顕像**
Korbetらが発表したオリジナルの形態像に類似したmicrolamellar structureを呈する（×10,000）．

（佐賀大学　宮園素明先生よりご提供）

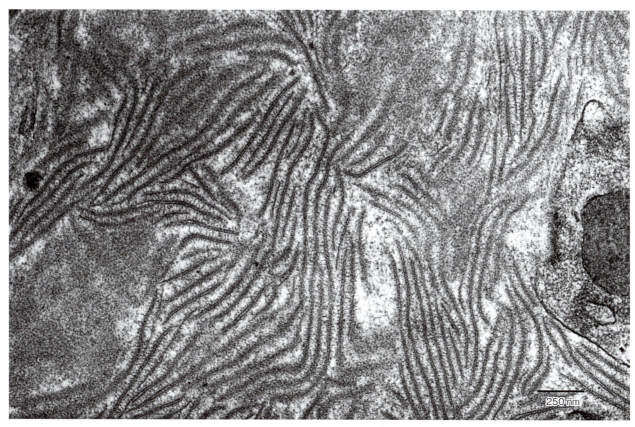

**図5-14 イムノタクトイド腎症の亜型**
細線維の幅は32 nmで，数本ずつまとまりをもって一定方向に間隔を保って平行に配列する所見（microlamellar structure and organized arrangement）を認める（×10,000）．

（文献23）より）

Pronovost ら[24]や Strøm ら[25]のように多数の症例から総説的に疾患概念をまとめた仕事は Brady にみられるが[26]，その方向は一次性の IT/FGN において同一疾患かどうかに絞られる[27]．そして，IT はパラプロテイン血症を伴う二次性 IT が独立し，伴わない一次性の IT の症例が蓄積された結果，その monoclonality と超微形態的特徴が明らかにされてきた[28]．

すなわち，IT と FGN の区別がこれまで線維幅（30 nm 以上，以下）を基準にしていたが，それに random arrangement あるいは organized arrangement の情報の重要性が再確認され，この2つの定義により monoclonality との関連が明らかになったといえる．その際，混乱を招いているのは，monoclonality はあくまで蛍光染色で確認される糸球体への沈着性における monoclonality であり，血清中の monoclonality とは相関する場合としない場合がある．また，二次性の定義は血清中にパラプロテイン血症を伴う場合にのみ適応され，合併疾患については，リンパ増殖性疾患かそれ以外の疾患かは同等に扱われ，血清中にパラプロテインが証明されない限りは二次性疾患とはいえず，合併疾患として扱われている[29,30]．

### ④ IT/FGN の異同について

糸球体内細胞外基質に細線維構造 non-branching fibrillary structure を呈する糸球体疾患の総称として immunotactoid glomerulopathy（ITG）が Korbet らにより用いられていたが[19]，その後の Alpers の提唱により，fibrillary glomerulonephritis（FGN）と狭義の immunotactoid glomerulopathy（IT）が位置づけられ，頻度と予後の点からその形態的区別の有用性が広まった[21,22,31]．もともと白人（Caucasian）に多い疾患であるが，米国においてはその頻度は，FGN が成人腎生検症例の約 1％であるのに比して，IT は 0.1〜0.3％と低い．予後の点からも，従来の Korbet らの報告においては，ITG の 50％の症例が 50 ヵ月以内に血清クレアチニンが 5 mg/dL 以上になるといわれていたが，FGN では，その基準より予後が不良で，44％の症例が 24 ヵ月以内に腎不全となる．一方，IT では症例数が少ないなりに，FGN に比してはるかに予後良好と発表されている[20]．microtubular と fibrillar の両者の構造が同一症例に認められたという報告もある[32,33]．

しかしその後，一次性 IT/FGN の症例が蓄積され，IT と FGN は異なった疾患であることを示唆する論文が発表された．Rosenstock らは，一次性に限った FGN 61 例と IT 6 例を免疫染色し，その monoclonality，oligoclonality，polyclonality を解析している．それによると，FGN では，ポリクローナル IgG が主体（96％）で，FGN 19 例の IgG subtype を解析したところ IgG1 と IgG4 の双方が陽性の oligoclonality が 15 例，IgG1 か IgG4 のおのおのが染色される monoclonality は 2 例ずつであった．一方，IT では，IgG が優勢に 83％に陽性で，67％が monoclonality（IgG1 κ 3 例，IgG1 λ 1 例）であった[28]．

また，Bridoux らの論文では，より厳密に FGN と IT の超微形態的区別に言及している．IT を超微形態的に診断するための根拠としては，第 1 に organized arrangement をもち，少なくとも一部に pararel arrays を認めること，第 2 に 50,000 倍の拡大で，明らかな hollow core をもつこと，第 3 に細線維構造をもつ沈着物の領域がはっきりしていることをあげ IT を定義した．その結果，細線維の太さに関して，monoclonal な免疫グロブリンから成立し microtubular な構造をもつ糸球体腎炎 glomerulonephrtis with orgnized microtubular monoclonal immunoglobulin deposit（GOMMD）は 15 nm 前後と線維幅が細く，FGN の線維幅に近いことを指摘し，polyclonal からなるものは従来どおり太いとしている[34]．この観点からは IgG1 κ 型の monoclonality が証明された FGN 症例では，線維幅が 14.5 nm であったことが説明できる[35]．IgG の subtype が monoclonality の検索対象になっているが，まれに IgA 優性の FGN/IT の報告もみられる[36〜38]．このように IT/FGN の異同の問題や monoclonality と超微形態的特徴との関連が明らかにされつつある．

## 4 軽鎖沈着症とその辺縁疾患

　Randallらによって1976年に**軽鎖沈着症 light chain deposition disease（LCDD）**が報告され，その後，軽鎖重鎖沈着症 light and heavy chain deposition disease（LHCDD）と重鎖沈着症 heavy chain deposition disease（HCDD）の存在が確認され，1990年Buxbaumにより**MIDD（あるいはRandall型MIDD）**としてこれらの疾患群を総称することが提唱された[4,39]．

　原疾患としては，約半数は多発性骨髄腫 multiple myeloma，そして，約1/4が慢性リンパ性白血病やB細胞リンパ腫，そして良性Mタンパク血症 **monoclonal gammopathy unknown significance（MGUS）**などのその他の形質細胞異常症に由来する．LCDD，LHCDD，HCDDの3者において形態学的には本質的な相違はみられず，単クローン性免疫グロブリン沈着症MIDDと総称している．糸球体への沈着の単クローン性 monoclonality により診断される．光顕的には75～80％の症例では糸球体毛細血管係蹄の分葉・結節化を示し，**メサンギウム基質の結節性硬化** nodular glomerulosclerosisを特徴像とする．糖尿病性糸球体硬化症 diabetic glomerulosclerosis に酷似するが，糸球体，尿細管，ボウマン嚢のそれぞれの基底膜の肥厚は伴わない（図5-15）．一方，少数例ながら免疫複合体腎炎と似たメサンギウム増殖性ないし分葉状糸球体腎炎 lobular glomerulonephritis の病型も報告され，現在はPGNMIDの疾患群としてまとめられている（後述）．また，半月体形成や巨細胞の出現を伴う症例がある[6,40]．

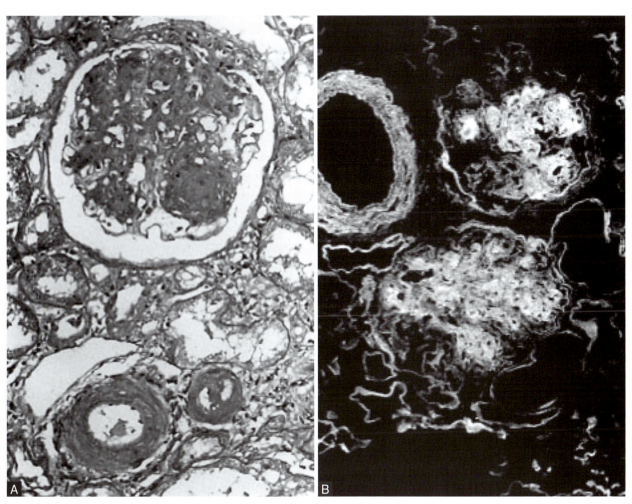

**図5-15　軽鎖沈着症（LCDD）**
A：糸球体毛細血管係蹄の分葉・結節化を示し，メサンギウム基質の結節性硬化 nodular glomerulosclerosis を特徴像とする．糖尿病性糸球体硬化症 diabetic glomerulosclerosis に酷似する．B：メサンギウム基質が結節状に拡大し，その場所にκ鎖の沈着物を認める．細動脈壁や尿細管基底膜への沈着もみられる（抗ヒトκ抗体，凍結切片）．

（秋田大学　中本　安先生よりご提供）

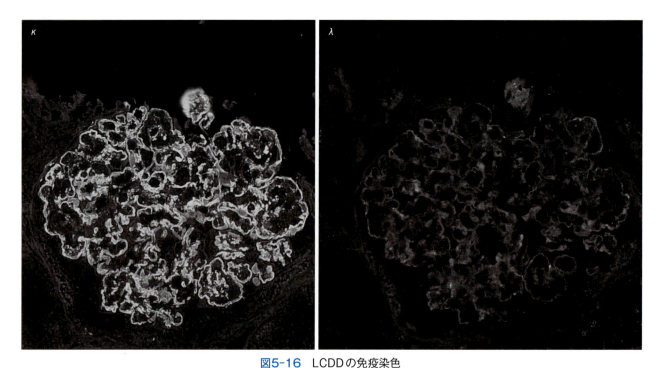

**図5-16 LCDDの免疫染色**
κ鎖が糸球体末梢係蹄と結節性のメサンギウム領域に沈着する．λ鎖は陰性（抗ヒトκ抗体，凍結切片）．

　免疫蛍光染色では，LCDDにおいては，軽鎖だけが糸球体末梢係蹄からメサンギウム領域，そして，尿細管基底膜から細動脈壁に陽性となる（図5-15,16）．κ鎖がλ鎖に比して圧倒的に頻度が多く（κ：λ＝6：1），λ鎖の沈着頻度が高いALアミロイドーシスとは対照的である．LHCDDでは，上記の軽鎖の沈着とともに重鎖の沈着が1種類ずつ陽性となる．γ型が最も多く，まれにα型の報告もある．

　LCDDにおいて，κ鎖沈着の症例ではメサンギウム基質の結節性領域への沈着が主体であるが，λ鎖沈着の症例では糸球体基底膜や尿細管基底膜への沈着が主体となるといわれる．軽鎖の分子レベルでの構造解析では，定常部領域constant region（C領域）には異常はない．可変部領域variable region（V領域）は，正常では重鎖は6つのVH subgroup，軽鎖のκ鎖は4つのVκ subgroup，λ鎖は6つのVλ subgroupをもつ．その中でLCDDでは相補性規定部complementarity determing region（CDR1-3）での粗水性残基の出現により重合や立体構造の異常をきたしているといわれている[41,42]．HCDDはよりまれな疾患である[43,44]．重鎖のみ沈着する疾患で，LCDDやLHCDDほど糸球体外での沈着はない．わが国では，Yasudaらによってはじめて報告された[45]．重鎖の定常部（C領域）の欠損・短縮，すなわち第1（CH1）ないし第2ドメイン（CH2）または両者を欠く短縮した重鎖の関与が指摘されている．重鎖のsubtypeとしては，IgG1，IgG2，IgG3（κまたはλ）が検出され，臨床的に低補体血症，病理的にMPGNを呈したLHCDDも報告されている．また，非ホジキンリンパ腫を合併し，幅34 nmの不特定方向の細線維構造をもったγ-重鎖病の症例も報告されている[6,46,47]．

　重鎖の免疫染色とアミロイド染色がともに陽性のheavy chain amyloidosisがこれまでに5症例報告されている[48,49]．重鎖の内訳ではγ鎖3例，μ鎖1例，α鎖1例であった．このように，重鎖・軽鎖の構造異常と組織沈着性とが分子レベルで解明されつつある．

　電顕像では，約80％において，無構造性amorphousまたは細顆粒状fine granularの高電子密度沈着物が糸球体基底膜の緻密層lamina densaから内皮下側にかけてみられ，メサンギウム基質にまで広がる．さらに，尿細管基底膜外側や細動脈内皮下領域にも沈着する（図5-17,18）．通常では糖尿病性糸球体硬化症様の光顕像と細顆粒状の砂をまいたようなintramembranouse continuous dense depositを電顕的に認める症例が主体であり，細線維構造はみられないが，8％の症例で8～20 nmの線維幅の細線維構造を認め，FGNに類似する症例がある[50,51]．

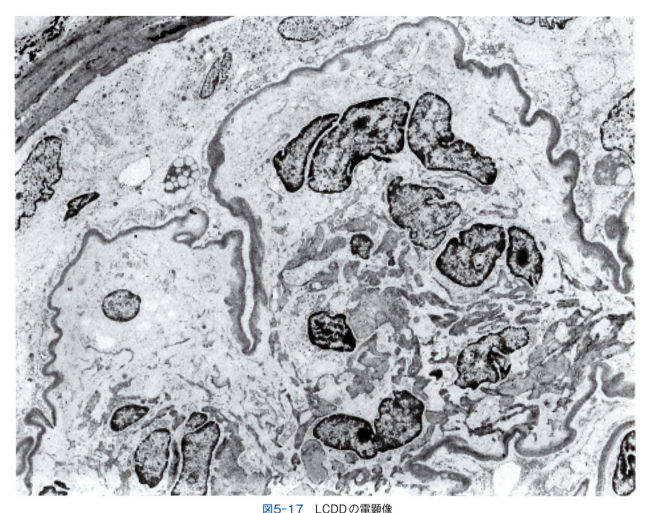

**図5-17 LCDDの電顕像**
免疫染色とほぼ同様なパターンで，糸球体末梢係蹄と結節性のメサンギウム領域に軽鎖が沈着する（×3,000）．
(秋田大学第三内科よりご提供)

臨床像では，約3/4の症例で，高度の蛋白尿（1.5 g/日以上）のときにネフローゼ症候群をきたす．同様の頻度で顕微鏡的血尿 microhematuria を呈する[52,53]．

**鑑別診断**

光顕像では糖尿病性腎症 diabetic nephropathy との鑑別，電顕像ではデンスデポジット病 dense deposit disease（DDD）との鑑別があげられる．糖尿病性腎症では原則的には免疫グロブリンは陰性であるが，パラフィン切片での軽鎖の免疫染色が安定しない場合には，電顕的に dense deposit の有無により鑑別診断がなされる．糸球体，尿細管，ボウマン嚢基底膜の肥厚は糖尿病性腎症でみられ，もう一つの鑑別点となる．DDDとの鑑別では，特に，光顕的にMPGN型のLCDDの症例が問題となる．電顕的に intramenbranous continuous dense deposit を呈する点で共通しているが，DDDの場合は osmium 親和性の dense deposit であり，LCDDにみられる細顆粒状の dense deposit とは本質的に異なる．免疫染色では，前者はC3のみ陽性，後者では軽鎖陽性となり鑑別される．血中にMタンパクが出現する monoclonal gammopathy は必ずしも LHCDD の形態像を取るとは限らない．血中の重鎖と軽鎖が単クローン性に増加するが，その際重鎖と軽鎖が結合性か，解離性かの解析が必要となる．電顕像において，LCDDと同様の細顆粒構造をもつ沈着物を認めるときにはLHCDDと診断される．しかし，LCDDの8%の症例で線維性構造物を呈し，FGNとの鑑別を困難にしている[50]．

ALアミロイドーシスとLCDDでは，同じ軽鎖沈着症であるにも関わらず，一方ではアミロイド線維（β-pleated sheet に配列する構造）となり，一方では細顆粒状沈着物となる理由はわかっていない．前者ではλ鎖，後者ではκ鎖が多いが決定的な相違点にはならない．また，前者では多発性骨髄腫や形質細胞

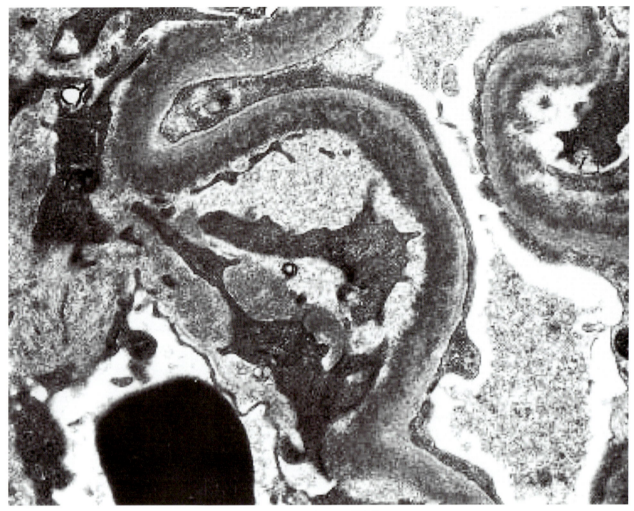

**図5-18　LCDDの電顕像**
無構造性または細顆粒状の高電子密度沈着物が糸球体基底膜の緻密層から内皮下側にかけてみられ，メサンギウム基質にまで広がる（×8,000）．

（秋田大学 中本 安先生よりご提供）

異常症（MGUS）の明確な場合とそうでない場合とがあるが，後者では形質細胞異常症が一般的である．LCDDにアミロイド染色陽性の症例が報告されているが[54]，アミロイド染色と偏光顕微鏡による解析が鑑別法となる．腎にMIDDが発見されれば，80％の症例で血清学的にMタンパク血症，そして，尿中にBence Jonesタンパクが証明され，骨髄において形質細胞腫や形質細胞異常症の存在が確認される．しかし，欧米，わが国とも，約20％の症例で上記の臨床的証拠が把握されないことは前述のとおりである[5,49,52]．血中での異常タンパクの分子構造の解明が進む一方，腎臓局所への沈着機序の解明は今後に残された課題である[41]．

近年，凍結切片免疫染色では，単クローン性免疫グロブリン沈着が隠され，プロテイナーゼ消化により，はじめて証明される症例があることが報告されている．それゆえ，それらの症例はC3 glomerulopathyの症例に入れられている可能性がある[56,57]．

## 5　PGNMID

**PGNMID（proliferative glomerulonephritis with monoclonal IgG deposits）は新しい疾患概念である．**
PGNMIDの診断基準として，第1に免疫染色にてγ重鎖（IgG）が陽性で，一方，IgAやIgMの重鎖が陰性であり，一つの免疫グロブリンに制限されている．第2に，IgGサブクラスのIgG1～IgG4の一つが陽

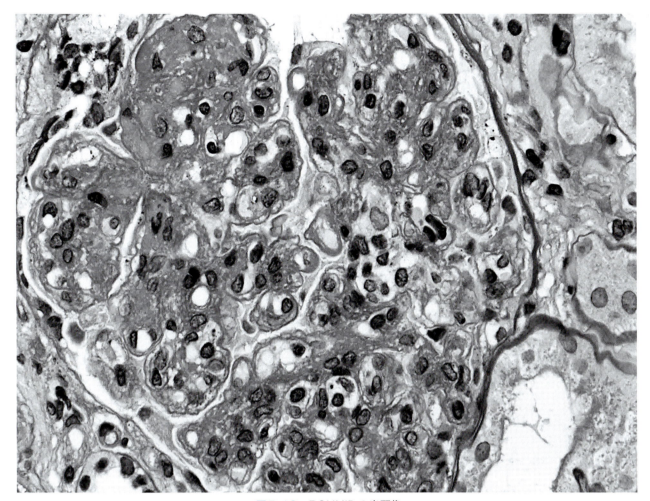

図5-19 PGNMIDの光顕像
急性管内活動性病変を伴い膜性増殖性糸球体腎炎を呈する（PAS染色）．

（秋田大学 小松田 敦先生よりご提供）

性で，さらに軽鎖イソタイプのκかλの一つが陽性を示し，単クローン性沈着を示す．第3に，電顕的に細線維構造ならびに細顆粒状構造をもたないで通常の免疫複合体沈着物に似た高電子密度沈着物をメサンギウム領域・内皮下領域・上皮下領域に認める．そして，第4に，臨床的背景として自己抗体が陰性で，クリオグロブリンの検査学的証拠を認めない．以上がPGNMIDの診断基準となる[7]．

**鑑別診断**では，両者とも単クローン性IgG沈着の糸球体疾患であるため，**PGNMIDに最も近い疾患群はRandall型MIDDのうちのLHCDDならびに軽鎖重鎖アミロイドーシスである**．LHCDDは，光顕上糖尿病性腎症に似た結節性硬化を呈する糸球体症であり，免疫染色では糸球体基底膜と尿細管基底膜に単クローン性重鎖と単クローン性軽鎖の線状の沈着性を呈し，電顕的には，非細線維性で細顆粒状かつ粉末状の高電子密度沈着物が糸球体ならびに尿細管の基底膜内に連続性にみられる．アミロイドーシスへの転化はアミロイド染色により判明する．Mayo Clinicにおける64例のRandall型MIDDの報告では，LCDDが51例と最も多く，HCDDが7例，LHCDDが6例であった[56]．血中Mタンパクと尿中Mタンパクの検出率は低く，おのおの44％と30％であった．LCDDにおけるκ鎖とλ鎖の比較では，κ鎖が82％と優位であった．骨髄腫の頻度は，LCDDで65％と高く，LHCDDで50％，HCDDで29％であった．メサンギウムの結節形成を認めたのは61％であった．

一方，**PGNMID**は，免疫染色では単クローン性IgG沈着を認める点で共通しているが，**光顕的に糖尿病性腎症に似た結節性硬化は呈さず，MPGNないしはメサンギウム増殖性糸球体腎炎** mesangial proliferative glomerulonephritisで，**管内性細胞増多を伴う症例が多い**（図5-19）．また，電顕的に砂を撒いたような細顆粒状ではなく，通常の免疫複合体様の高電子密度沈着物を呈する（図5-20）．そして，

各論

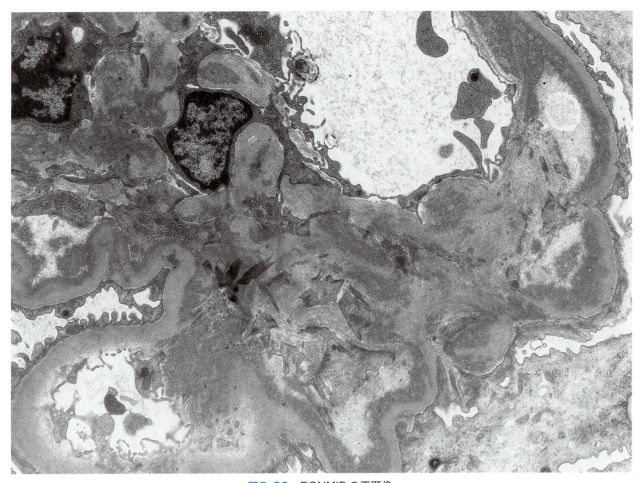

図5-20 PGNMIDの電顕像
dense depositは細線維構造をもたず,塊状にメサンギウム領域ならびに糸球体基底膜内に散見される(×5,000).

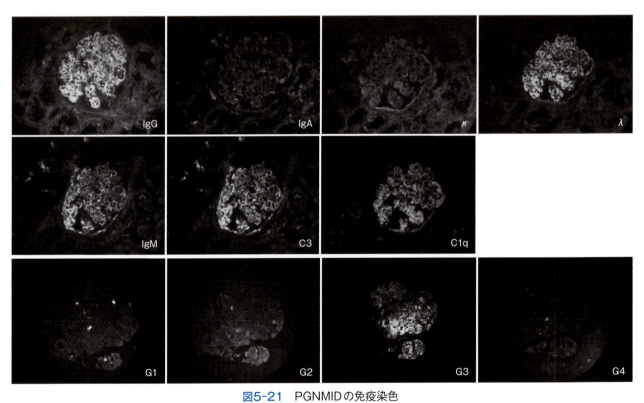

図5-21 PGNMIDの免疫染色
IgGλの単クローン性免疫グロブリン沈着症が認められ,IgGのサブタイプの免疫染色ではIgG3であった.その結果,IgG3λ型単クローン性免疫グロブリン沈着が判明した.

臨床的背景として**骨髄腫の合併はまれである**．3つのスタンダードな検査（SPEP；serum protein electrophoresis，UPEP；urin protein electrophoresis，IFE；immunofixation electrophoresis）によって検査したところ，**30％の患者でMスパイクが検出され，多発性骨髄腫の合併は3％であった**[7,8]．

免疫学的には単クローン性免疫グロブリン沈着を示すが（図5-21），Randall型MIDDと異なる所見として，糸球体基底膜内に砂を撒いたような連続性の細顆粒状沈着物は認めず，メサンギウム領域にとどまる点，そして，糖尿病類似の結節性硬化病変を呈さない点があげられる．まれに，単クローン性に上皮下沈着物が主体の膜性腎症型の症例[59,60]やメサンギウム増殖性腎炎の症例[61]も報告されている．また，IgGだけでなく，IgM型も報告されている[62,63]．造血系臓器においては多発性骨髄腫やB細胞増殖性疾患は原則として合併しない．以上のように新しい疾患群として提唱されている[48]．

## 6 家族性分葉性糸球体症，フィブロネクチン腎症

フィブロネクチン腎症 fibronectin glomerulopathy，glomerulopathy with predominant fibronectin deposits，そして**家族性分葉性糸球体症** familar lobular glomerulopathy は，ほぼ同義語に用いられている．Strømら（1995年）は6家系23症例の家族性に発症する腎沈着症をまとめ，**常染色体優性遺伝形式の新しい遺伝性疾患**として glomerulopahty associated with predominant fibronectin deposits の名称を提唱した．男：女は16：7，年齢は14歳から59歳であるが，青年期に多い．アルブミン尿 albuminuria とミクロ血尿で発症し，高血圧と type 4 尿細管アシドーシスに進展し，30～60歳代で腎不全に陥る．**電顕的には，homogenous granular ないし fibrillar で線維幅は 10～12 nm を呈し，通常の FGN よりやや狭いことを特徴としている**．光顕的にはメサンギウム領域が細胞増多とともに著明に拡大し，分葉化の目立つ MPGN-like lesion と診断されるが，アミロイド染色陰性，免疫グロブリン染色陰性で，血清由来の fibronectin が強く陽性に染色される[25]．

**家族性分葉性糸球体症**は，1987年に Tuttle らによって1家系5症例がはじめて報告された[64]．その疾患とは家族性に出現し，光顕的にはメサンギウム細胞の著しい増生はないが内皮下からメサンギウム基質に PAS 陽性の塊状の沈着物を伴い，それによりメサンギウムの拡大（**lobular accentuation**）を呈する（図5-22）．電顕的にはメサンギウム基質から内皮下腔にかけて大量の高電子密度沈着物を認め，homogenous granular ないし fibrillar で線維幅は 10～12 nm を呈し，通常の FGN よりやや狭いことを特徴としている（図5-23）．蛍光抗体染色にて免疫グロブリンと補体が原則的には陰性であるとしている．その後，Abt ら（1991年）が1家系4症例において報告した症例では，光顕，電顕像は同様であったが，蛍光抗体染色にて IgG，A，M，C3 が陽性所見を呈している[65]．Mazzucco ら（1991年）が報告した1家系2症例では，同様の光顕像であるが，すべての免疫グロブリンと補体が陰性であった1症例と IgA，M，C3 だけが弱陽性の1症例が呈示された[66]．

一方，**血清ならびに細胞由来の fibronectin（IST-4）がメサンギウム領域ならびに糸球体基底膜領域に強陽性で，細胞由来の fibronectin（IST-9）が陰性のことから，メサンギウム基質内に血清由来の fibronectin が取り込まれる．さらに症例によっては，fibronectin が一種の受容体となって，免疫グロブリン，補体が間接的にメサンギウム基質に取り込まれ，そこに定着すると解釈される**[66]．Mazzucco らの症例では電顕的に FGN 類似の線維性構造を呈し，線維幅は 11～12 nm で一般の FGN の線維幅よりやや狭いという．この所見は Bürgin ら（1980年）の症例とほぼ一致している[66]．

Bürgin らの1家系4症例ですべての免疫グロブリンと補体が陰性であった症例と IgA，κ，λ，IgM，C4 が陽性の症例があり，線維幅は 12 nm で random arrangement を呈していた[67]．続いて，1993年に Churg らにより，家族歴がなく，電顕的に FGN を呈しながら免疫グロブリン，補体が染色されない3症例が報告された[68]．その後，Assmann ら（1995年）は，1家系2症例に発症し，免疫グロブリン，補体，細胞外基質タンパク，collagen type Ⅳ，laminin が陰性で，血清由来の fibronectin，さらにアミロイド P と vitronectin が陽性を呈し，電顕的に線維幅が 10～12 nm の FGN を発表している[69]．Mazzucco らの症

各論

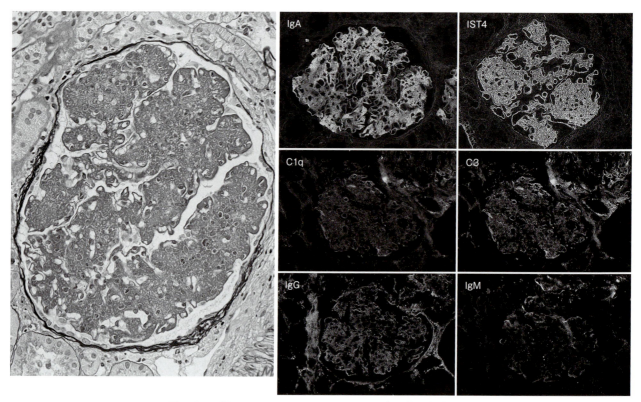

図5-22 fibronectin glomerulopathyの光顕像と免疫染色
12歳の男児．11歳時に学校検尿にてはじめて蛋白尿指摘．父方の家系（父，叔母）で腎炎，叔母は腎生検にて，MPGN型IgA沈着症と診断されている．血清ならびに細胞由来のfibronectin（IST-4）がメサンギウム領域ならびに糸球体基底膜領域に強陽性で，細胞由来のfibronectin（IST-9）が陰性のことから，メサンギウム基質内に血清由来のfibronectinが取り込まれる．さらに本症例ではfibronectinが一種の受容体となって，IgAが間接的にメサンギウム基質に取り込まれ，そこに定着すると解釈される．光顕的にはメサンギウム領域が細胞増多とともに著明に拡大し，分葉化傾向（lobular accentuation）の強いMPGN-like lesionを呈する．

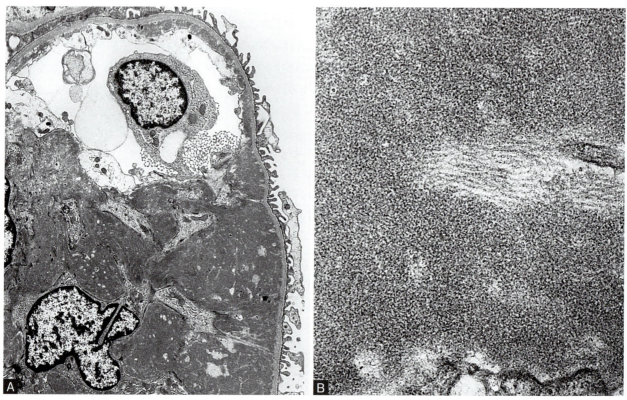

図5-23 fibronectin glomerulopathyの電顕像
A：著明に拡大したメサンギウム基質に広汎にdense depositの沈着を認める（×3,000）．B：fibrillarで線維幅は10～12 nmを呈し，通常のFGNよりやや狭いことを特徴としている（×20,000）．

例との違いはIST4とIST9がともに陽性で細胞由来のfibronectinも一部に関与しているという．Gemperleら（1996年）も，**常染色体優性遺伝形式をもつ1家系5世代**にわたる182人のfamilar lobular glomerulopathyの予後調査をしている[70]．

わが国からはFujigakiら[71]が，家族歴がなく線維性構造を伴うfibronectin-associated glomerulopathyの症例を，Itoらは家族歴がなく[72]，Satoらは家族歴のある症例で，Abtらの症例に形態的に類似したlobular glomerulopathyを報告している[73,74]．Niimiらは，3歳男子で家族歴のある症例を報告しているが，細線維構造ではなく，細顆粒構造を呈していた[75]．

**これらの疾患群とFGNとの鑑別診断が問題となる**．家族歴のあるなしが最初の鑑別点となるが，fibronectin glomerulopathyならびにfamilial lobular glomerulopathyは，FGNでみられるように免疫グロブリンが陽性にはならず，線維幅では，前者は12 nmで，後者のFGNの18〜25 nmとは区別される．しかし，familial lobular glomerulopathyには，数種の免疫グロブリンが陽性のことがあり，電顕的に線維性構造物をもたない症例もみられることから，家族歴，免疫グロブリン染色性の有無，線維幅だけからは，実際の鑑別が難しい症例もある．さらに，従来，血清由来のfibronectinがメサンギウム領域に染色性されることがfibronectin glomerulopathyの診断根拠にされていたが，FGNやIgA腎炎にも陽性に染色され，必ずしもfibronectin glomerulopathyに特異的な所見でないことがわかってきた．その中で，fibronectinに高度の結合性をもつuteroglobinというタンパク質がfibronectin glomerulopathyの成因に関係しているのではないかという新しい見方が出てきた．Vollmerらは1998年，fibronectin glomerulopathyにおいて移植後も同じ疾患が再発することから，血清中のfibronectinの分子異常を疑い，fibronectinの責任遺伝子（FN1）の異常を調べたが，fibronectin glomerulopathyの患者にはFN1 geneの異常が認められなかった[76,77]．しかし，**2008年Castellettiらは，fibronectin glomerulopathyの患者を解析し，常染色体優性遺伝形式をとり，その責任遺伝子のfibronectinをコードするFN1遺伝子の変異が検出できる患者は全体の約40％となることがわかった**．FN1遺伝子変異によって生じたfibronectinは細胞接着能が減弱し，細胞骨格の再構築などに支障をきたすことが疑われている[78]．

一方，Rostagnoらは，血清中のimmunoglobulin-fibronectin complexがFGNにおけるfibrillary depositの形成に関与していると報告している[79]．Zhangらは，ステロイドにより誘導される**uteroglobin**という抗炎症タンパク（Brastokininともいう）を個体から除いたマウス（uteroglobin-knockout mouse）において，fibronectinのメサンギウム基質への異常な沈着を認め，fibronectin glomerulopathyに類似した病変を起こすことを報告している[80]．

その発症機序の解釈として，uteroglobinは，fibronectinへの結合性が高く，fibronectin-uteroglobinのheteromerを形成しやすいことから，fibronectinのself-aggregationを抑制し，また，fibronectin単独の糸球体メサンギウム基質への沈着を抑制する性質をもつ．正常状態において，一定濃度の十分なuteroglobinが血清中にある場合にはfibronectin-uteroglobin複合体を形成し，fibronectinの糸球体内細胞外基質への浸入はないが，uteroglobinが血清中にない場合は，単体としての血清fibronectinはメサンギウム基質内に浸入する．その際，fibronectinは各種免疫グロブリン，特にIgAと結合しやすく，間接的にIgAなどの免疫グロブリンをメサンギウム基質内に取り込むことが疑われる[81]（図5-21）．

ヒト症例におけるuteroglobinの関連はまだ仮説の段階であるが，**fibronectin glomerulopathyとfamilial lobular glomerulopathyは，招来，uteroglobin関連腎症としてまとめられる可能性を示している**．

## 7 結晶構造をもつ疾患群

　Mタンパクが結晶化して，結晶構造が足細胞細胞質内に認められることがある．興味あることに，同様の結晶が同症例の骨髄内の形質細胞内にも認めている[82]（図5-24）．近位尿細管上皮のリソームに析出し，臨床的にファンコーニ症候群 Fanconi syndrome を呈する．断片化し血中を循環する軽鎖分子は，糸球体基底膜を通過して遠位尿細管で円柱を形成して骨髄腫円柱腎症 myeloma cast nephropathy となることが多いが，まれに，近位尿細管の胞体内で結晶をつくり，**軽鎖ファンコーニ症候群**が発症する．血清あるいは尿中に検出される単クローン性軽鎖が主として近位尿細管から再吸収され，近位尿細管のリソーム内で結晶構造を形成する．軽鎖円柱腎症 light chain cast nephropathy が主として遠位尿細管管腔内の円柱形成でκ鎖λ鎖同等である一方，軽鎖ファンコーニ症候群 Light chain proximal tubulopathy ではκ鎖が多い．

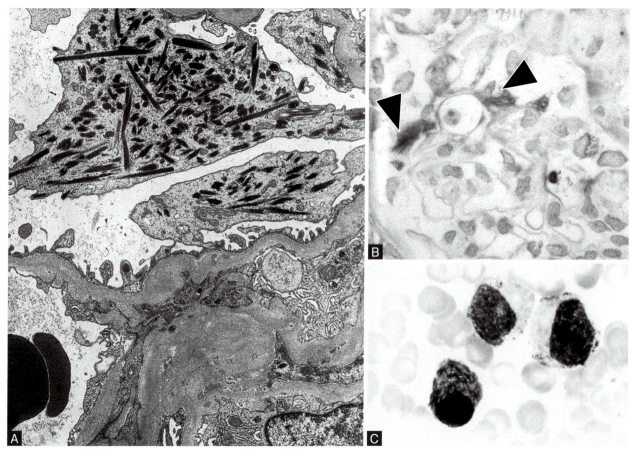

**図5-24　糸球体足細胞内針状結晶**
40歳女性．IgGλ型単クローン性γグロブリン血症の症例で，足細胞細胞質内に針状結晶を認める（A）（×5,000）．免疫染色にて足細胞内結晶に抗ヒトIgG陽性（B），骨髄内形質細胞に針状結晶を認める（C）．

（文献82）より）

臨床的には，近位尿細管機能不全により血清中グルコース濃度が正常にも関わらず尿中に尿糖が出現し，さらに，尿中にアミノ酸，尿酸，クエン酸，リン酸が上昇し，Ⅱ型（近位尿細管型）腎尿細管アシドーシスを呈する．成人に多く，腎機能障害，ファンコーニ症候群，軽度蛋白尿，そして，骨軟化症を呈したとき，腎生検が施行され，病理的裏付けのもとに診断される．形質細胞腫の合併率は，軽鎖円柱腎症ほど高くなく，むしろ，くすぶり型形質細胞腫 smoldering MM に多いといわれる．光顕的には，近位尿細管細胞質内に針状結晶を認める．剥離した尿細管上皮内に認めることもある．軽鎖円柱腎症にみられる遠位尿細管の管腔内円柱を合併することもある．免疫染色において，90％はκ鎖（Vk1）に陽性であり，λ鎖ならび重鎖の染色は陰性である．電顕的に結晶は菱形ないしは長方形で，しばしば，膜結合型構造をしている（図5-25）．しかし，臨床的にファンコーニ症候群を呈し，近位尿細管に単クローン性軽鎖沈着症を呈する症例の中で，必ずしも菱形結晶を呈さず，細線維構造（図5-26）や泡沫構造を呈する症例（図5-27）もあり，今後の症例の集積が待たれる[83,84]．

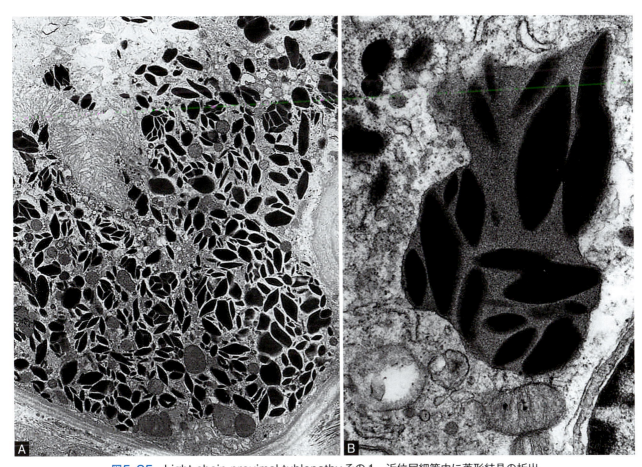

図5-25　Light chain proximal tublopathyその1，近位尿細管内に菱形結晶の析出
67歳男性．Mタンパク血症（κ型軽鎖症），骨髄腫の合併はない．ファンコーニ症候群を呈する．近位尿細管上皮内に菱形結晶を認める（A：×5,000，B：20,000）．

（筑波大学大学院医学系病理 上杉憲子先生よりご提供）

各論

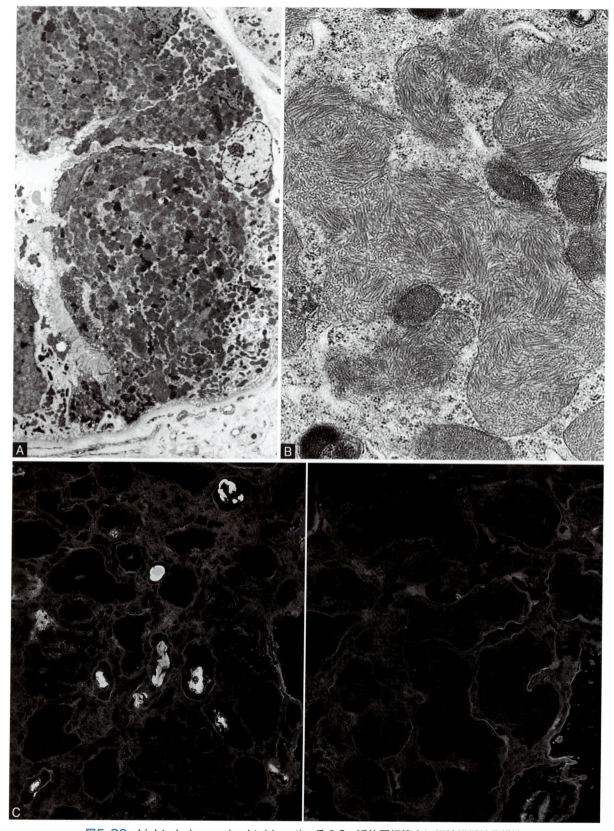

**図5-26** Light chain proximal tublopathyその2，近位尿細管内に細線維型結晶構造

67歳男性，κ型軽鎖症，骨髄腫の合併なし，ファンコーニ症候群を呈する．A, B：近位尿細管上皮内に結晶．近位尿細管上皮内に細線維構造の結晶を認める（A：×3,000）（B：×10,000）．C：免疫染色にて，κ軽鎖のみ尿細管上皮内と円柱に陽性（抗ヒトκ鎖抗体免疫染色）．

（戸田中央総合病院 腎センター内科よりご提供）

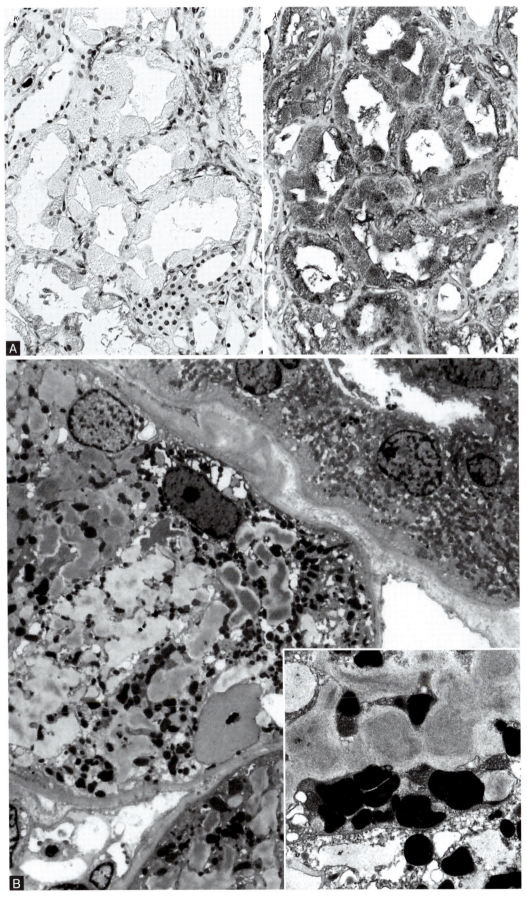

図5-27 Light chain proximal tublopathyその3,近位尿細管内に泡沫構造
76歳男性,慢性腎不全,IgAκ型Mタンパク血症,κ型ベンスジョーンズタンパク陽性,骨髄ではMGUS,ファンコーニ症候群は認めない.電顕的に近位尿細管上皮基質内に幅6nmの細線維の沈着(A:×3,000,5,000),アミロイド染色陰性,κ型軽鎖近位尿細管症 light chain proximal tubulopathyと診断(B:抗ヒトκ鎖(左)λ鎖(右)免疫組織化学染色),免疫複合体性腎炎は否定. (石心会　川崎幸病院 腎臓内科　柴田真希 先生よりご提供)

**参考文献**

1) Joh K：Pathology of glomerular deposition diseases. Pathol Int 57：551-565, 2007.
2) 城　謙輔：免疫グロブリン関連蛋白沈着症. Annual Review 腎臓 2004, 伊藤克己, 遠藤　仁, 御手洗哲也, 他編, pp75-91, 中外医学社, 2004.
3) Korbet SM, Schwarz MM, Lewis EJ：The fibrillary glomerulopathies. Am J Kidney Dis 23：751-765, 1994.
4) Randall RE, Williamson WC Jr, Mullinax F, et al.：Manifestations of systemic light chain deposition. Am J Med 60：293-299, 1976.
5) Preud'homme JL, Aucouturier P, Touchard G, et al.：Monoclonal immunoglobulin deposition disease (Randall type). Relationship with structural abnormalities of immunoglobulin chains. Kidney Int 46：965-972, 1994.
6) Nasr SH, Markowitz GS, Stokes MB, et al.：Proliferative glomerulonephritis with monoclonal IgG deposits：a distinct entity mimicking immune-complex glomerulonephritis. Kidney Int 65：85-96, 2004.
7) Nasr SH, Satoskar A, Markowitz GS, et al.：Proliferative glomerulonephritis with monoclonal IgG deposits. J Am Soc Nephrol 20：2055-2064, 2009.
8) Masai R, Wakui H, Komatsuda A, et al.：Characteristics of proliferative glomerulo-nephritis with monoclonal IgG deposits associated with membranoproliferative features. Clin Nephrol 72：46-54, 2009.
9) International Myeloma Working Group：Criteria for the classification of monoclonal gammopathies, multiple myeloma and related disorders：a report of the International Myeloma Working Group. Br J Haematol 121：749-757, 2003.
10) Jennette JC, Falk RJ, Bacon PA, et al.：2012 revised International Chapel Hill consensus conference nomenclature of vasculitides. Arthritis Rheum 65：1-11, 2013.
11) Blain H, Cacoub P, Musset L, et al.：Cryofibrinogenaemia：a study of 49 patients. Clin Exp Immunol 120：253-260, 2000.
12) Brouet JC, Clauvel JP, Danon F, et al.：Biologic and clinical significance of cryoflobulins, A report of 86 cases. Am J Med 57, 775-788, 1974.
13) Yamabe H, Johnson RJ, Gretch DR, et al.：Hepatitis C virus infection and membranoproliferative glomerulonephritis in Japan. J Am Soc Nephrol 6：220-223, 1995.
14) Schifferli JA, French LE, Tissot JD：Hepatitis C virus infection, cryoglobulinemia, and glomerulonephritis. Adv Nephrol Necker Hosp 24：107-129, 1995.
15) D'Amico G：Renal involvement in hepatitis C infection：cryoglobulinemic glomerulonephritis. Kidney Int 54：650-671, 1998.
16) Fabrizi F, Colucci P, Ponticelli C, et al.：Kidney and liver involvement in cryoglobulinemia. Semin Nephrol 22：309-318, 2002.
17) Markowitz GS, Cheng JT, Colvin RB, et al.：Hepatitis C viral infection is associated with fibrillary glomerulonephritis and immunotactoid glomerulopathy. J Am Soc Nephrol 9：2244-2252, 1998.
18) Beddhu S, Bastacky S, Johnson JP：The clinical and morphologic spectrum of renal cryoglobulinemia. Medicine (Baltimore) 81：398-409, 2002.
19) Korbet SM, Schwartz MM, Rosenberg BF, et al.：Immunotactoid glomerulopathy. Medicine (Baltimore) 64：228-243, 1985.
20) Schwartz MM, Korbet SM, Lewis EJ：Immunotactoid glomerulopathy. J Am Soc Nephrol 13：1390-1397, 2002.
21) Alpers CE：Fibrillary glomerulonephritis and immunotactoid glomerulopathy：two entities, not one. Am J Kidney Dis 22：448-451, 1993.
22) Fogo A, Qureshi N, Horn RG：Morphologic and clinical features of fibrillary glomerulonephritis versus immunotactoid glomerulopathy. Am J Kidney Dis 22：367-377, 1993.
23) Joh K, Aizawa S, Takahashi T, et al.：Microlamellar structure in lobular glomerulonephritis associated with monoclonal IgG lambda paraproteinemia. A case report and review of the literature. Acta Pathol Jpn 40：913-921, 1990.
24) Pronovost PH, Brady HR, Gunning ME, et al.：Clinical features, predictors of disease progression and results of renal transplantation in fibrillary/immunotactoid glomerulopathy. Nephrol Dial Transplant 11：837-842, 1996.
25) Strøm EH, Banfi G, Krapf R, et al.：Glomerulopathy associated with predominant fibronectin deposits：A newly recognized hereditary disease. Kidney Int 48：163-170, 1995.
26) Brady HR：Fibrillary glomerulopathy. Kidney Int 53：1421-1429, 1998.
27) Ivanyi B, Degrell P：Fibrillary glomerulonephritis and immunotactoid glomerulopathy. Nephrol Dial Transplant 19：2166-2170, 2004.
28) Rosenstock JL, Markowitz GS, Valeri AM, et al.：Fibrillary and immunotactoid glomerulonephritis：Distinct entities with different clinical and pathologic features. Kidney Int 63：1450-1461, 2003.
29) 城　謙輔：腎糸球体沈着症. Annual Review 腎臓 1999, 長澤俊彦, 河邉香月, 伊藤克己, 他編. pp.60-71, 中外医学社, 1999.
30) Korbet SM, Schwartz MM, Lewis EJ：Immunotactoid glomerulopathy. Am J Kidney Dis 17：247-257, 1991.

31) Alpers CE：Immunotactoid(microtubular) glomerulopathy：an entity distinct from fibrillary glomerulonephritis？ Am J Kidney Dis 19：185-191, 1992.
32) Stoebner P, Renversez JC, Groulade J, et al.：Ultrastructural study of human IgG and IgG-IgM crystalcryoglobulins. Am J Clin Pathol 71：404-410, 1979.
33) Mukai K, Kitazawa K, Totsuka D, et al.：A case of immunotactoid glomerulopathy with unusual microtubular deposits. Clin Nephrol 49：321-324, 1998.
34) Bridoux F, Hugue V, Coldefy O, et al.：Fibrillary glomerulonephritis and immunotactoid(microtubular) glomerulopathy are associated with distinct immunologic features. Kidney Int 62：1764-1775, 2002.
35) Grove P, Neale PH, Peck M, et al.：Monoclonal immunoglobulin G1-kappa fibrillary glomerulonephritis. Mod Pathol 11：103-109, 1998.
36) Van Ginneken EE, Assmann KJ, Koolen MI, et al.：Fibrillary-immunotactoid glomerulopathy with renal deposits of IgA lambda：a rare cause of glomerulonephritis. Clin Nephrol 52：383-389, 1999.
37) 川島真由子，堀田　茂，中山英喜，他：IgA沈着優位のimmunotactoid glomerulopathyにおける糸球体沈着物内構造物の免疫電顕による検討．臨床病理50：1085-1089，2002.
38) Moriyama T, Honda K, Tsukada M, et al.：A case of immunotactoid glomerulopathy with IgA2, kappa deposition ameliorated by steroid therapy. Nippon Jinzo Gakkai Shi 45：449-456, 2003.
39) Buxbaum JN, Chuba JV, Hellman GC, et al.：Monoclonal immunoglobulin deposition disease：light chain and light and heavy chain deposition disease and their relation to light chain amyloidosis. Clinical features, immunopathology, and molecular analysis. Ann Intern Med 112：455-464, 1990.
40) 中本　安：単クローン性免疫グロブリン沈着症．腎と透析43：503-507，1997.
41) Ronco PM, Alyanakian MA, Mougenot B, et al.：Light chain deposition disease：a model of glomerulosclerosis defined at the molecular level. J Am Soc Nephrol 12：1558-1565, 2001.
42) 中本　安：単クローン性免疫グロブリン沈着症 わが国の症例．腎と透析 41：125-131,1996.
43) Aucouturier P, Khamlichi AA, Touchard G, et al.：Brief report：heavy-chain deposition disease. N Engl J Med 329：1389-1393, 1993.
44) Kambham N, Markowitz GS, Appel GB, et al.：Heavy chain deposition disease：the disease spectrum. Am J Kidney Dis 33：954-962, 1999.
45) Yasuda T, Fujita K, Imai H, et al.：Gamma-heavy chain deposition disease showing nodular glomerulosclerosis. Clin Nephrol 44：394-399, 1995.
46) 加藤謙一：IgGκ型多発性骨髄腫にlight and heavy chain deposition disease(LHCDD)とcast nephropathyを合併した1例．腎と透析50：933-941，2001.
47) Jacobson E, Sharp G, Rimmer J, et al.：A 59-year-old woman with immunotactoid glomerulopathy, heavy-chain disease, and non-hodgkin lymphoma. Arch Pathol Lab Med 128：689-692, 2004.
48) Nasr SH, Lobritto SJ, Lauring BP, et al.：A rare complication of monoclonal gammopathy. Am J Kidney Dis 40：867-871, 2002.
49) Mai HL, Sheikh-Hamad D, Herrera GA, et al.：Immunoglobulin heavy chain can be amyloidgenic：morphologic characterization including immunoelectron microscopy. Am J Surg Pathol 27：541-545, 2003.
50) Sanders PW, Herrera GA, Kirk KA, et al.：Spectrum of glomerular and tubulointerstitial renal lesions associated with monotypical immunoglobulin light chain deposition. Lab Invest 64：527-537, 1991.
51) Nakatsuka A, Maeshima Y, Sarai A, et al.：A case of monoclonal immunoglobulin light-and heavy-chain deposition disease exhibiting atypical deposition with fibrillary structures, successfully treated with chemotherapy. Clin Nephrol 64：221-227, 2005.
52) Lin J, Markowitz GS, Valeri AM, et al.：Renal monoclonal immunoglobulin deposition disease：the disease spectrum. J Am Soc Nephrol 12：1482-1492, 2001.
53) 城　謙輔：軽鎖沈着症とその辺縁疾患．Nephrology Frontier 6：167-171，2007.
54) Gallo GR, Iazowski P, Kumar A, et al.：Renal and cardiac manifestations of B-cell dyscrasias with nonamyloidotic monoclonal light chain and light and heavy chain deposition diseases. Adv Nephrol Necker Hosp 28：355-382, 1998.
55) van Ingen G, van Bronswijk H, Meijer CJ, et al.：Light chain deposition disease without detectable light chains in serum or urine. Report of a case and review of the literature. Neth J Med 39：142-147, 1991.
56) Nasr SH, Galgano SJ, Markowitz GS, et al.：Immunofluorescence onpronase-digested paraffin sections：a valuable salvage technique for renal biopsies. Kidney Int 70：2148-2151, 2006.
57) Larsen CP, Messias NC, Walker PD, et al.：Membranoproliferative glomerulonephritis with masked monotypic immunoglobulin deposits. Kidney Int 88：867-873, 2015.
58) Nasr SH, Valeri AM, Cornell LD, et al.：Renal monoclonal immunoglobulin deposition disease：a report of 64 patients from a single institution. Clin J Am Soc Nephrol 7：231-239, 2012.
59) Evans DJ, Macanovic M, Dunn MJ, et al.：Membranous glomerulonephritis associated with follicular B-cell lymphoma and subepithelial deposition of IgG1-kappa paraprotein. Nephron Clin Pract 93：c112-118, 2003.
60) Komatsuda A, Masai R, Ohtani H, et al.：Monoclonal immunoglobulin deposition disease associated with membranous features. Nephrol Dial Transplant 23：3888-3894, 2008.

61) Komatsuda A, Wakui H, Ohtani H, et al.：Steroid-responsive nephrotic syndrome in a patient with proliferative glomerulonephritis with monoclonal IgG deposits with pure mesangial proliferative features. NDT Plus 3：357-359, 2010.
62) Oe Y, Joh K, Sato M, et al.：Proliferative glomerulonephritis with monoclonal IgM-κ deposits in chronic lymphocytic leukemia/small lymphocytic leukemia：case report and review of the literature. CEN Case Reports 2：222-227, 2013.
63) Yahata M, Nakaya I, Takahashi S, et al.：Proliferative glomerulonephritis with monoclonal IgM deposits without Waldenström's macroglobulinemia：case report and review of the literature. Clin Nephrol 77：254-260, 2012.
64) Tuttle SE, Sharma HM, Bay W, et al.：A unique familial lobular glomerulopathy. Arch Pathol Lab Med 111：726-731, 1987.
65) Abt AB, Wassner SJ, Moran JJ：Familial lobular glomerulopathy. Hum Pathol 22：825-829, 1991.
66) Mazzucco G, Maran E, Rollino C, et al.：Glomerulonephritis with organized deposits：a mesangiopathic, not immune complex-mediated disease？ A pathologic study of two cases in the same family. Hum Pathol 23：63-68, 1992.
67) Bürgin M, Hofmann E, Reutter FW, et al.：Familial glomerulopathy with giant fibrillar deposits. Virchows Arch A Pathol Anat Histol 388：313-326, 1980.
68) Churg J, Venkataseshan VS：Fibrillary glomerulonephritis without immunoglobulin deposits in the kidney. Kidney Int 44：837-842, 1993.
69) Assmann KJ, Koene RA, Wetzels JF：Familial glomerulonephritis characterized by massive deposits of fibronectin. Am J Kidney Dis 25：781-791, 1995.
70) Gemperle O, Neuweiler J, Reutter FW, et al.：Familial glomerulopathy with giant fibrillar (fibronectin-positive) deposits：15-year follow-up in a large kindred. Am J Kidney Dis 28：668-675, 1996.
71) Fujigaki Y, Kimura M, Yamashita F, et al.：An isolated case with predominant glomerular fibronectin deposition associated with fibril formation. Nephrol Dial Transplant 12：2717-2722, 1997.
72) Ito H, Moriki T, Nishiya K, et al.：Lobular form idiopathic glomerulonephritis with massive subendothelial and paramesangial immune deposits, a three-year follow-up case. Clin Nephrol 48：321-326, 1997.
73) Sato H, Matsubara M, Marumo R, et al.：Familial lobular glomerulopathy：first case report in Asia. Am J Kidney Dis 31：E3, 1998.
74) Abt AB, Wassner SJ, Moran JJ：Familial lobular glomerulopathy. Hum Pathol 22：825-829, 1991.
75) Niimi K, Tsuru N, Uesugi N, et al.：Fibronectin glomerulopathy with nephrotic syndrome in a 3-year-old male. Pediatr Nephrol 17：363-366, 2002.
76) Vollmer M, Zhang Z, Makhenjee A, et al.：Exclusion of the uteroglobin gene as a candidate for fibronectin glomerulopathy (GFND). Nephrol Dial Transplant 13：2477-2478, 1998.
77) Vollmer M, Jung M, Rüschendorf F, et al.：The gene for human fibronectin glomerulopathy maps to 1q32, in the region of the regulation of complement activation gene cluster.Am J Hum Genet 63：1724-1731, 1998.
78) Castelletti F, Donadelli R, Banterla F,et al.：Mutations in FN1 cause glomerulopathy with fibronectin deposits. Proc Natl Acad Sci U S A 105：2538-2543, 2008.
79) Rostagno A, Vidal R, Kumar A, et al.：Fibrillary glomerulonephritis related to serum fibrillar immunoglobulin-fibronectin complexes. Am J Kidney Dis 28：676-684, 1996.
80) Zhang Z, Kundu GC, Yuan CJ, et al.：Severe fibronectin-deposit renal glomerular disease in mice lacking uteroglobin. Science 276：1408-1412, 1997.
81) Zheng F, Kunda GC, Zhang Z, et al.：Uteroglobin is essential in preventing immunoglobulin A nephropathy in mice. Nat Med 5：1018-1025, 1999.
82) Matsuyama N, Joh K, Yamaguchi Y, et al.：Crystalline inclusions in the glomerular podocytes in a patient with benign monoclonal gammopathy and focal segmental glomerulosclerosis.Am J Kidney Dis 23：859-865, 1994.
83) Stokes MB, Aronoff B, Siegel D, et al.：Dysproteinemia-related nephropathy associated with crystal-storing histiocytosis. Kidney Int 70：597-602, 2006.
84) Markowitz GS：Dysproteinemia and the kidney. Adv Anat Pathol 11：49-63, 2004.

# 6 内皮障害関連病変

　内皮障害により，抗凝固作用と向凝固作用のバランスが崩れ，糸球体内に微小血栓が形成される．この病態は血栓性微小血管症 thrombotic microangiopathy と呼ばれる．その血栓 thrombosis には，フィブリン血栓 fibrin thrombus や血小板血栓 platelet thrombi の他に，抗リン脂質抗体の生成に伴う血栓症もあり，その鑑別に電顕が用いられる．内皮障害は血栓形成の他に，ANCA 関連血管炎での糸球体障害にも見られる．さらに高 VEGF 血症に伴う微小血管内皮の透過性亢進に伴う全身の capillary leak syndrome が誘発され，POEMS 症候群も腎の電顕診断により確定診断がなされる．

## 1 血栓性微小血管症

　糸球体における血栓性病変の病態では，**血栓性微小血管障害症 thrombotic microangiopathy（TMA）**の概念を避けて通ることはできない．TMA とは，種々の臓器の微小血管に血栓 thrombosis を生じる臨床病理学的な症候群と定義できる．TMA に属する代表的な疾患として，**溶血性尿毒症症候群 hemolytic uremic syndrome（HUS），血栓性血小板減少性紫斑病 thrombotic thrombocytopenic purpura（TTP），そして，播種性血管内凝固 disseminated intravascular coagulation（DIC）**があげられる．HUS と TTP は臨床的に溶血性貧血 angiopathic hemolytic anemia と血小板減少症 thrombocytepenia を共通とし，発症年齢（HUS が若年，TTP は高齢）や好発臓器（HUS は腎，TTP は中枢神経系）の違いがあるが，腎における形態像は変わらないため，HUS/TTP にまとめられている．その病理像は糸球体病変 glomerular lesion と細動脈病変によって構成され，前者は急性病変と慢性病変に分かれる．

### ① 糸球体病変

#### a. 急性病変

　いわゆる**糸球体麻痺 glomerular paralysis** を呈し，糸球体毛細血管係蹄の外周が拡張し，その中に赤血球を含んで血栓の形成がみられる（図6-1）．**内皮剝離（endothelial detachment from GBM），メサンギウム融解 mesangiolysis，血小板血栓 platelet thrombi，フィブリン血栓 fibrin thrombus は，糸球体麻痺において同時に起こる病変群**であり，症例によってそれぞれの病変の目立ち方が異なっている．これらの病変群を電顕的に解析することは臨床上の意味がある．血栓の形成後の段階では，糸球体毛細血管係蹄の二重化が目立つ（図6-2）．電顕的には糸球体基底膜 glomerular basement membrane（GBM）の二重化はメサンギウム間入 mesangial interposition によるものではなく内皮下腔 subendothelial space からメサンギウム領域への浮腫 edema であることがわかる．総論2章，図2-39 に示すように，内皮剝離とメサンギウム融解 mesangiolysis とは連続した病変である．すなわち，何らかの内皮障害により内皮の半透膜機能が障害され透過性が亢進すると，糸球体毛細血管内腔から内皮下腔に血漿成分が侵入し，内皮下腔からメサンギウム領域に浮腫が生じる．内皮の糸球体基底膜からの剝離とメサンギウム領域の浮腫性・滲出性病変は連続する病態であることがわかる．一方，毛細血管内腔は狭小化している．この病態を総称してメサンギウム基質融解（またはメサンギウム融解 mesangiolysis）と呼んでいる．その結果として，いわゆる**解離性微小血管瘤**を形成する．それは，毛細血管基底膜をくくりつけているアンカーポイントとしてのメサンギウム細胞 mesangial cell が崩れることにより糸球体毛細血管係蹄の外周が膨大する結果を招く．

各論

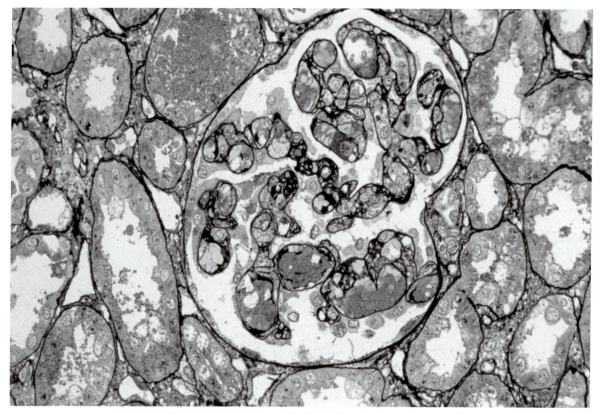

**図6-1　溶血性尿毒症症候群にみられる糸球体麻痺 glomerular paralysis**
糸球体毛細血管係蹄内の血栓形成に伴い係蹄の外周が拡張し，その中に赤血球を含んで血栓の形成がみられる．糸球体基底膜（GBM）の二重化を伴う．

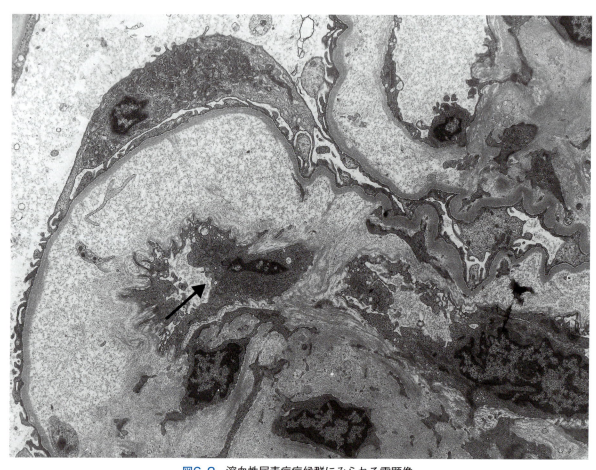

**図6-2　溶血性尿毒症症候群にみられる電顕像**
内皮下腔が内皮傷害に起因する血漿成分の滲出により著明に拡大する．それにより糸球体毛細血管内腔は狭小化する（矢印）（×5,000）．

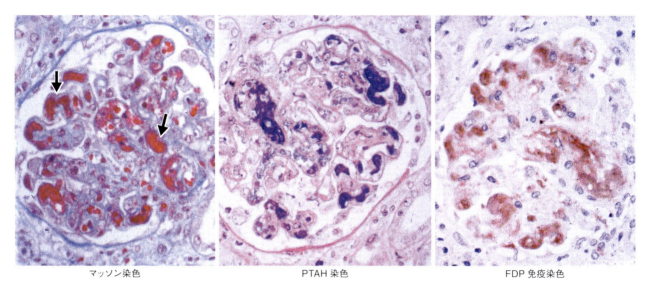

|マッソン染色|PTAH染色|FDP免疫染色|

**図6-3 播種性血管内凝固の糸球体毛細血管係蹄内フィブリン血栓**
マッソン染色にて好フクシン性のフィブリン線維束がみられ，PTAH染色（リンタングステン酸・ヘマトキシリン染色）に陽性で，抗FDP（フィブリン分解産物）抗体に陽性．

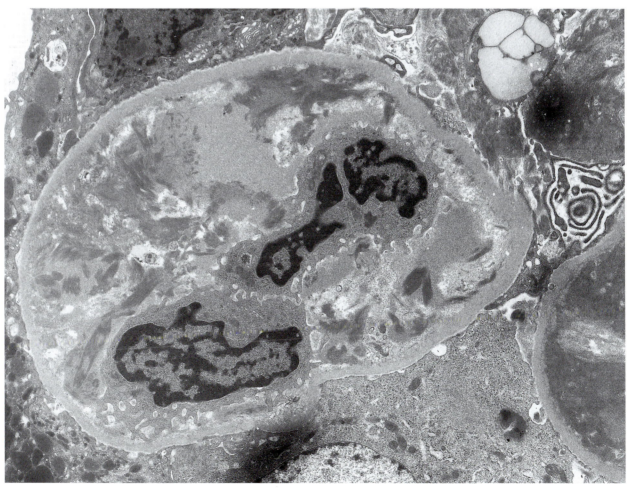

**図6-4 播種性血管内凝固の糸球体毛細血管係蹄内フィブリン血栓の電顕像**
糸球体毛細血管係蹄内にフィブリン血栓fibrin thrombus，そして，マクロファージ浸潤を認める（×5,000）．

DICは糸球体毛細血管係蹄内にフィブリン血栓が形成される病変であるが，その際，HUSでみられるような顕著なメサンギウム融解を誘発することはまれである．フィブリン血栓であることは，マッソン染色にて好フクシン性のフィブリン線維束がみられること，PTAH染色（リンタングステン酸・ヘマトキシリン染色）に陽性であること，そして，抗FDP（フィブリン分解産物）抗体に陽性であることから証明される（図6-3）．電顕的には，糸球体毛細血管内にフィブリン線維束が充満し，炎症細胞を巻き込んでいる（図6-4）．強拡大において縞状構造をもつフィブリン線維が線維束を形成している（図6-5）．一方，HUS/TTPは血小板血栓を形成するといわれるが，フィブリン血栓との混合血栓の場合もある．免疫組織学的に血小板の証明は容易でないが，電顕的には血小板血栓を容易に確認できる．血小板は0.5〜1μの大きさの無核の細胞断片で細胞質内にペルオキシゾームの顆粒を含む．血小板が凝集して血小板血栓を形成し（図6-6），同領域に内皮障害が強い場合はメサンギウム融解に進展する．血小板の細胞膜には，内皮細胞の活性化物質であるトロンビン，adenosine diphosphate，アラキドン酸受容体，そしてvon Willebrand factorやフィブリノゲンと結合するGP1b/IX/VやGPIIb/IIIa複合体も存在し，内皮障害を起こしやすい[3]．

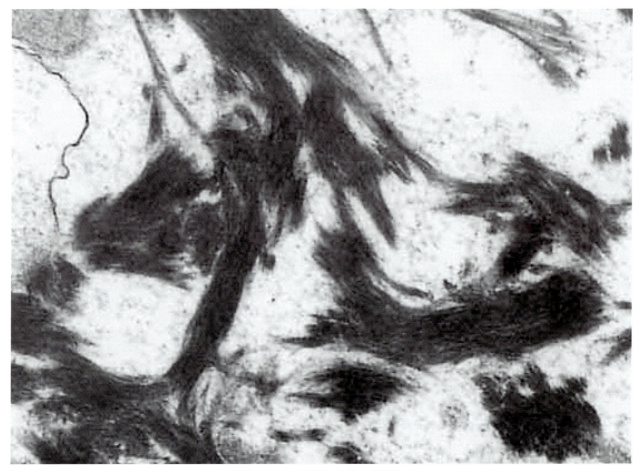

図6-5　フィブリン血栓の電顕像
播種性血管内凝固（DIC）に伴うフィブリン血栓は，電顕上特有の細線維を形成し，それらが束を形成する．また，細線維には縞模様を認める（×15,000）．

6 内皮障害関連病変

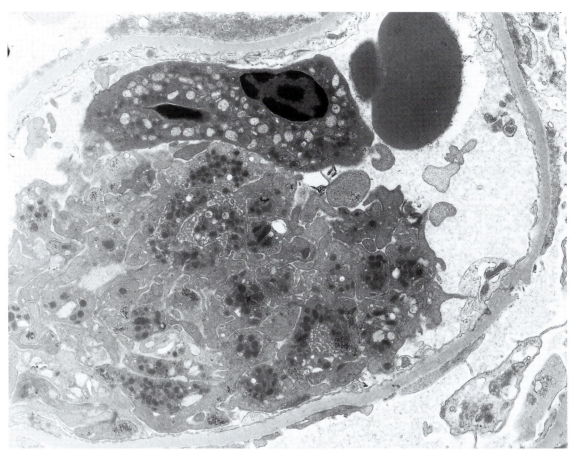

**図6-6 血小板血栓の電顕像**
細胞内に細顆粒をもった血小板が凝集し,脱顆粒を示す好中球が凝集塊に付着している(×5,000).

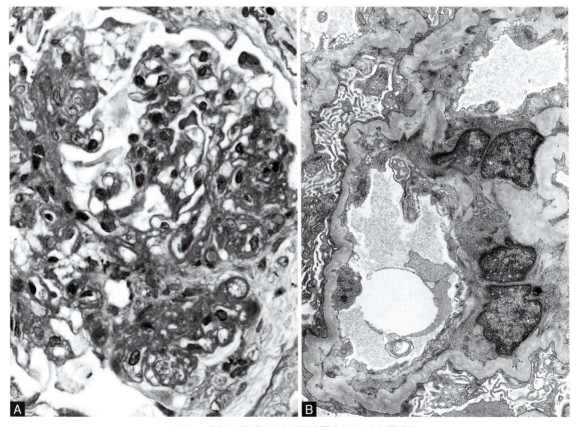

**図6-7 くすぶり型ANCA関連腎炎のFSGS様病変**
A:ANCA関連腎炎においても,半月体形成には進展せず,内皮障害に由来するFSGS様病変を形成(PAS染色).B:電顕的にはdense depositはなく,メサンギウム間入と虚脱が目立つ(×3,000).

### ② 慢性病変

#### 巣状分節性結節性病変

HUS/TTP の急性血栓性病変が慢性化すると**分節性硬化** segmental sclerosis 病変に進展する．一般に内皮障害に伴う滲出性病変は分節性硬化・硝子化病変に移行するが，慢性 HUS/TTP では硝子化を伴わない分節性硬化に進展することがある．分節性に糸球体毛細血管係蹄がつぶれ，メサンギウム基質 mesangial matrix がその場を埋めている．半月体形成 crescent formation に進展しないくすぶり型 ANCA 関連腎炎も同様な分節性硬化に進展することがある（図6-7）．

## 2 抗リン脂質抗体症候群

**抗リン脂質抗体症候群** anti-phospholipid antibody syndrome（APS）では，**抗カルジオリピン β2GP1 複合体抗体が陽性**か，**ループス・アンチコアグラントが陽性**を呈し，全身の中・小動脈や静脈に血栓を形成する．そのため，深部静脈血栓症 deep vein thrombosis，肺塞栓，肺性高血圧，脳卒中，胎児死亡，腎性高血圧 renal hypertension，進行性腎機能障害などの臨床診断が下され，重篤な経過をたどる．腎においても特異的な病変が報告されている．糸球体毛細血管係蹄，門部動脈 hilar artery，輸入細動脈 afferent arteriole，小葉間動脈 interlobular artery まで，広い範囲に血小板血栓が生じる．その結果，糸球体毛細血管係蹄レベルの血栓では**メサンギウム融解を伴う毛細血管瘤を呈する**[1,2]．APS は，血液中に抗リン脂

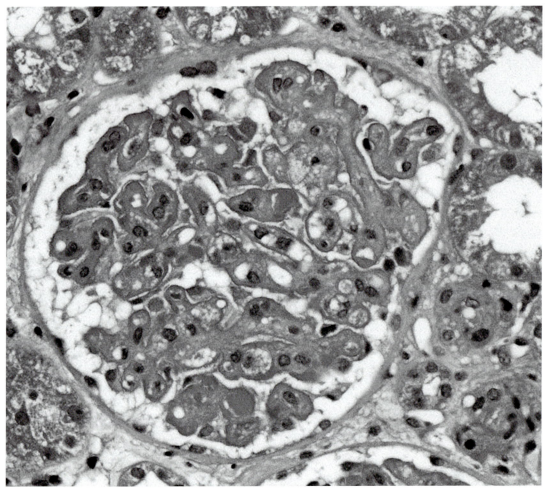

**図6-8 抗リン脂質抗体症候群の光顕像**
Intraluminal thrombi を認め，塊状の内皮下沈着物形成を伴い一見クリオグロブリン血症性糸球体腎炎に類似している．

6 内皮障害関連病変

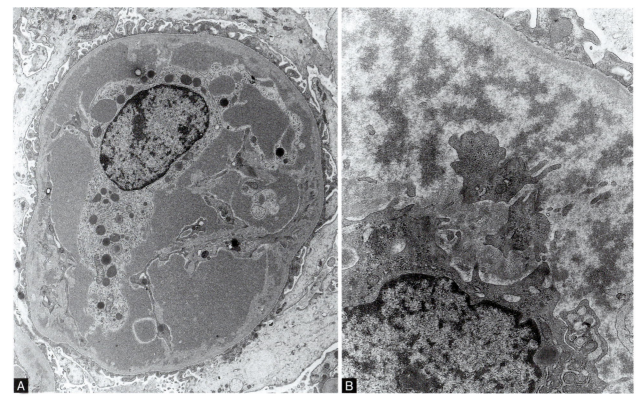

図6-9　抗リン脂質抗体症候群の電顕像，弱拡大
A：内皮傷害を伴い，毛細血管内のAPS血栓と血管壁を境する内皮の存在が明らかでない（×3,000）．B：APS血栓は，無構造を基本として，綿毛状fluffyで，斑状に電子密度に濃淡がある．フィブリンならびに血小板の構造はない（×10,000）．

質抗体（抗カルジオリピン抗体やループス・アンチコアグラント）という自己抗体が証明され，脳梗塞，肺梗塞，四肢の静脈血栓症など動脈や静脈に血栓症を起こし，血液検査上で血小板が減少する症候群をいう．**APSの血栓は，血小板血栓やフィブリン血栓とは，光顕的ならびに電顕的に区別される特殊な血栓と思われる**．血栓の発症場所は，**細動脈** arterioleや**糸球体内門部動脈**にもみられることが多く，細動脈においては，血栓とその再疎通所見がみられる．細動脈は縦走方向に伸張して蔓状（plexiform）の形態をとることもある．血栓はエラスチカ・マッソン染色にてフィブリン様の好フクシン染色性は呈さない．**光顕像は intraluminal thrombiを認め**，塊状の内皮下沈着物形成を伴い一見クリオグロブリン血症性糸球体腎炎 cryoglobulinemic glomerulonephritisに類似している（図6-8）．しかし，電顕的には，内皮傷害を伴い，毛細血管内のAPS血栓と血管壁を境する内皮の存在が明らかでない（図6-9）．強拡大では，無構造を基本として，**綿毛状** fluffyで，斑状に電子密度に濃淡がある．フィブリンならびに血小板の構造は認められない．

## 3　ANCA関連血管炎

**ANCA関連血管炎** anti-neutrophil cytoplasm autoantibodies（ANCA）-related vasculitisでは，血清中に出現した**抗好中球細胞質抗体（ANCA）**が作用して，好中球から顆粒に含まれる **myeloperoxidase** やpronase 3などの水解酵素を遊出させ，それらの酵素が内皮傷害，毛細血管内血栓形成，そして，糸球体基底膜の破壊をもたらす．ANCA関連血管炎の初期には，半月体形成の前に著明な好中球浸潤を認める．一部の糸球体毛細血管係蹄は破壊され，フィブリノーゲンを含む血漿内容がボウマン腔に遊出すると同時に，糸球体毛細血管内では血栓が形成される（図6-10）．その電顕像では，糸球体毛細血管内皮下腔の著名な拡大と血漿成分の浸入，糸球体毛細血管係蹄内では，赤血球の連銭形成を認める（図6-11）．糸球体

各論

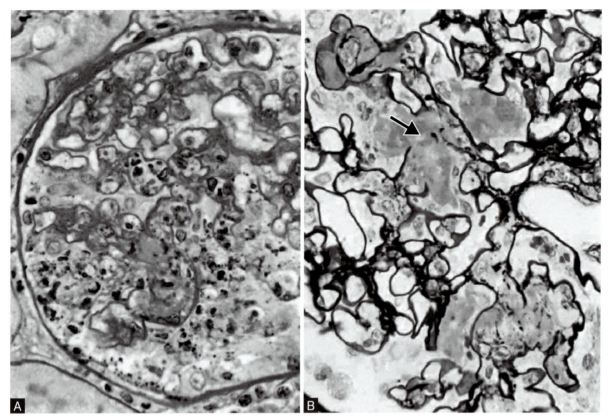

図6-10　ANCA関連血管炎の初期の糸球体病変の光顕像
A：ANCA関連血管炎の初期には，半月体形成の前に著明な好中球浸潤を認める（PAS染色）．B：一部の糸球体毛細血管係蹄は破壊され，フィブリノーゲンを含む血漿内容がボウマン腔に遊出すると同時に，糸球体毛細血管内では血栓が形成される（PAM染色）．

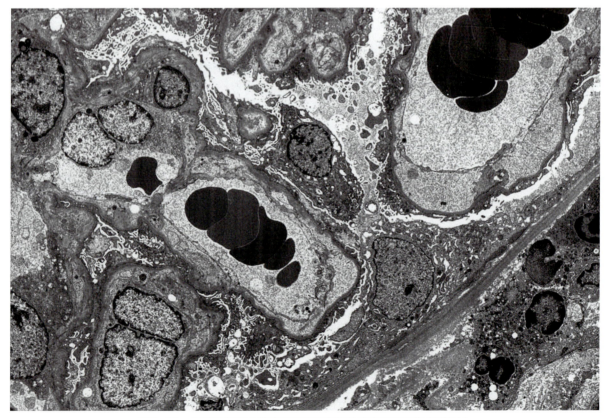

図6-11　ANCA関連血管炎の初期の糸球体病変の電顕像（弱拡大）
糸球体毛細血管内皮下腔の著明な拡大と血漿成分の浸入．糸球体毛細血管係蹄内では，赤血球の連銭形成を認める（×1,500）．

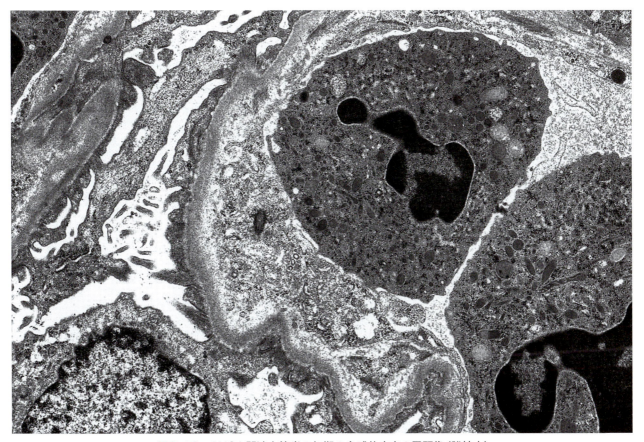

**図6-12　ANCA関連血管炎の初期の糸球体病変の電顕像（強拡大）**
糸球体毛細血管内に浸潤した好中球は，脱顆粒を伴い内皮細胞を傷害し，内皮下腔は血漿成分の浸入により拡大する（×5,000）．

毛細血管内に浸潤した好中球は，脱顆粒を伴い内皮細胞を傷害し，内皮架空は血漿成分の浸入により拡大する（図6-12）．この次の段階では，糸球体毛細血管係蹄の破壊により血漿中のフィブリンがボウマン腔内に遊出し，ボウマン嚢上皮を刺激して増殖を促し，ボウマン腔内にボウマン嚢上皮が充満した状態を**細胞性半月体**という．細胞性半月体は，ボウマン嚢基底膜を破壊することもあり，時間の経過と共に線維性半月体に移行して最終的には糸球体硬化に進展する．ANCA関連腎炎では，この新旧様々な段階の半月体が見られることを特徴としている[3]．そして，これらの多彩な急性ないしは慢性の腎病変を系統的に分類し症例を類型化することにより，予後の予測や治療反応性などの臨床に役立てるために国際分類が作成された[4]．

## 4　POEMS（Crow-Fukase）症候群

1980年Bardwickが polyneuropathy, organomegary, endocrinopathy, M protein, skin lesion を伴う症候群の頭文字をとって**POEMS症候群**と命名した．わが国では**Crow-Fukase病あるいは高月病**とも呼ばれる．高サイトカイン血症，特に**血管内皮増殖因子** vascular endothelial growth factor（VEGF）とIL6が高値で，全身の浮腫や腔水症は病勢を反映している．腎症状としては，血清クレアチンの上昇と軽度の蛋白尿 proteinuria を呈する．**病理像は糸球体の膜性増殖性糸球体腎炎 membranoproliferative glomerulonephritis（MPGN）様病変で，糸球体基底膜の二重化と内皮下腔の拡大を示すが，メサンギウム細胞増多はなく免疫複合体の沈着もない**[5]（図6-13）．電顕造では，糸球体基底膜の内皮下腔が開大し，同域に縞状の特有の構造物を認める（図6-14）．電顕的構造物はPOEMS症候群に特有の病変といえる[6]．

各論

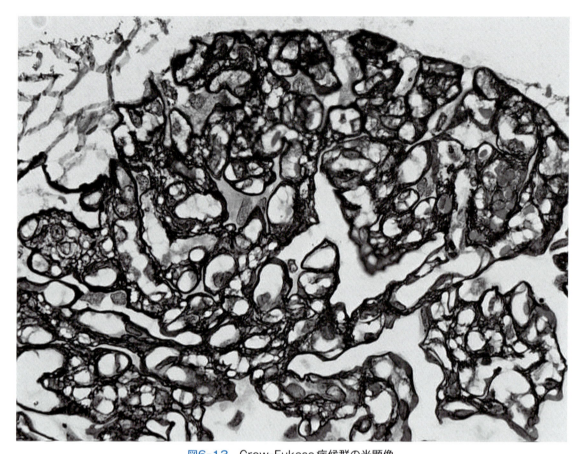

図6-13 Crow-Fukase症候群の光顕像
基底膜の二重化と糸球体の腫大を特徴として，免疫グロブリンimmunoglobulin（Ig），補体complementは陰性．

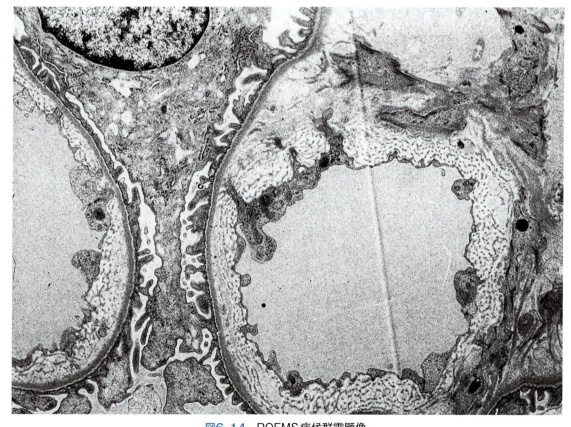

図6-14 POEMS症候群電顕像
糸球体基底膜の内皮下腔subendothelial spaceが開大し，同域に縞状の構造物を認める（×5,000）．

## トピックス11 腎移植拒絶における電顕の役割

移植腎 renal graft を診断するには移植後の時期によりそれぞれに対応する特徴的な病変があることを理解したうえで，鑑別診断を行うことが大切である．移植腎に出現する病変を質的に大別すると，①ドナーに存在していた腎病変を移植腎にもち込んだ病変，②移植腎固有の病変である急性・慢性拒絶反応，③通常の腎に出現する病変が移植腎に出現したもの (recurrent と de novo) がある．さらに，④免疫抑制療法 immunosuppressive therapy に用いられるカルシニューリン阻害薬 calcineurin inhibitor (CNI) には急性・慢性腎毒性の副作用がある．免疫抑制効果が不足すれば拒絶反応が出現し，過剰な免疫抑制下では薬剤毒性腎障害やウイルス・細菌などの感染症が出現しやすい．このように移植腎では複数の異なった機序の病変が混在することが特徴である．

その中で，抗ドナー抗体関連型の液性免疫 humoral immunity による抗体関連型拒絶反応の診断基準が Banff 会議で討議され，①レシピエントの抗ドナー抗体の存在，②光顕での傍尿細管腔内への好中球集積があるが尿細管炎 tubulitis を伴わない．③蛍光抗体法 fluorescent antibody technique で傍尿細管毛細血管内の皮細胞に C4d の強い沈着を認める．以上の3つがその基準に採用された．その中で，傍尿細管毛細血管基底膜の肥厚と多層化（図6-15）や移植糸球体症 transplant glomerulopathy における糸球体基底膜の remodeling（図6-16）の診断に電顕が役立つ．前者は C4d が傍尿細管毛細血管 peritubular capillary に染色される所見に対応している（図6-17）．後者の移植糸球体症は，糸球体毛細血管係蹄壁の二重化による基底膜肥厚と毛細管腔狭小化を特徴とするが，その初期像の診断は光顕レベルでは難しい．電顕にて内皮下腔に浮腫性拡大を示し，免疫沈着物はなく，蛍光抗体法の C3 沈着もない．2013年の Banff 分類において，抗体関連型拒絶腎の診断根拠となる移植糸球体症を分類し，CG0 は糸球体基底膜の二重化が光顕像と電顕像において糸球体末梢係蹄の10%以下，CG1 では，糸球体基底膜の二重化が光顕像にて1〜25%，もし，光顕にて10%以下の場合は，電顕での二重化の有無の確認が必要である．CG2 は，光顕像で26〜50%，CG3 は50%以上と定義される．このように，抗体関連型拒絶の診断根拠である移植基底膜症の早期発見と早期治療において電顕の重要性が指摘されている[7]．

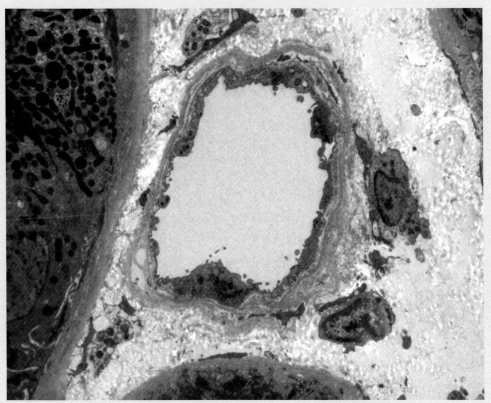

**図6-15 抗体介入型拒絶での傍尿細管毛細血管基底膜の多層化**
傍尿細管毛細血管基底膜の基底膜の肥厚ならびに多層化を示し抗体介入型拒絶が疑われる (×3,000)．

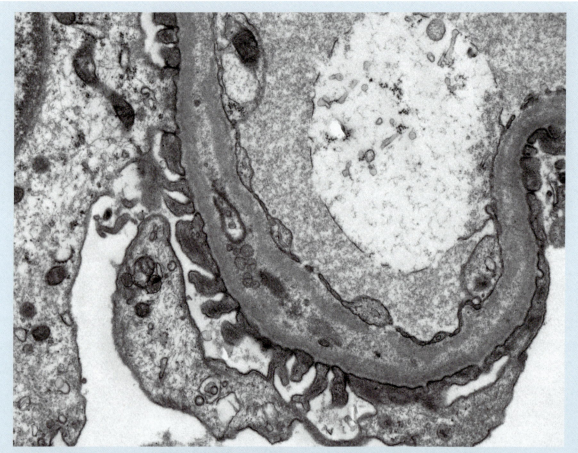

**図6-16 抗体介入型拒絶での糸球体基底膜二重化**
糸球体末梢毛細血管係蹄が肥厚し，内皮直上に基底膜の新生により軽度に二重化がみられ，その間に滲出性のdense depositを認める．抗体介入型拒絶の初期病変とされる（×5,000）．

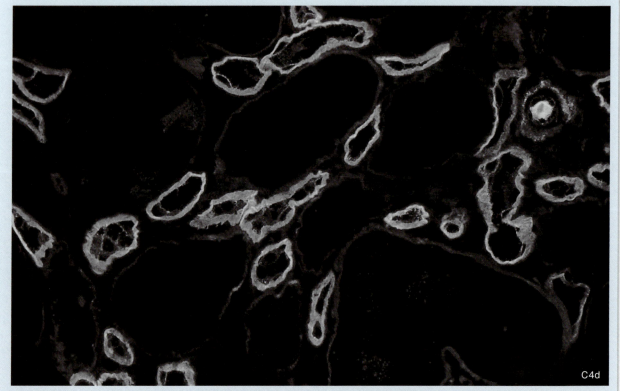

**図6-17 傍尿細管毛細血管基底膜でのC4d陽性**
C4dが傍尿細管毛細血管基底膜の基底膜に陽性（抗ヒトC4d抗体を用いた凍結切片免疫染色）．

**参考文献**

1) Griffiths MH, Papadaki L, Neild GH : The renal pathology of primary antiphospholipid syndrome : a distinctive form of endothelial injury. QJM 93 : 457-467, 2000.
2) Daugas E, Nochy D, Huong DL, et al. : Antiphospholipid syndrome nephropathy in systemic lupus erythematosus. J Am Soc Nephrol 13 : 42-52, 2002.
3) Joh K, Muso E, Shigematsu H, et al. : Renal pathology of ANCA-related vasculitis : proposal for standardization of pathological diagnosis in Japan. Clin Exp Nephrol 12 : 277-291, 2008.
4) Berden AE, Ferrario F, Hagen EC, et al. : Histopathologic classification of ANCA-associated glomerulonephritis. J Am Soc Nephrol 21 : 1628-1636, 2010.
5) Eremina V, Jefferson JA, Kowalewska J, et al. : VEGF inhibition and renal thrombotic microangiopathy. N Engl J Med 358 : 1129-1136, 2008.
6) Nakamura Y, Nishimura M, Terano T, et al. : A patient with POEMS syndrome : the pathology of glomerular microangiopathy. Tohoku J Exp Med 231 : 229-234, 2013.
7) Haas M, Sis B, Racusen LC, et al. : Banff 2013 meeting report : inclusion of C4d-negative antibody-mediated rejection and antibody-associated arterial lesions. Am J Transplant 14 : 272-283, 2014.

# 7 尿細管・間質，血管病変

　尿細管間質病変は，形態学的には**尿細管間質性腎炎 tubulointerstitial nephritis（TIN）**と**急性尿細管壊死 acute tubular necrosis（ATN）に分類**される．さらに，TIN は，間質に炎症細胞浸潤と浮腫を伴う**急性間質性腎炎 acute interstitial nephritis（AIN）**と，間質の線維化と尿細管 renal tubule の萎縮を主体とした**慢性間質性腎炎 chronic interstitial nephritis（CIN）**に分類される．ATN においては，尿細管上皮 renal tubular epithelium の壊死が主体で間質ならびに尿細管に炎症細胞浸潤が明らかでない病変をいう．しかし，その傷害が強い場合に炎症細胞浸潤を誘導することがあること，発生学的にも，共通の造後腎組織 metanephric blastema から尿管芽の誘導によって尿細管上皮と間質細胞 interstitial cell のそれぞれに分化し，その傷害によって先祖返りすること（epithelial mesenchymal transformation），そして，HE 染色にて炎症細胞浸潤が目立たずとも免疫染色にて炎症担当細胞（例えばマクロファージ）が確認できることなどから，ATN と TIN の概念の辺縁が不明瞭となってきた．そのため，腎間質 renal interstitium および尿細管に主病変を認める腎疾患を**尿細管間質性腎症 tubulointerstitial nephropathy** の総称のもとに把握することが 1980 年代に WHO により提唱され，現在，その概念の統一がはかられている[1]．

　尿細管間質はその撮影範囲が広く，それなりに目的をもって撮影しないと無駄が多い．撮影枚数に余裕があれば，尿細管上皮（遠位，近位），そして，傍尿細管毛細血管周囲を尿細管基底膜 tubular basement membrane（TBM）を入れて弱拡大で撮影することが望ましい．尿細管間質の電顕情報が診断に供する機会は少ないが，ミトコンドリア異常症 mitochondria cytopathy における異常ミトコンドリア，monoclonal gammopathy における尿細管細胞質内での針状結晶が電顕にて診断される．また，Fabry 病などのリソソーム蓄積病において，足細胞や尿細管上皮内での myeloid body の集積による診断やその減少による治療効果の判定に電顕は役立っている[2]．

## 1 尿細管・間質の構造

### ① 腎の間質の構成要素

　腎の間質を構成する細胞として，**線維芽細胞** fibroblast-like cell はアクチンフィラメントをもち細胞外基質を産生する．一方，**樹状細胞** dendritic cell（**DC**）はアクチンフィラメントをもたず，抗原呈示細胞とみなされる．その細胞質内には小胞体やゴルジ装置をもつがリソソームはみられない（図7-1, 2）．骨髄由来の抗原提示細胞としてマクロファージも加わるが，その特徴として細胞質内にリソソームをもつ．髄質内層 inner medulla（IM）に**脂肪含有間質細胞** lipid-laden interstitial cell がみられ，glycosaminoglycan やプロスタグランジン E2 を産生するといわれる．細胞外基質には，細線維構造をもつ collagen Ⅰ型，Ⅲ型，Ⅴ型，Ⅵ型が存在し，その背景に**基質 ground substance** としての **proteoglycan** や **glycoprotein が存在する**．Ⅳ型 collagen は尿細管基底膜に存在するが，IgG4 関連疾患のときには，尿細管基底膜から間質内に広がる[3]．

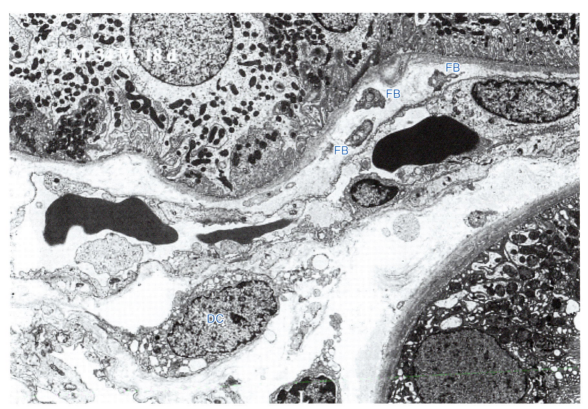

**図7-1 腎間質の電顕像（ヒト）**
尿細管周囲の間質内に傍尿細管毛細血管を認め，その周囲に樹状細胞（DC）を認める．尿細管基底膜周囲には，アクチンフィラメントをもった線維芽細胞様細胞を認める（FB）．移植後18日目，34歳男性（×3,000）．

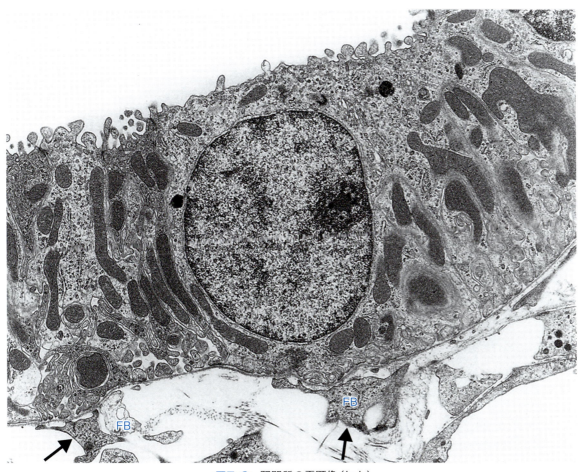

**図7-2 腎間質の電顕像（ヒト）**
刷子縁をもたない遠位尿細管の基底膜周囲にアクチンフィラメントをもつ線維芽細胞様細胞を認める（矢印）（×5,000）．

## 2 移植拒絶腎における間質病変

移植拒絶腎における急性病変は，急性抗体介入型拒絶と急性 T 細胞介入型拒絶に分類される．両者は光顕と免疫染色レベルで診断が可能である[4]．しかし，**慢性拒絶において，慢性抗体介入型拒絶は，傍尿細管周囲毛細血管基底膜の層板化 lamination を特徴とし，電顕で診断される**（図7-3）．また，間質の線維化と尿細管の萎縮が進行するが，電顕において，**線維芽細胞が活性化して周囲間質の基質の増生を誘導している所見が観察される**（図7-4）．

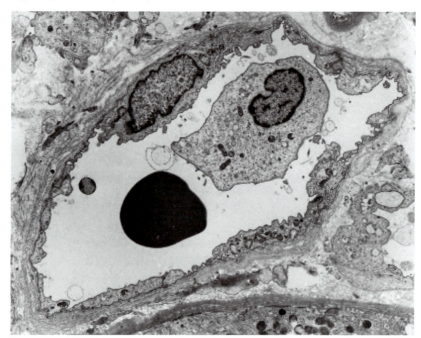

**図7-3　抗体介入型慢性拒絶の傍尿細管毛細血管基底膜病変**
傍尿細管毛細血管 pritubular capillary の基底膜の層板化がみられる（×3,000）．

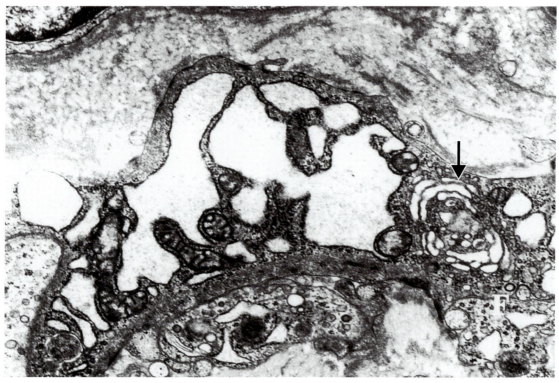

**図7-4　腎移植慢性拒絶における線維芽細胞の賦活と基質産生**
移植後33ヵ月の腎間質において，細胞膜にアクチンフィラメントをもつ線維芽細胞での割面小胞体の拡張とゴルジ装置の拡大（矢印）．線維芽細胞周囲の間質基質の増生を認める（×10,000）．

## 3 電顕で診断される尿細管疾患

### ① ミトコンドリア異常症

電顕が診断に役立つ尿細管上皮の疾患では，まず**ミトコンドリア異常症**があげられる．**臨床的にファンコーニ症候群を呈することがある**．表現型としては，**CPEO/KSS**（chronic progressive external ophthalmoplegia/Kerns-Sayre syndrome）が，**MELAS**（mitochondrial myopathy, encephalopathy, lactic acidosis and stroke-like episodes）や**MERRF**（myoclonus epilepsy assocaited with ragged-red fibers）より多い．電顕的に尿細管上皮細胞に巨大で異様なミトコンドリアが heteroplasmy の状態で混在する．異常ミトコンドリアの集積において細胞ごとにその密度が異なり，尿細管アシドーシスや腎機能低下を誘導する．抗ミトコンドリア抗体にて異常ミトコンドリアの分布を知ることができるが，ファンコーニ症候群の症例においても近位尿細管 proximal tubule に異常ミトコンドリアの分布が多いとは限らない（図7-5）[5]．

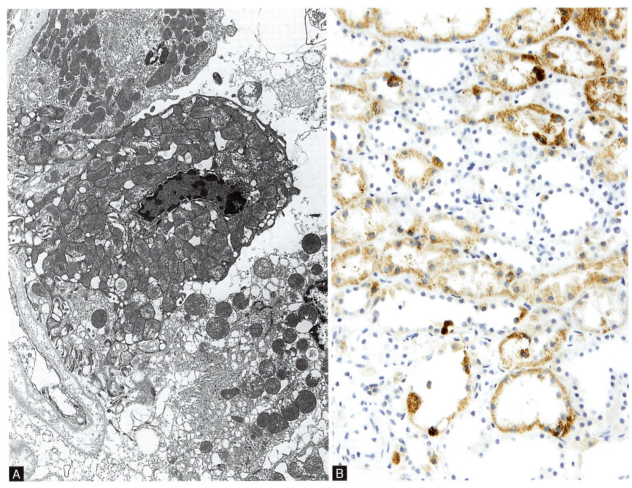

**図7-5 ミトコンドリア異常症の電顕像と免疫染色**
A：巨大化して異様なクリステの形態を伴うミトコンドリアが遠位尿細管細胞質内に集積する（×3,000）．B：抗ミトコンドリア抗体で染色するとミトコンドリアの集積が細胞によって不均等であることがわかる（パラフィン切片，抗ヒトミトコンドリア抗体を用いた免疫組織科学染色）．

## ② 単クローン性γグロブリン血症関連腎症

単クローン性γグロブリン血症では針状結晶が遠位尿細管の細胞質内にみられる（図7-6）．近位尿細管上皮内の針状結晶の分布密度が増せば，ファンコーニ症候群を呈する（light chain Fanconi syndrome）．その結晶は，単クローン性のパラプロテインであるが，菱形のこともあれば細線維構造を呈することもある（図7-6, 7）．沈着場所もリソソームとは限らず，ミトコンドリアにみられることもある．その沈着機序は十分解明されていない[6]．また，軽鎖沈着症 light chain deposition disease（LCDD）の症例において遠位尿細管に針状結晶を認めることもある（図7-8）．軽鎖沈着症に伴う尿細管円柱では，その円柱は非特異的に細線維構造を呈することがあるので，糸球体沈着症の診断の助けにはならない．

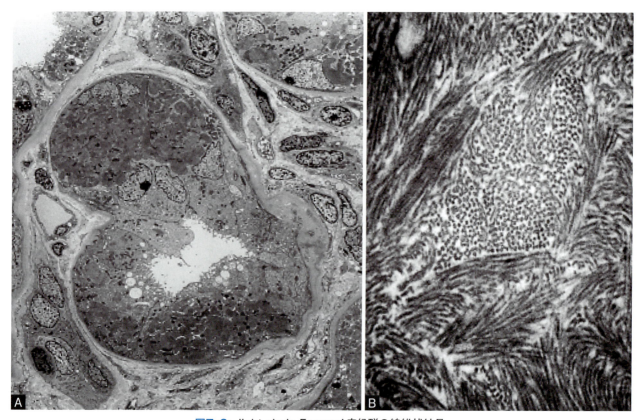

**図7-6　light chain Fanconi症候群の線維状結晶**
κ型軽鎖症とファンコーニ症候群を呈した症例で近位尿細管上皮内に線維状結晶を認める（A：×3,000，B：×10,000）．

7 尿細管・間質，血管病変

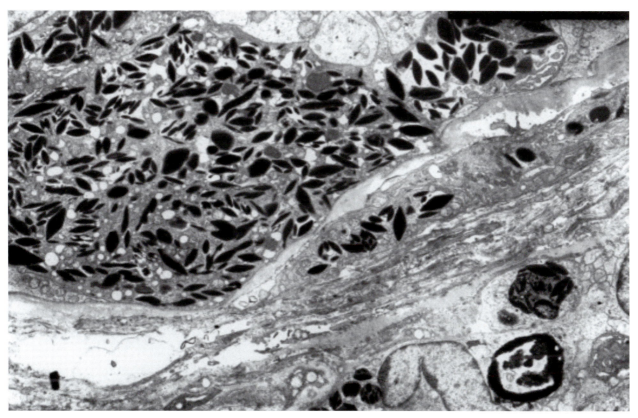

**図7-7　light chain Fanconi症候群の菱形結晶**
Mタンパク血症（κ型軽鎖症）とファンコーニ症候群を呈した症例で近位尿細管上皮内に菱形結晶を認める（×3,000）．
（筑波大学　上杉憲子先生よりご提供）

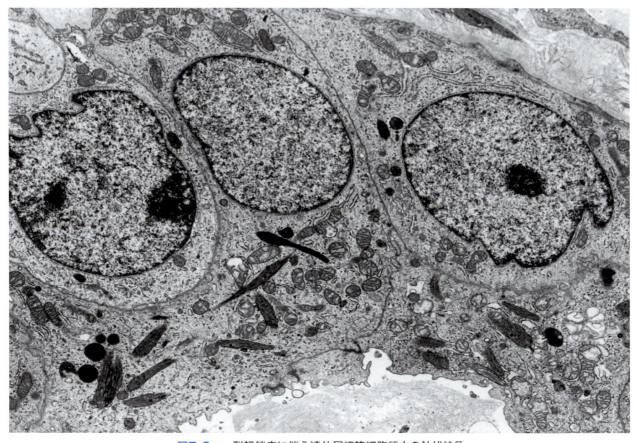

**図7-8　κ型軽鎖症に伴う遠位尿細管細胞質内の針状結晶**
κ型LCDDの症例において遠位尿細管細胞質内に針状結晶を認める（×5,000）．

### ③ 中毒性尿細管傷害

**薬剤中毒性尿細管障害は量依存性の直接傷害型尿細管障害である**．原因薬剤としてゲンタマイシンに代表されるアミノグリコシド系抗菌薬，抗真菌薬（アムホテリシンB），白金製剤の抗癌剤，そしてセフェム系抗菌薬があげられるが，臨床的にはこれらの薬剤の多剤併用により，用量依存性蓄積性に尿細管上皮傷害を招く．尿中には **NAG**（N-acetyl-β-D-glucosaminidase）が上昇し薬剤負荷の指標となる．電顕的には刷子像ならびに細胞陥合 cellular interdigitation が単純化し，尿細管上皮細胞質内ではリソソームが拡大し，しばしば **myeloid body** が出現する．リソソームの蓄積に対する上皮の反応としては**尿細管管腔内へ myeloid body を排出し，また上皮細胞の尿細管管腔側に bleb 様の突出ができ，それが豊富な organelle を含んで尿細管管腔内に遊離する**（chipping off）（図7-9）．抗真菌薬ならびに金製剤が近位尿細管，遠位尿細管，集合管を傷害し，cast の形成や calcinosis が目立つのに比して，アミノグリコシドならびに

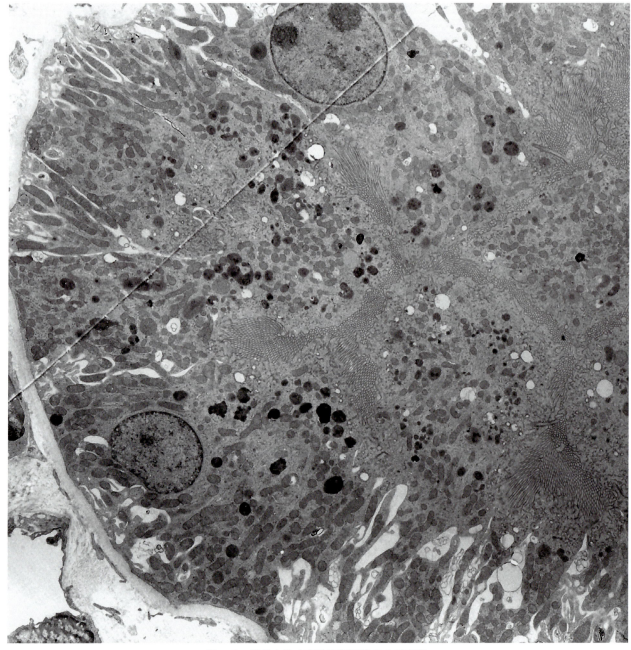

**図7-9 量依存性中毒性尿細管障害の電顕像**
近位尿細管のapical sideにリソソームの拡大と集積があり，一部の細胞質がちぎれて（clipping off）尿細管管腔内に遊出している（抗真菌薬とアミノグリコシド系抗菌薬の過剰投与による）（×3,000）．

セフェム系抗菌薬は近位尿細管が主体である[7]．また，後天的リソソーム蓄積症において，**尿細管管腔内にリソソームが排出される**像が観察される（defecation）（図7-10）[8]．

また，ネフローゼ症候群において，尿腔内に排出された多量のアルブミンが尿細管によって再吸収されたとき，リソソームにとり込まれる（図7-11）．

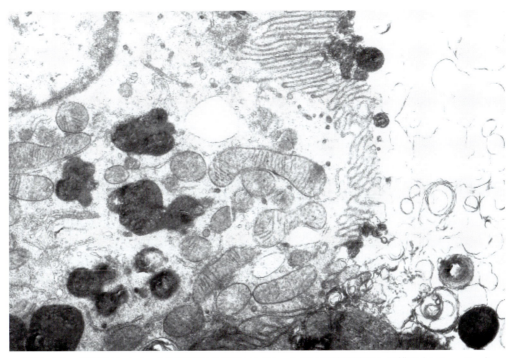

**図7-10　後天的リソソーム蓄積症におけるリソソームの尿細管管腔内への排出（defecation）**
Chlophenterminが投与されたラットの尿細管において，拡大したリソソームが尿細管管腔内に排出される（×10,000）．
（文献8）より）

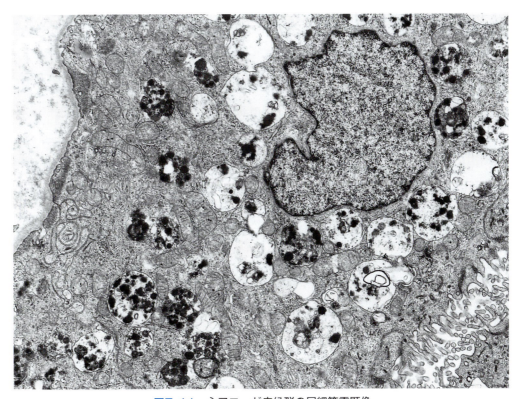

**図7-11　ネフローゼ症候群の尿細管電顕像**
尿細管腔内での多量の蛋白尿が尿細管上皮に再吸収されリソソームに蓄積される（×5,000）．

### ④ 急性薬剤過敏性尿細管間質性腎炎

原因薬剤としてはペニシリン，セフェム系（β-ラクタム環系）抗菌薬，リファンピシン（抗結核剤），の症例が多く，これらを正常量投与後，3日～3週間後に薬疹，発熱，関節痛などのアレルギー徴候が出現し，血中に eosinophilia, 高 IgE 血症を合併することもある．その後，乏尿性あるいは非乏尿性急性腎不全に進展する．組織像は**急性尿細管間質性腎炎** acute tubulointerstitial nephritis で糸球体病変を伴わない．**尿細管炎 tubulitis を特徴像とし，尿細管基底膜上に IgG，C3 の沈着する症例は少ない**（図7-12）[9]．

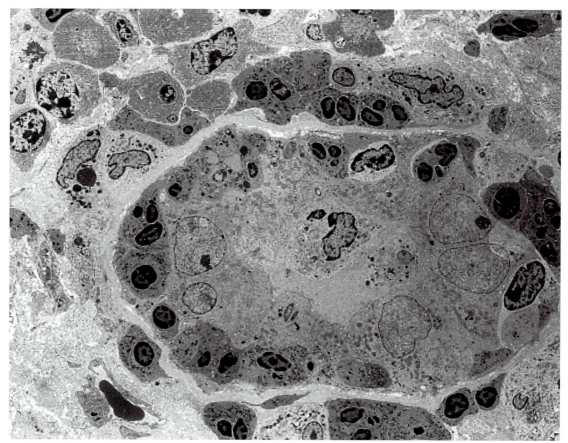

**図7-12** 薬剤過敏性急性尿細管間質性腎炎にみられる尿細管炎の電顕像
尿細管基底膜の内外側に好中球浸潤を認める尿細管炎において，尿細管基底膜内には高電子密度沈着物はみられない（×1,500）．

（文献9）より）[9]

## ⑤ 急性尿細管壊死

急性尿細管壊死 acute tubular necrosis（ATN）の原因としては，**中毒性の原因による尿細管上皮の直接傷害**，ミオグロビン・ヘモグロビン・ビリルビンによる**円柱腎症 cast nephropathy**，そして，溶血性尿毒症症候群や播種性血管内凝固症候群において，糸球体内毛細血管の血栓形成に伴い糸球体循環 postglomerular flow が減少することによって生じる**虚血性尿細管壊死**に分けられる．その大部分は腎生検前に臨床診断がついている場合が多いが，臨床診断の組織学的裏付けの目的や，糸球体硬化に伴う慢性虚血性尿細管障害が腎機能低下にどのくらい関与しているかを定量的に把握するために腎生検が行われる．**ATN は形態的に虚血性 ATN と薬剤中毒性 ATN に分かれる**．前者は腎前性急性腎不全，すなわち脱血 hypovolemia，下痢，嘔吐，熱傷，虚血性心疾患，心不全の原因による腎障害で，急性血管作動性腎症 acute vasomotor nephropathy と呼ばれる．腎内動脈枝の血管攣縮の持続時間によって腎実質障害の程度が異なってくる．後者は，薬剤の多剤併用により，用量依存性に尿細管上皮の壊死を招く．形態的には，尿細管の**斑状壊死 patchy necrosis** を認め，尿細管上皮の剥離と尿細管管腔内に壊死化した上皮がみられる[7]．虚血性 ATN とは，薬剤投与による後天的リソソーム蓄積症の有無を電顕的に証明することで区別される（図7-13）．

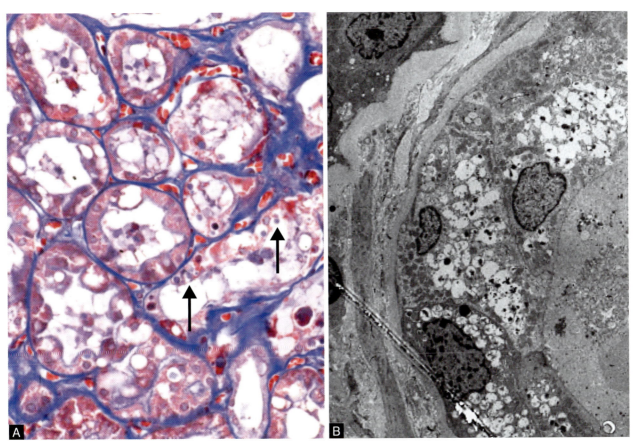

**図7-13　量依存性中毒性尿細管障害**
A：抗菌薬の多剤併用により急性腎不全を呈した症例では，近位尿細管上皮は空胞化を呈し，領域的に壊死化している（マッソン染色）．
B：電顕像では薬剤の多量投与により尿細管上皮にリソソーム蓄積症を認める（×1,500）．

## 4 血管系

### ① ミトコンドリア異常症の小動脈病変

ミトコンドリア異常症において小動脈壁の平滑筋の空胞化がPAS染色にて確認できるが，その内容は電顕にて腫大したミトコンドリアの集積によることがわかる[5]（図7-14）．

### ② カルシニューリン阻害薬（シクロスポリン，タクロリムス）による慢性細小動脈障害

急性シクロスポリンA（CYA）およびタクロリムスの腎毒性は，どちらも近似した臨床病理学的特徴を有している．CYA使用から6ヵ月以降に増加する慢性シクロスポリン腎毒性として，細小動脈中膜に認められる平滑筋壊死と全層性の硝子化が特徴的（図7-15）で，髄放線領域の尿細管間質には縞状の線維化を伴う．

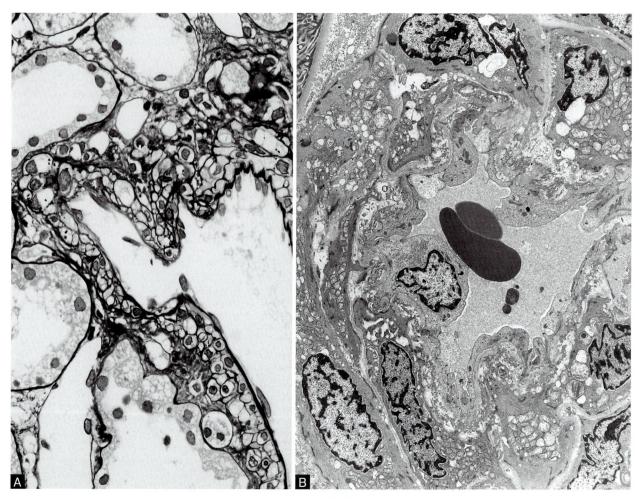

**図7-14　ミトコンドリア異常症における小動脈病変**
A：小動脈壁の平滑筋の空胞化がPAM染色にて確認され（PAM染色），B：その内容は腫大したミトコンドリアの集積であることが電顕にてわかる（×3,000）．

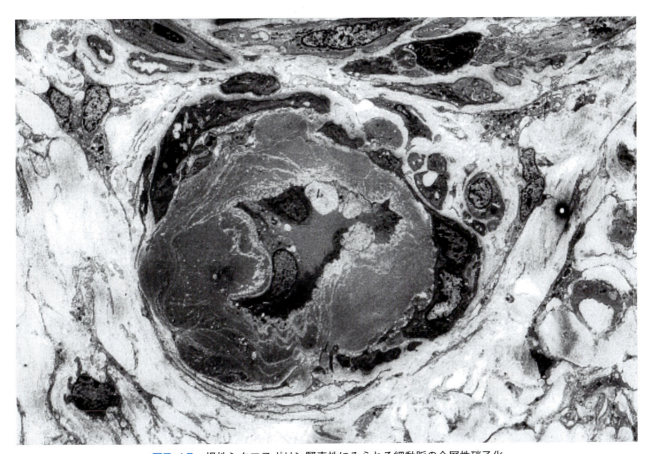

**図7-15 慢性シクロスポリン腎毒性にみられる細動脈の全層性硝子化**
輸入細動脈中膜に平滑筋壊死に伴い全層性に血漿成分が侵入し凝固する所見が特徴的である（×1,500）.

**参考文献**

1) 重松秀一, 城 謙輔, 田口 尚, 監訳：腎疾患の病理アトラス―尿細管間質疾患と血管疾患のWHO分類, 東京医学社, 2005.
2) Fogo AB, Bostad L, Svarstad E, et al.; all members of the International Study Group of Fabry Nephropathy (ISGFN)：Scoring system for renal pathology in Fabry disease：report of the International Study Group of Fabry Nephropathy (ISGFN). Nephrol Dial Transplant 25：2168-2177, 2010.
3) Yamaguchi Y, Kanetsuna Y, Honda K, et al.；Japanese study group on IgG4-related nephropathy：Characteristic tubulointerstitial nephritis in IgG4-related disease. Hum Pathol 43：536-549, 2012.
4) 城 謙輔：移植腎病理 Banff 分類の新展開（Banff 07）. 今日の移植 21：555-562, 2008.
5) Mochizuki H, Joh K, Kawame H, et al.：Mitochondrial encephalomyopathies preceded by de-Toni-Debré-Fanconi syndrome or focal segmental glomerulosclerosis. Clin Nephrol 46：347-352, 1996.
6) Larsen CP, Bell JM, Harris AA, et al.：Familial Fanconi syndrome with proximal-tubular giant mitochondria Proximal tubulopathy with crystal-like formation. Mod Pathol 24：1462-1469, 2011.
7) Joh K, Furusato M, Aizawa S, et al.：Clinical and pathological studies on drug induced nephropathies in biopsy cases. Jikeikai Med J 33：345-363, 1986.
8) Joh K, Riede UN, Zahradnik HP：The effect of prostaglandins on experimental storage disease in rats. J Exp Pathol 71：171-186, 1990.
9) Joh K, Aizawa S, Yamaguchi Y, et al.：Drug-induced hypersensitivity nephritis：lymphocyte stimulation testing and renal biopsy in 10 cases. Am J Nephrol 10：222-230, 1990.

# 付録

## 付-1 腎生検における電子顕微鏡の有用性について：文献的視野から

電顕の腎生検 kidney biopsy における役割について，これまで世界的にどのように扱われてきたかを文献的に review した．わが国では，単施設で腎生検の電顕資料を作製して診断する施設の数が減少傾向にあり，腎生検診断における電顕の役割に関する今後の方向性を客観的に把握するための資料とする．

電顕はこれまで 30 年以上にわたり糸球体病変 glomerular lesion の形態学的診断に用いられてきており，その価値が主張されてきた[1]．その結果，HIV 腎症[2]，細線維性糸球体腎炎症候群 fibrillary glomerulonephropathies[3]，C1q 腎症 C1q nephropathy[4] など電顕による新しい疾患概念も提唱されてきた．特に近年では，単クローン性免疫グロブリン沈着症 monoclonal immunoglobulin deposition disease（MIDD）が免疫染色により診断が容易となり，その先の鑑別診断に電顕が重宝されている．腎生検が行われる医療施設では，電顕診断は，組織学的評価のための光顕診断，免疫診断とともにルーチンで行われることが望ましい．わが国では，腎生検の電顕診断は保険点数に加算されるが，それにも増して電顕資料の作製にかかる人的，金銭的負担が大きく単施設で実行されにくい状態でもある．このような観点から，腎生検診断に関して光顕と免疫染色に加えて電顕を行うことの意味を問う文献がこれまでに発表されている．

**1960 年代から 70 年前半には免疫染色がまだ応用されていなかった時代で，それゆえ電顕がことさら重要視された**[1,5]．Tighe と Jones は 100 症例を検索して，最も電顕が有効であったのは，初期の膜性腎症 membranous nephropathy やネフローゼ症候群 nephrotic syndrome をきたすその他の糸球体疾患群から微小変化型ネフローゼ症候群 minimal change nephrotic syndrome（MCNS）を鑑別することであった[6]．Siegel らは 213 症例の腎生検において電顕を全例に行い，10 症例に 1 症例は電顕が光顕単独での診断と実質的に異なっていたとし，11％で最終診断に必需（necessary），36％の症例で電顕が診断や患者の治療に貢献した（confirmatory and additionally informative）と結論づけている[7]．Olsen らも 91 症例中 11 症例（13％）で電顕が光顕単独の結果を塗り替えたことを報告している[8]．しかし，これらの研究はすべて免疫蛍光染色の情報なしで行われたものであった．**免疫蛍光染色は 1968 年 Berger らが IgA 腎症について記載したときにはじめて利用され**[9]，**それから 5〜10 年後には世界的に腎生検においてルーチンに用いられるようになった．**

その後，光顕診断と免疫診断を背景に電顕の有用性を問うた最初の研究は，1977 年に Dische と Parsons により 134 症例の糸球体腎炎 glomerulonephritis の診断についてなされ，光顕診断を補完するために蛍光免疫染色と電顕をともに行うのが必要だと述べている[10]．1981 年には Skjørten と Halvorsen が，resin で包埋された semi-thin 切片と電顕による腎生検診断の有用性を再評価し，電顕は 34％の症例で診断を変え，45％の症例で有用な追加情報をもたらしたとしている[11]．しかし，電顕は糸球体腎炎が疑われる症例にのみルーチンで行うべきだが，他の腎疾患分野ではその価値は不明瞭であるとし，使用できる資源を考慮した上で電顕の利用を決定すべきであることを提唱している[11]．

Pearson らは 1994 年に 88 症例を用い，電顕を光顕と免疫蛍光染色と共に行った結果，5％の症例に有用（helpful）（特に MCNS の鑑別診断），25％では診断に必需（essential）であり，25％では有用ではなかった（not required）[12]．Haas が 1997 年に行った 233 症例の研究では，電顕は 50 症例（21％）において最終診断に電顕が必要（essential）であった．そして，その他の 21％の症例で光顕診断ならびに免疫診断を確

証する情報（helpful and confirmatory）をもたらしたとしている[13]．診断のため電顕が必要であった症例は，MCNS，早期の糖尿病性腎症 diabetic nephropathy，膜性ループス腎炎 membranous lupus nephritis，膜性増殖性糸球体腎炎 membranoproliferative glomerulonephritis，菲薄基底膜病 thin basement membrane disease，HIV 関連腎症であった．また，すべての腎生検をルーチンで電顕診断ができないのであれば電顕用に資料を取っておくことを提唱している[13]．一方，Sementilli らは 2004 年に 200 症例の研究で免疫蛍光診断と光顕診断のみで最終診断できたのは 77％ であり，電顕は 10％ の症例で診断確定に必須（essential）であり，5.5％ の症例で有用（useful and helpful）であったとしている[14]．King Abdul Aziz 大学病院で 2000 年から 2007 年にかけて行われた 273 症例の再評価では，17％ が診断確定に必需（essential），61％ の症例で診断に重要な役割を果たし（helpful and contributory），そして 22％ で最終診断に貢献しなかった（not contributory and not required）[15]．Collan らの研究では，82 症例のうち，診断確定に必要が 18.3％，有用が 53.5％，有用でなかった症例が 28.2％ であった[16]．また，Egypt で Elhefnawy が行った研究では，120 症例の中で電顕は 25％ で診断に必需であり，41.7％ で有用，33.3％ で助けにならなかったとしている[17]．これまで引用した報告の結果がほぼ類似している点が興味深い．

　以上，**光顕診断と免疫診断だけでも約 60％ と大きな割合で診断可能であるが，残りの 40％ において，光顕・免疫診断を覆すか，その確証を得る点で，電顕は不可欠な役割をもっているといえる**．さらに，腎生検は診断や予後予測のみならず，治療反応性の評価や腎生検時点での臨床データをより具体的に説明する役割をもち，電顕は以然として幾多の重要な情報を提供する．電顕診断の経験を積めば積むほど電顕の応用範囲は広がり，電顕診断への期待が膨らむものと考える．すべての検査で電顕がルーチンでできなければ，上記の要求が出てきたときのために電顕用検体を保存しておくことを推奨したい．

**参考文献**

1) Spargo BH : Practical use of electron microscopy for the diagnosis of glomerular disease. Hum Pathol 6 : 405-420, 1975.
2) D'Agati V, Suh JI, Carbone L, et al. : Pathology of HIV-associated nephropathy : a detailed morphologic and comparative study. Kidney Int 35 : 1358-1370, 1989.
3) Joh K : Pathology of glomerular deposition diseases. Pathol Int 57 : 551-565, 2007.
4) Jennette JC, Hipp CG : C1q nephropathy : a distinct pathologic entity usually causing nephrotic syndrome. Am J Kidney Dis 6 : 103-110, 1985.
5) Muehrcke RC, Mandal AK, Gotoff SP, et al. : The clinical value of electron microscopy in renal disease. Arch Intern Med 124 : 170-176, 1969.
6) Tighe JR, Jones NF : The diagnostic value of routine electron microscopy of renal biopsies. Proc R Soc Med 63 : 475-477, 1970.
7) Siegel NJ, Spargo BH, Kashgarian M, et al. : An evaluation of routine electron microscopy in the examination of renal biopsies. Nephron 10 : 209-215, 1973.
8) Olsen S, Bohman SO, Hestbech J, et al. : Ultrastructural lesions in lightmicroscopically defined types of glomerulonephritis. A blind and semiquantitative study. Acta Pathol Microbiol Immunol Scand A 91 : 53-63, 1983
9) Berger J, Hinglais N : Intercapillary deposits of IgA-IgG. J Urol Nephrol(Paris) 74 : 694-695, 1968.
10) Dische FE, Parsons V : Experience in the diagnosis of glomerulonephritis using combined light microscopical, ultrastructural and immunofluorescence techniques--an analysis of 134 cases. Histopathology 1 : 331-362, 1977.
11) Skjørten F, Halvorsen S : A study of the value of resin-embedded semi-thin sections and electron microscopy in the diagnosis of renal biopsies. Acta Pathol Microbiol Scand A 89 : 257-262, 1981.
12) Pearson JM, McWilliam LJ, Coyne JD, et al. : Value of electron microscopy in diagnosis of renal disease. J Clin Pathol 47 : 126-128, 1994.
13) Haas M : A reevaluation of routine electron microscopy in the examination of native renal biopsies. J Am Soc Nephrol 8 : 70-76, 1997.
14) Sementilli A, Moura LA, Franco MF : The role of electron microscopy for the diagnosis of glomerulopathies. Sao Paulo Med J 122 : 104-109, 2004.
15) Mokhtar GA, Jallalah SM : Role of electron microscopy in evaluation of native kidney biopsy : a retrospective study of 273 cases. Iran J Kidney Dis 5 : 314-319, 2011.
16) Collan Y, Hirsimäki P, Aho H, et al. : Value of electron microscopy in kidney biopsy diagnosis. Ultrastruct Pathol 29 : 461-468, 2005.
17) Elhefnawy NG : Contribution of electron microscopy to the final diagnosis of renal biopsies in Egyptian patients. Pathol Oncol Res 17 : 121-125, 2011.

# 付-2　電顕標本の作製法

## 1 電子染色法

### ① 準備するもの

シリコンチューブ，ガラス性円筒，スポイトキャップ，試験管，ピンセット，実体顕微鏡，エアースプレー

### ② 準備する染色液

4%酢酸ウラン水溶液（飽和酢酸ウランの浮遊液を使用することもある）
Reynolds 鉛染色液（鉛は二酸化炭素と反応するので，染色中に呼気が直接当たらないように注意する）

### ③ 電子染色の流れ

#### 染色のセッティング

外径 5 mm 内径 3 mm の長さ 50 mm のシリコンチューブを縦半分に切断．内径の中央に切り込みを一筋入れ，そこにメッシュを挟む．メッシュは約 15 枚挟める．
パラフォルム上に染色液を滴下して，滴上にメッシュをのせる方法もある．

#### ①染色準備

シリコンチューブにメッシュを挟み，ガラスの円筒にこのチューブを入れ，スポイトキャップをはめる．

#### ②水洗

試験管にとった蒸留水の中で，スポイトキャップを押したり離したりしながら切片を洗浄する．3〜5回繰り返す．

#### ③ 4%酢酸ウラン染色液

4%酢酸ウランの染色の様子
並べたメッシュがひたるくらい，ウラン染色液をスポイトで吸い込み，室温で 15〜20 分静置．試験管は遮光する

#### ④水洗

②の要領で洗浄する．

#### ⑤ Reynolds 鉛染色液

ウラン染色と同様に，鉛染色液を吸い，室温で 5 分静置．

#### ⑥水洗

②，④の要領で水洗する．

#### ⑦乾燥

切片が破けない程度の風をエアースプレーでかけ，水滴を飛ばす．

付　録

## 2　電顕 PAM 並松変法，PATSC-GMS 染色

電子顕微鏡用の切片にも，鍍銀染色を行うことがある．糸球体基底膜 glomerular basement membrane (GBM) からメサンギウム基質 mesangial matrix，間質 interstitium の膠原線維，尿細管基底膜 tubular basement membrane (TBM)，傍尿細管毛細血管 peritubular capillary (PTC) などの観察に威力を発揮する．

### ① 準備するもの

ニッケルグリッドに貼り付けた超薄切片，ピンセット，ビーカー，グリッドスティック

### ② 準備する試薬や染色液

25％アンモニア水，1％過ヨウ素酸，0.1％チオセミカルバジド，メセナミン銀液

### ③ PATSC-GMS (Periodic acid thiosemicar zide gelatin methenamine silver) 染色の流れ

グリッドスティックにニッケルグリッドを張り付けて，染色操作を行う．
① ニッケルグリッドを張り付けたグリッドスティック
② 25％原液アンモニア水（室温 10 分）
③ 水洗
④ 1％ヨウ素酸（室温 20 分）
⑤ 水洗
⑥ 0.1％チオセミカルバジド（室温 1 分）
⑦ 水洗
⑧ 25％原液アンモニア水（室温 5 分）
⑨ 水洗
⑩ メセナミン銀液*10（50℃ 50 分）
⑪ 水洗
⑫ 乾燥・観察

## 3　もどし電顕法

電顕用に腎組織が採取されていなかった場合，有効な手段として，もどし電顕という方法がある．薄切したパラフィン切片からもどす方法もあるが，よりアーティファクトの少ないように組織塊から作製する方法をすすめたい．これは，ホルマリン固定したパラフィンブロックから，一部を組織塊として切り出し，電顕用に採取した組織と同様に，包埋する方法である．包埋後は通常通りに超薄切片を作製する．

① パラフィンブロックの一部を剃刃で切り出す
② パラフィン溶解（キシレンでパラフィンを溶かす）
③ 脱キシレン（100％エタノール）（室温 30 分 2 回）
④ 90％→70％→50％エタノールで処理（室温各 15 分）
⑤ カコジル酸 buffer 洗浄
⑥ 2.5％グルタールアルデヒド（4℃ 2 時間）
⑦ 細切（必要な場合）後，カコジル酸 buffer 洗浄（4℃ overnight）
⑧ 1％四酸化オスミウム（4℃ 2 時間）
⑨ カコジル酸 buffer 洗浄（4℃ 20 分）
⑩ 脱水，50％→70％→90％エタノール（4℃ 各 15 分）

⑪ 100%エタノール脱水（室温 30 分 2 回）
⑫ QY-1（室温 20 分 2 回）
⑬ QY-1：エポキシ樹脂（1：2）混合液（室温 overnight）
⑭ エポキシ樹脂（室温 3 時間 2 回）
⑮ 包埋
⑯ 重合（60℃ 2～3 日）
⑰ 以下，超薄切片作製法へと続く

## 4 免疫電顕

通常の免疫電顕では，4%パラフォルムアルデヒド/0.1%グルタールアルデヒド固定液に固定後，水溶性樹脂（LR-white）に包埋．その後超薄切し電子染色を行う[1]．詳細は引用文献を参考にされたい．

## 5 補助的手法

免疫電顕や電顕酵素染色は別として，ルチーンの電顕検索において，特定の疾患の鑑別のために簡単に行える補助的手法として，タンニン酸固定があげられる．

### ・タンニン酸固定

通常のグルタール固定，オスミウム酸処理ののちに，1%タンニン酸（pH7.0，室温で 30 分）処理をすることにより，ファブリー病 Fabry's disease やゲンタマイシン腎症などのリン脂質沈着症 phospholipidosis にみられる myelin 体（Zebra 体）の形態保存に適している．この処理をしないと，脱脂・脱水の過程で部分的に消失してしまい，リン脂質沈着の縞模様の構造が明らかにならない場合がある[2]．

以上，電顕の手技全般に関しての資料を引用文献として呈示する[3,4]．

**参考文献**

1) 平野 寛，宮澤七郎（監）：よくわかる電子顕微鏡技術．朝倉書店，1992.
2) Simionescu N, Simionescu M：Galloylglucoses of low molecular weight as mordant in electron microscopy. I. Procedure, and evidence for mordanting effect. J Cell Biol 70：608-621, 1976.
3) 山中宣昭，城 謙輔，北村博司，ほか：臨床のための腎病理，標本作製から鑑別診断まで．湯村和子監修，山中宣昭，湯村和子，新田考作編，p219，日本医事新報社，2010.
4) 益田幸成，石川吾利美，清水 章：電子顕微鏡による腎生検組織の観察：特殊電子染色の有用性とその方法．Nephrology Frontier 8：48-57, 2009.

# 付-3 電顕像のartifactとその対処法

近年，電顕撮影が大学の病理学教室以外の施設で比較的容易にできるようになり，電顕への関心が高まっている反面，電顕写真の質が低下している事実は否めない．artifactによる病変の修飾が目立ち，そのために踏み込んだ診断ができない症例を多く経験する．また，artifactと思われる所見を病的な所見と取り違えているケースも見受けられる．上記の問題点を鑑み，電顕像のartifactの原因とその対処法に関して述べる．

糸球体構成細胞の膨化に代表されるartifactの多くの症例が，腎生検からの生材料がグルタール固定液に入るまでの段階で，生理的食塩水を過剰に含んだガーゼに一時的に触れることで生じることが強く疑われた．施設によって，また症例によって，ガーゼの生理的食塩水の含み方の程度がまちまちであり，生理的食塩水を含み過ぎる場合には，今回の実験と同様に直接生理的食塩水の中に入れたのと同様な結果をもたらす．腎生検針から採取された組織がいったん，生理的食塩水を含んだ滅菌ガーゼに移され，手術室から切り出し室に運ばれ，そこで，生の腎組織が，光顕用，免疫染色用，電顕用に仕分けされ，その後，一部の組織がグルタール固定液に入れられる場合がある．生理的食塩水に触れた組織でも，濾紙で組織に付いた生理的食塩水を十分に吸収してからグルタール固定液に入れるとartifactは軽減される．その間の処

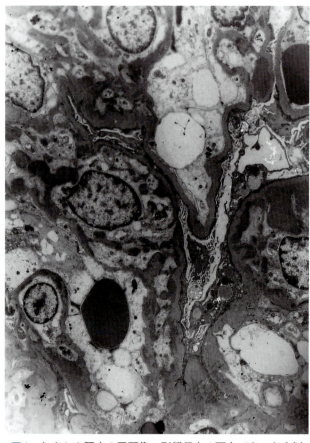

**図1 ヒトIgA腎症の電顕像，形態保存の不良であった症例**
内皮の膨化が顕著であるが，足細胞脚突起は保たれる（×3,000）．

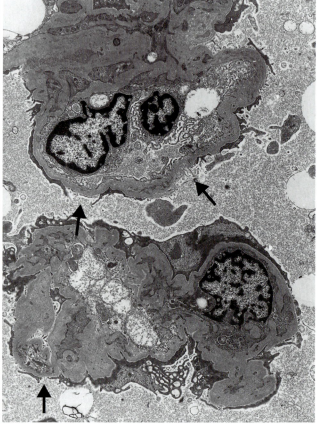

**図2 足細胞のはがれ**
足細胞の糸球体基底膜からのはがれがairtifactによっても生じる（×3,000）．

理が看護師に委ねられ，そのため，電顕写真でのartifactの程度がまちまちである（図1）．その場合，足細胞podocyteの糸球体基底膜glomerular basement membraneからの剥離に関して，病変なのかartifactかの判断がつかず，踏み込んだ診断ができなかった．微小変化型ネフローゼ症候群minimal change nephrotic syndromeと巣状糸球体硬化症focal glomerular sclerosisの鑑別に足細胞のはがれdetouchmentがいわれているが，artifactによっても生じる可能性が判明した（図2）．内皮細胞endothelial cellや足細胞の腫大，好中球内リソソームの脱顆粒degranulation，割面小胞体の拡張などの所見をとる場合も，artifactとの区別を注意する必要がある．

そこで，正常Wister ratの腎切片を用いて，第1群として，腎組織の生材料を直接通常のグルタール固定液に移した．第2群として，生理的食塩水中に10分ならびに30分浸透させ，その後，通常のグルタール固定液に移し一昼夜固定ののち，通常どおりオスミウム酸処理，脱脂，脱水，エポン812包埋，薄切，染色（酢酸ウラン＋クエン酸鉛）ののち撮影を行った．第3群として，輸液用電解質液（ソリタ®-T3号輸液）を用い，腎生材料を10分ならびに30分浸透させ，その後，同様に処理した（図3）．その結果，第2群の生食水10分浸漬では，糸球体内皮細胞glomerular endothelial cellは膨化し細胞質の基質は淡明化，割面小胞体の拡張を認めた．足細胞脚突起foot processは比較的保たれた．メサンギウム細胞mesangial cellでは，糸球体毛細血管内への突起capillary protuberanceの膨化がすすんだ．近位尿細管上皮内でのリソソーム，ミトコンドリアmitochondria，刷子縁brush borderの膨化が目立った．輸入細動脈afferent arterioleの中膜平滑筋の空胞化（核に隣接したintrusion）がみられた．30分の生食水への浸漬では上記の変化がより強調された（図4）．一方，**第3群の輸液用電解質液（ソリタ®-T3号輸液）の浸漬では，内皮細胞，足細胞の腫大はなく細胞内小器官は保存された**（図5）．近位尿細管上皮内でのリソーム，ミトコンドリア，微絨毛microvillusも膨化が輸入細動脈の中膜平滑筋層に空胞化はみられなかった（図6）．第1群での直接グルタール固定液と第3群との大きな相違はなかった（図6）．

対処法として，輸液用電解質液（ソリタ®-T3号輸液）を用いた理由は，その成分に塩化ナトリウムに加えて塩化カリウムが入っており，細胞内に主に分布するカリウムに対して細胞外のカリウム濃度を増し，細胞内外のカリウム濃度の格差を補正する目的であった．体内では，細胞内カリウムの濃度は100～150 mmol/Lと高濃度に保たれているのに対し，細胞外液の濃度は3.5～4.5 mmol/L程度と小さく保たれている．いわゆるナトリウム-カリウムイオンポンプの働きによって細胞の内外にイオン濃度差が生じ，細胞膜上に電気的な勾配を発生させている．そして，いったん，外に取り出された組織はもはや膜電位を

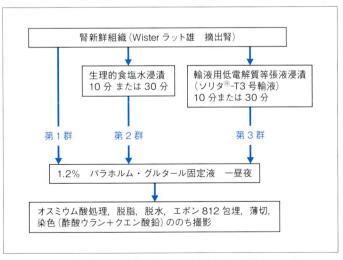

**図3　実験計画；グルタール固定までの3群のルート**

正常Wister ratの腎組織を用いて，第1群として，腎組織の生材料を直接通常のグルタール固定液に移した．第2群として，生理的食塩水中に10分ならびに30分浸漬させ，その後，通常のグルタール固定液に移し一昼夜固定ののち，通常どおりオスミウム酸処理，脱脂，脱水，エポン812包埋，薄切，染色（酢酸ウラン＋クエン酸鉛）ののち撮影を行った．第3群として，輸液用電解質液（ソリタ®-T3号輸液）を用い，腎生材料を10分ならびに30分浸透させ，その後，同様に処理した．

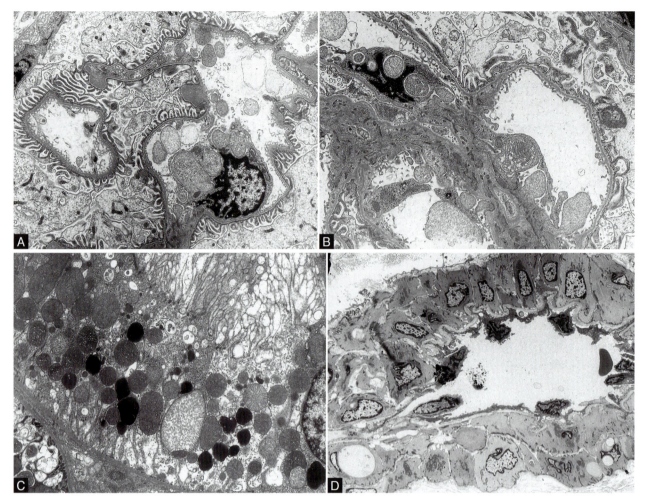

**図4 第2群生食水への30分の浸漬**

A, B：第2群の生理食塩水30分浸漬では，糸球体内皮細胞 glomerular endothelial cell は膨化し細胞質の基質は淡明化，割面小胞体の拡張を認めた．足細胞脚突起 foot process は比較的保たれた．メサンギウム細胞では，内皮側への突起 capillary protuberance の膨化がすすんだ（×3,000）．

C：近位尿細管上皮内ではリソソーム，ミトコンドリア mitochondria，刷子縁 brush border の膨化がみられた（×5,000）．

D：輸入細動脈 afferent arteriole の中膜平滑筋の空胞化（核に隣接した intrusion）がみられた（×1,500）．

保つことができない．塩化カリウムの加わった輸液用電解質液は，細胞内外のカリウムの濃度差を少なくして，水分の細胞内への流入を防いだのかもしれない．一方，ソリタ®-T3号輸液の塩化ナトリウムの濃度は，生理的食塩水に比して4分の1であり，同濃度の塩化カリウムが入っている．この低張電解質液の浸透圧を浸透圧比1に調整するためにブドウ糖を含んでいるため，ブドウ糖による浸透圧の影響も今回の効果に考慮されなければならない．

生理的食塩水は浸透圧が体液と同じ（浸透圧比1）に調整されているため，生材料の保存に影響がないように思われているが，大きな影響があることがわかった．電顕のための組織は，生検後すぐに直接グルタール固定液に入れることが望ましい．しかし，光顕のための組織，蛍光染色のための組織，電顕のための組織を，同一の組織から切り分ける場合には，生理的食塩水を含むガーゼ内での一時的な保管が必要かもしれない．各施設において，事情がさまざまであろうが，その場合は，生理的食塩水の代わりに，輸液用電解質液（ソリタ®-T3号輸液）を含んだガーゼに一時保存することで artifact をある程度防ぐことができる．多くの施設において，artifact の少ない電顕像で診断していただきたい[1,2]．

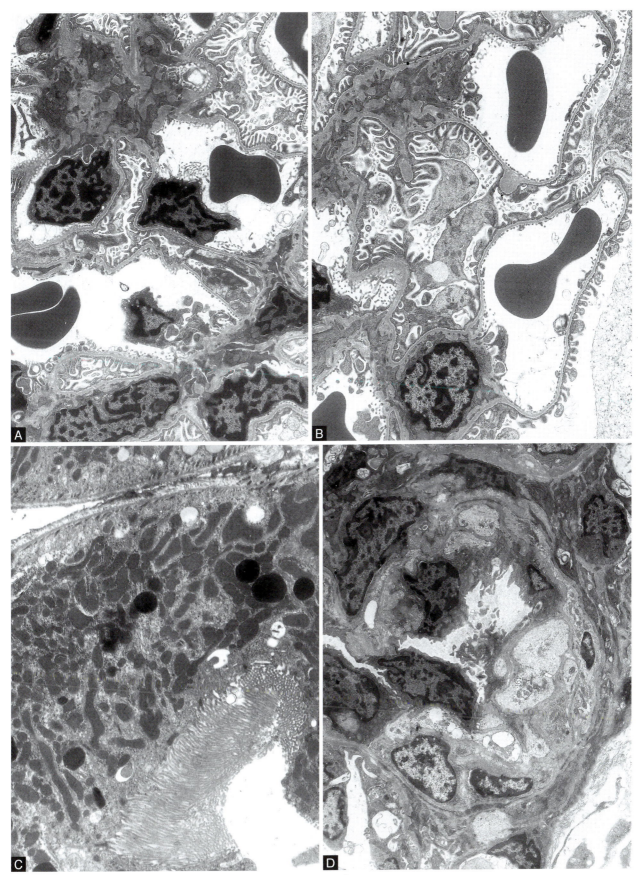

**図5** 第3群の輸液用電解質液（ソリタ®-T3号輸液）への30分の浸漬

A, B：第3群の輸液用電解質液（ソリタ®-T3号輸液）への30分の浸漬では，内皮細胞 endothelial cell，足細胞 podocyte の腫大はなく細胞内小器官は保存された（×3,000）．
C：近位尿細管上皮内でのリソソーム，ミトコンドリア mitochondria，微絨毛 microvillus は膨化がなかった（×5,000）．
D：輸入細動脈 afferent arteriole の中膜平滑筋層に空胞化はみられなかった（×3,000）．

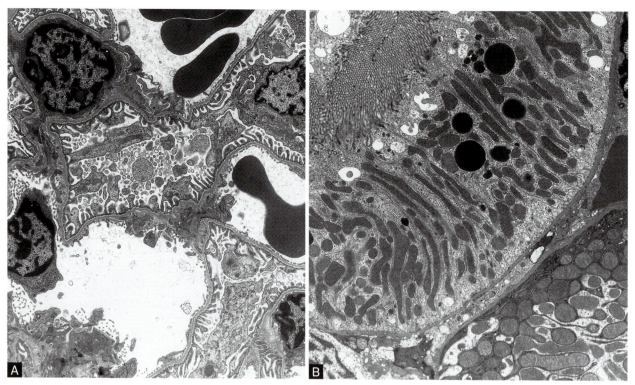

**図6 第1群,腎組織の生材料を直接通常のグルタール固定液へ浸漬**

A:腎組織の生材料を直接通常のグルタール固定液に移した群では,内皮細胞endothelial cell,足細胞podocyteの腫大はなく細胞内小器官も正常であった(×3,000).
B:近位尿細管上皮内でのリソソーム,ミトコンドリアmitochondria,微絨毛microvillusも膨化がなかった動脈afferent arterioleの中膜平滑筋層に空胞化はみられなかった.

**表1 各種溶液の成分の比較**

| a. 生理食塩液(大塚生食注) | | c. リン酸緩衝液食塩水 phosphate-buffered saline | |
|---|---|---|---|
| 1,000 mL 中 | | 1,000 mL 中 | |
| 塩化ナトリウム | 9 g | NaCl | 8.00 g |
| 浸透圧比 | 約1 | KCl | 0.20 g |
| 電解質濃度(mEq/L) | | $Na_2HPO_4$ | 1.44 g |
| $Na^+$ 154,$Cl^-$ 164 | | $KH_2PO_4$ | 0.24 g |
| b. 輸液用電解質液 ソリタ®-T3号輸液 | | pH 7.4 | |
| 500 mL 中 | | 濃度 (mEq/L) | |
| 塩化ナトリウム | 0.45 g | NaCl 137,KCl 2.7,$Na_2HPO_4$ 10,$KH_2PO_4$ 1.76 | |
| 塩化カリウム | 0.74 g | d. パラホルム・グルタール固定液 | |
| L-乳酸ナトリウム | 1.12 g | リン酸緩衝液食塩水 | 1,000 mL |
| ブドウ糖 | 21.5 g | 25%グルタールアルデヒド | 100 mL |
| pH 3.5〜6.5 | | ホルムアルデヒド | 2 |
| 浸透圧比 | 約1 | | |
| 電解質濃度(mEq/L) | | | |
| $Na^+$ 35,$K^+$ 20,$Cl^-$ 35,L-Lactate 20 | | | |

**参考文献**

1) Nakamura Y, McNamara KM, Onodera S, et al.:Hypoelectrolytic isoosmotic solution for infusion prevents saline-induced ultrastuructural artifacts of renal biopsy specimens. Pathol Int 65:374-378, 2015.
2) 城 謙輔,小野寺 進,伊藤佳子,我妻登志子:電顕像のartifactとその対処法. Nephrology frontier 11, 367-371, 2012.

# おわりに

　腎生検の電顕診断に関して系統的に整理された著書が日本では少ないことに鑑み，非力ながら南山堂の薦めもあり執筆に踏み切った．腎生検には光顕と免疫染色は必須であるが，電顕の依頼は施設によって重要度が異なる．光顕や免疫染色とは違った"電顕の世界"の理解には系統的な知識の整理が必要であるように思う．疾患別の腎生検アトラスの光顕や免疫所見を補うために電顕が付属している書物が一般的であるが，本書では腎生検電顕アトラスを中心において整理した．まだ，推敲に不十分なところもあり，腎生検電顕診断の実用性から，内容的に贅肉を落としきっていない部分があるが，読者の反響を待ちたい．

　私が腎生検病理を学び始めた頃の慈恵医大病理学教室は，電子顕微鏡を病理学に応用した日本の草分け的歴史と伝統があった．故 髙木文一教授が細胞傷害の超微形態学を日本病理学会で宿題報告をして，細胞の立ち枯れ壊死（現在のアポトーシス）を世界に先駆けて発表している．その後，藍澤茂雄教授が腎炎の電子顕微鏡的観察に尽力され膨大な資料を残されている．筆者はその環境で腎生検病理を学ぶ機会を得て，これまで愚直にこの方面に携わってくることができた．先輩の浜口欣一先生や山口裕先生にも教えをうけた．旧仙台社会保険病院（現JCHO仙台病院）病理部に勤務中には，小野寺進技師に多大な助力と勇気をいただいた．また，秋田大学血液・腎臓・膠原病内科学の澤村昌人先生，齋藤雅也先生，阿部史人先生，加賀一先生とは電顕を共に勉強する機会があった．南山堂から執筆の依頼があってからは，福島県立医科大学基礎病理学講座の田中瑞子先生，そして，東北大学病理病態学講座の非常勤講師となられた高木孝士先生にご協力いただいた．ここに諸先輩，諸氏に感謝の意を表します．

2016年5月

城　謙輔

# Index

## 日本語索引

### あ
悪性高血圧　38
アクチンフィラメント　20, 46, 55
アルポート症候群　33, 72, 126

### い
異常ミトコンドリア　134
移植拒絶腎　192
移植腎　187
一次性 MPGN　100, 120
　　――の鑑別診断　115
一次性膜性腎症　99, 110
遺伝性疾患　133
イムノタクトイド糸球体症　156, 158

### う
ウイルス様粒子　44

### え
遠位尿細管　9
円柱腎症　199

### か
外透明層　29
解離性微小血管瘤　177
家族性分葉性糸球体症　167
家族性若年性ネフロン癆　141
家族性良性血尿　71
ガラクトシアリドーシス　138
カルシニューリン阻害薬　200
感染症関連腎炎　120

### き
基底膜断裂　32, 33
基底膜内沈着物　62
基底膜融解　32, 33
脚突起消失　19, 89
脚突起物質の増加　20
球状硬化　125
急性間質性腎炎　190
急性腎炎症候群　124
急性尿細管壊死　190, 199
急性薬剤過敏性尿細管間質性腎炎
　　　　　　　　　　　　198
棘形成　34
虚血　37
虚血性尿細管壊死　199

近位曲尿細管　8
近位直尿細管　8
近位尿細管　8

### く
くすぶり型 ANCA 関連腎炎　181
くすぶり型形質細胞腫　171
クリオグロブリン血症　152
　　――性糸球体腎炎　64, 154

### け
軽鎖円柱腎症　148
軽鎖沈着症　62, 161
軽鎖ファンコーニ症候群　148, 170
形質細胞異常症　151
血管間膜　45
結晶構造　170
血小板血栓　177, 181
結節性硬化　87, 161
血栓性血小板減少性紫斑病　177
血栓性微小血管障害症　49, 177
顕微鏡的血尿　71

### こ
硬化性糸球体腎炎　93
膠原線維　53
膠原線維性糸球体症　143
膠原病　92
高電子密度沈着物　58, 149
抗リン脂質抗体症候群　182

### さ
細顆粒構造　150
細線維　86
細線維構造　53, 149, 150
細線維性腎炎　158
細動脈　183

### し
糸球体　4
　　――構成要素　14
　　――上皮　19
　　――緻密層　39
　　――沈着症　148
　　――内細動脈化　48, 85
　　――内皮細胞　40
　　――病変　177
　　――麻痺　177
糸球体基底膜　4, 7, 16, 29
　　――肥厚　89
シクロスポリン　200

紫斑病性腎炎　130
脂肪含有間質細胞　190
脂肪滴　52
脂肪滴様空胞変化　23
絨毛状変化　20
樹状細胞　190
常染色体優性遺伝　72
常染色体劣性遺伝　72
上皮　15
上皮下沈着物　59
上皮細胞　28
しわ状変化　35
腎アミロイドーシス　151
腎移植　187
針状結晶　26
腎小体　4
腎沈着症　148

### す
髄質嚢胞腎　141
ステロイド抵抗性のネフローゼ症候群
　　　　　　　　　　　　139
スピキュラ　152
スフィンゴリピドーシス　137

### せ
正常構造　3
正常糸球体　6
ゼブラ体　25
線維芽細胞　190
扇状嵌入　37
全身性エリテマトーデス　93
先天性ネフローゼ症候群　145
先天性リソソーム異常症　135

### そ
層板状変化　33
造血器異常関連腎症　148
巣状分節性結節性病変　182
巣状分節性糸球体硬化症　19, 78, 130, 133
層板化　75
足細胞　4, 15, 19
足細胞嵌入糸球体症　26, 82
足細胞内小器官　23
足細胞病　19, 78
組織学的重症度分類　124

### た
高月病　185
タクロリムス　26, 148, 151, 194

蛋白尿　21

## ち
緻密層　4, 29
　── の破壊　113
緻密斑　46, 53
中間尿細管　9
中毒性尿細管傷害　196
沈着物　16, 58

## つ
爪・膝蓋骨症候群　143

## て
低補体性糸球体腎炎　100
電顕 PAM　117
点刻像　34
デンスデポジット病　39, 106

## と
糖脂質沈着症　137
糖尿病性糸球体硬化症　48, 85, 126
糖尿病性糸球体症　84
糖尿病性腎症　31

## な
内透明層　4, 29
内皮下沈着物　64
内皮下浮腫　38
内皮細胞　16, 37
　── 腫大　41
内皮傷害　37, 123
　── 関連病変　177
内皮剥離　177

## に
二次性 MPGN　119
二次性膜性腎症　92, 99, 110
尿細管　8
尿細管炎　198
尿細管間質性腎炎　190
尿細管間質病変　190
尿細管性アシドーシス　133
妊娠性高血圧症　38

## ね
ネフローゼ症候群　43, 78
　──，ステロイド抵抗性の　139
ネフロン　4

## は
播種性血管内凝固　177
波状変化　34

パラプロテイン　148
　── 血症　123, 148
　── 糸球体沈着症　148
半球状沈着物　124
斑状壊死　199
ハンプ　60

## ひ
ピークライトスケールルーペ　32
肥厚　31
微小管状網状構造物　44
微小変化型ネフローゼ症候群　19, 78
菲薄化　30
菲薄基底膜病　30, 71
びまん性メサンギウム硬化症　145
びまん性メサンギウム細胞増多　81
非免疫複合体型ネフローゼ　78

## ふ
ファンコーニ症候群　193
フィブリン血栓　177, 180
フィブロネクチン腎症　167
フィンランド型　145
フォン・ウィルブランド因子　40
分節性菲薄基底膜病　75, 76, 77
分葉性糸球体腎炎　102

## へ
ヘンレループ　8

## ほ
傍糸球体装置　10
傍尿細管毛細血管　11
泡沫化マクロファージ　53
ボウマン腔　28
ボウマン嚢　4
ボウマン嚢壁側上皮　4
傍メサンギウム沈着　66
傍メサンギウム領域　125

## ま
膜性腎症　89
　── の stage 分類　59
膜性増殖性糸球体腎炎　39, 100, 129
　── II 型　106
膜性変化　59, 89
慢性間質性腎炎　190
慢性骨髄性リンパ球性白血病　151
慢性腎炎症候群　124

## み
ミトコンドリア　23
　── 異常症　23, 133, 193

脈管　11

## め
メサンギウム　4, 16, 45
　── 間入　51, 104
　── 基質増加　48
　── 細胞増多　47
　── 沈着　67
　── 融解　49, 177
メシチリン抵抗性黄色ブドウ球菌感染関連腎炎　120
メタボリック症候群　31
免疫グロブリン関連タンパク沈着症　148
免疫グロブリン分子　148
免疫複合体型ネフローゼ　89

## も
毛細血管　56
網状化　43
門部動脈　4

## ゆ
輸出細動脈　4, 11
輸入細動脈　4, 11

## よ
溶血性尿毒症症候群　38, 177

## り
リソソーム　23
　── 拡大　26
　── 蓄積症　24
リポタンパク代謝異常症　139
良性 M タンパク血症　151, 161
良性腎硬化症　31, 76
リン脂質沈着症　24, 135

## る
ループス腎炎　44, 64, 82, 93, 94, 110
　── IV 型　120

## れ
レシチン・コレステロール・アシルトランスフェラーゼ欠乏症　140

## わ
ワイヤーループ病変　96
綿毛状　183
ワルデンシュトレーム マクログロブリン血症　151

# 外国語索引

## A

acute interstitial nephritis 190
acute tubular necrosis 190, 199
AIN 190
AL アミロイドーシス 150, 153
Alport's syndrome 72, 126
ANCA 関連血管炎 183
anchoring point 49
anti-neutrophil cytoplasm autoantibodies (ANCA) -related vasculitis 183
anti-phospholipid antibody syndrome 182
APS 182
ATN 190, 199
autosomal dominant inheritance 72
autosomal recessive inheritance 72

## B

basket weave 33, 75
benign monoclonal gammopathy 151
benign nephrosclerosis 31
Burkholder type 110

## C

C3 glomerulopathy 115
C 型肝炎ウイルス関連腎炎 87, 120
cast nephropathy 199
CG 152
chronic interstitial nephritis 190
chronic nephritic syndrome 124
CIN 190
collagenofibrotic glomerulonephropathy 53, 143
congenital onset 145
CPEO/KSS 133, 193
Crow-Fukase 病 185
cryoglobulin 152
cryoglobulinemic glomerulonephritis 64
cylinder 様構造 154

## D

DC 190
DDD 39, 62, 101, 106, 115
dendritic cell 190
dense deposit disease 39, 62, 101, 106
dense patch 46, 53
detouchment 80
diabetic fibrillosis 85, 86
diabetic glomerulopathy 84
diabetic glomerulosclerosis 48, 85

diabetic nephropathy 31
DIC 177
diffuse mesangial hypercellularity 81
disseminated intravascular coagulation 177
DM 84
dysproteinemia 148

## E

Ehrenleich Churg 分類 59, 89
electron dense deposit 58, 149
endothelial detachment from GBM 177

## F

Fabry 病 25, 135
familar lobular glomerulopathy 167
familial benign hematuria 71
familial juvenile nephronophthisis 141
fatty droplet 52
FGN 160
fibrillary glomerulonephritis 160
fibrin thrombus 177
fibroblast-like cell 190
fibronectin glomerulopathy 167
finger print 構造 95, 120
finger print 病変 97
fluffy 183
focal segmental glomerulosclerosis 19, 78
foot process effacement 19, 89
FSGS 19, 78, 82
FSGS 様病変 125

## G

Gaucher 病 137
GBM 29, 89
glomerular basement membrane 29
glomerular deposition disease 148
glomerular paralysis 177
glomerulonephrtis with orgnized microtubular monoclonal immunoglobulin deposit 160
GOMMD 160

## H

HCGN 100
heavy chain amyloidosis 162
hemispheric nodule 124
hemolytic uremic syndrome 177
Henoch-Schoenlein purpura nephritis 130
HSPN 130
Hump 60, 108
HUS 177

hypocomlementic glomerulonephritis 100

## I

IDDM 84
IgA 血管炎 130
IgA 腎症 77, 124
IgA 沈着症 130
immunotactoid glomerulopathy 156, 160
infantile onset 145
insulin dependent diabetes melitus 84
intraglomerular arterialization 48
intraglomerular arteriolization 85
intraluminal thrombi 183
intramembranous deposit 62
IT 156
ITG 160

## K

KW 結節 87

## L

ladder formation 111
lamina densa 29, 39
lamina rara externa 29
lamina rara interna 29
lamination 75
LCAT 病 140
LCDD 161, 162
lecithin cholesterol acyltransferase 140
LHCDD 162
light chain cast nephropathy 148
light chain deposition disease 62, 161
light chain Fanconi syndrome 148, 194
linked sausage appearance 106
lipid-laden interstitial cell 190
lipoprotein glomerulopathy 139
lupus nephritis 82

## M

malignant hypertension 38
MCGN 100
MCKD 141
MCNS 19, 78, 126
MDM 87
medullary cystic kidney disease 141
MELAS 133, 193
membranolysis 32
membranoproliferative glomerulonephritis 39
membranous nephropathy 59, 89
membranous transformation 59, 89
MERRF 134, 193

mesangial deposit　67
mesangial hypercellularity　47
mesangial interposition　101
mesangial matrix　48
mesangial passway　45
mesangiocapillary glomerulonephritis　100
mesangiolysis　49, 177
mesangium　45
MG　148, 151
MGUS　151, 161
microfibril　46
microtubular structure　44, 96, 97, 120
MIDD　161
minimal change nephrotic syndrome　19, 78
mitochondria cytopathy　23
mitochondrial diabetes mellitus　87
MN　59, 89
monoclonal gammopathy　148, 151
　── unknown significance　161
　── with unknown significance　151
MPGN　39, 100, 115
　── Ⅰ型　102, 115
　── Ⅱ型　115
　── Ⅲ型　111
　── Ⅲ型 first form　110
　── Ⅲ型 second form　115
　── 様病変　119
MRSA　120
Myeloid 体　25

## N

nail-patella syndrome　53, 143
nephrotic syndrome　78
NIDDM　84
nodular glomerulosclerosis　161
non-IgA メサンギウム増殖性糸球体腎炎　130
non-insulin-dependent diabetes melitus　84
NS　78

## O

organized deposit　149
Oxford 分類　124

## P

paramesangial deposit　66
paraproteinemia　148
patchy necrosis　199
PGNMID　164
platelet thrombi　177
podocyte　19
podocyte disease　19
podocytic infolding glomerulopathy　82
podocytopathy　78
POEMS 症候群　185
PPCA　138
preeclampsia　38
proliferative glomerulonephritis with monoclonal IgG deposits　164

## R

Randall 型 MIDD　161
renal tubular acidosis　133
reticulation　43
RTA　133

## S

scalloping　37
secondary membranous nephropathy　92
SLE　93
smoldering MM　171
smoldering multiple myeloma　151
spicula　152

Streife and Anders type　111
subendothelial deposit　64
subendothelial edema　38
subepithelial deposit　59
systemic lupus erytematosus　93

## T

TBMD　71
thickening　31
thin basement membrane disease　71
thinning　30
thrombotic microangiopathy　49, 177
thrombotic thrombocytopenic purpura　177
TIN　190
TMA　49, 177
TTP　177
tubulitis　198
tubulointerstitial nephropathy　190

## V

virus-like particle　96
virus-like structure　44
von Willebrand Factor　40

## W

Waldenstrom macroglobulinemia　151
Weibel-Palade 小体　40
wire loop 病変　64, 120
wrinkling　35

## X

X 連鎖型優性遺伝　72

## Z

zebra body　135

著者略歴

城　謙　輔

東北大学大学院医学系研究科病理診断学分野　客員教授
1948 年 11 月　三重県に生まれる
1973 年　3 月　東京慈恵会医科大学卒業
2000 年　4 月　国立佐倉病院臨床検査科長
2004 年　4 月　国立病院機構千葉東病院　臨床研究センター　免疫病理研究部　部長
2009 年　4 月　東京慈恵会医科大学病理学講座　客員教授
2010 年　1 月　仙台社会保険病院　病理部　主任部長
2014 年　3 月　より現職

---

ジョーシキ！　腎生検電顕 ATLAS　　ⓒ 2016
定価（本体 6,500 円＋税）

2016 年 7 月 1 日　1 版 1 刷

著　者　城　謙　輔
発行者　株式会社　南　山　堂
代表者　鈴　木　肇

〒113-0034　東京都文京区湯島 4 丁目 1-11
TEL 編集(03)5689-7850・営業(03)5689-7855
振替口座　00110-5-6338

ISBN 978-4-525-25891-7　　Printed in Japan

本書を無断で複写複製することは，著作者および出版社の権利の侵害となります．
JCOPY ＜(社)出版者著作権管理機構　委託出版物＞
本書の無断複写は著作権法上での例外を除き禁じられています．複写される場合は，
そのつど事前に，(社)出版者著作権管理機構（電話 03-3513-6969, FAX 03-3513-6979,
e-mail: info@jcopy.or.jp）の許諾を得てください．

スキャン，デジタルデータ化などの複製行為を無断で行うことは，著作権法上の
限られた例外（私的使用のための複製など）を除き禁じられています．業務目的での
複製行為は使用範囲が内部的であっても違法となり，また私的使用のためであっても
代行業者等の第三者に依頼して複製行為を行うことは違法となります．